U0802999

全国高等医学院校教材

中国高等教育学会医学教育专业委员会规划教材

护 理 科 研

主　编　王克芳

副主编　厉　萍　刘　宇

编　者　（按姓氏笔画排序）

王克芳　山东大学护理学院

王志稳　北京大学护理学院

厉　萍　山东大学护理学院（兼秘书）

田喜凤　华北煤炭医学院护理系

刘　宇　北京大学护理学院

刘均娥　首都医科大学护理学院

许凤莲　石河子大学医学院护理系

封丹珺　山东大学护理学院

北京大学医学出版社

HULI KEYAN

图书在版编目（CIP）数据

护理科研/王克芳主编. —北京：北京大学医学出版社，2006.8（2015.7 重印）

ISBN 978-7-81116-041-3

Ⅰ. 护…　Ⅱ. 王…　Ⅲ. 护理学—科学研究—高等学校—教材　Ⅳ. R47

中国版本图书馆 CIP 数据核字（2006）第 052782 号

护理科研

主　　编：王克芳
出版发行：北京大学医学出版社
地　　址：(100191) 北京市海淀区学院路 38 号　北京大学医学部院内
电　　话：发行部 010－82802230；图书邮购 010－82802495
网　　址：http：//www. pumpress. com. cn
E - mail：booksale@bjmu. edu. cn
印　　刷：北京东方圣雅印刷有限公司
经　　销：新华书店
责任编辑：冯智勇　**责任校对**：杜　悦　**责任印制**：张京生
开　　本：787mm×1092mm　1/16　**印张**：12　**字数**：303 千字
版　　次：2006 年 9 月第 1 版　2015 年 7 月第 3 次印刷
书　　号：ISBN 978-7-81116-041-3
定　　价：18.00 元

全国高等医学院校护理本科教材
编委会名单

主 任 委 员： 郑修霞

副主任委员： 娄凤兰　刘均娥　廖剑英

委　　　员：（按姓氏笔画排序）

王　彦　王克芳　王志英　代亚丽

左慧敏　田喜凤　任海燕　孙宏玉

朱念琼　张　澜　李明子　李建民

李淑迦　杨芳宇　尚少梅　姚景鹏

洪黛玲　景钦华　路　潜

序

护理学是医学的重要组成部分。随着社会的发展、医学科学的进步，人们对健康认识和需求日趋提高，为了满足日益增长的高层次护理人才的需求，高等医学院校内普遍设置了学士学位护理专业，部分院校还开设了护理专业硕士学位培养项目。在近二十多年的高等护理教育实践中，各院校积极开展教学改革，积累了经验，形成了特色。为了适应高等护理教育层次的提升、加强护理学专业教材建设的需要，也为体现各院校教改的成果，北京大学、山东大学、首都医科大学、华北煤炭医学院、内蒙古医学院、青海大学、河北大学、河北工程学院、石河子大学、新疆医科大学、汕头大学、大理学院、长沙医学院等院校共同协作编写了五年制本科护理学专业教材。

新编写的教材紧紧围绕教育部规定的护理学本科医学学士学位学生的培养目标、规格及护理专业教学大纲。力求贯彻“以整体人的健康为中心”的护理理念和作为护理实践框架结构的护理程序。涵盖相关的社会科学、人文科学、心理学和管理学的内容。随着医学科学的迅猛发展，护理专业知识领域也在随之拓展，出现了不少新的理论和模式。在护理实践中，除了重视临床护理的进展，还要关注社区护理工作人员的需要，并广泛开展以循证医学为主导的探索。

本套教材中，每一本书的主编和编者均经过精心挑选，他们既有学术知名度，又有丰富的教学经验。新编写的教材不仅具有启发性、实用性，体现与时俱进的特点，还注重启发、培养学生的评判性思维及创新能力和国际交流能力。

本套教材可供高等护理专业本科学生、专升本学生使用，也可供各层次护理教学及临床护理工作者参考使用。

在教材编写和教材建设工作中，得到了各院校和北京大学医学出版社的鼎力支持，我们希望在读者们的关爱下这套教材能在市场竞争中脱颖而出，得到广大师生的认可和护理工作者的好评。

王德炳

前　言

自20世纪80年代以来，国内外的护理研究均经历了前所未有的发展，表现在研究方法上的不断成熟，研究领域和范围的不断拓展，不同层面研究成果的推广应用，以及护理学科知识的不断积累和丰富。护理研究质量和水平的提高以及研究成果的推广应用不仅对护理实践产生了积极的影响，而且对护理学科的不断发展和完善具有巨大的推动作用。因此，系统地学习和掌握护理研究的基本理论和方法已经成为护理专业本科生的一门专业必修课程。打好护理研究这门课程的基础将会使护理人员在未来的职业生涯中如鱼得水、受益终生。

本书的主要目的是使护理专业本科生能够认识护理科研的重要意义，掌握护理科研的基本原理和方法，培养学生的科研思维能力以及应用科研成果的意识，为学习期间的科研训练和将来从事护理科研工作奠定扎实的理论基础。

全书共分15章，内容包括护理研究概论、科研选题、科研设计、资料的收集与分析、护理论文的撰写、护理科研项目申报与管理六大部分。本书力求体现护理学科的专业特点，同时反映当前护理学科的进展，并吸收了国内外护理研究方法学的有关内容。书中大量的实例分析可以增进学生对于基本知识的理解，使理论与实践相结合，贯彻了“三基”（基本知识、基本理论和基本技能）原则。

在本书的编写过程中，得到了护理界同仁的热情鼓励和支持。另外山东大学护理学院臧小英、徐东娟、曹琳琳在文字校对方面做了大量工作，在此一并致以诚挚的感谢。

限于水平，疏漏和不当之处难免，敬请广大读者指正。

王克芳

2006年9月

目　　录

第一章　绪论……………………………………………………………………（1）
第一节　护理研究的概念和意义……………………………………………（1）
一、护理研究的概念……………………………………………………（1）
二、护理研究的意义……………………………………………………（2）
第二节　护理研究的目的和作用……………………………………………（2）
一、描述…………………………………………………………………（2）
二、探索…………………………………………………………………（3）
三、解释…………………………………………………………………（3）
四、预测…………………………………………………………………（3）
五、控制…………………………………………………………………（4）
第三节　护理的知识体系与护理学科知识的来源……………………………（4）
一、护理的知识体系……………………………………………………（4）
二、护理学科知识的来源………………………………………………（4）
第四节　护理研究的发展历史和发展趋势……………………………………（9）
一、护理研究的发展历史………………………………………………（9）
二、护理研究的发展趋势 ………………………………………………（11）
第二章　护理研究的伦理学原则 ………………………………………………（12）
第一节　国际医学研究准则的发展历程 ……………………………………（12）
一、《纽伦堡准则》 ………………………………………………………（12）
二、《赫尔辛基宣言》 ……………………………………………………（13）
三、《贝尔蒙报告》 ………………………………………………………（14）
四、《以人为实验对象的生物医学研究的国际伦理学指南》 ……………（15）
第二节　生物医学研究伦理学的基本原则 …………………………………（15）
一、利益的原则 …………………………………………………………（15）
二、维护人的尊严的原则 ………………………………………………（17）
三、公正的原则 …………………………………………………………（17）
第三节　知情同意 ……………………………………………………………（18）
一、知情同意的概念 ……………………………………………………（19）
二、知情同意的内容 ……………………………………………………（19）
三、知情同意的过程 ……………………………………………………（20）
四、知情同意书的签署 …………………………………………………（20）
五、信息保留与欺骗 ……………………………………………………（21）
第四节　人体研究的伦理审查 ………………………………………………（21）

一、人体研究项目的伦理审查 …………………………………………………… (21)
二、伦理审查的内容 ……………………………………………………………… (22)
三、对脆弱人群的保护 …………………………………………………………… (23)
第三章　科研选题 ………………………………………………………………… (24)
第一节　问题的提出 ……………………………………………………………… (24)
一、选题的原则 …………………………………………………………………… (24)
二、选题的来源 …………………………………………………………………… (26)
三、选题的基本过程 ……………………………………………………………… (27)
四、选题的注意事项 ……………………………………………………………… (28)
第二节　研究理论框架 …………………………………………………………… (29)
一、基本概念 ……………………………………………………………………… (29)
二、理论框架的意义和作用 ……………………………………………………… (29)
三、护理研究中常用的概念/理论框架………………………………………… (30)
四、理论框架的形成 ……………………………………………………………… (31)
第三节　假设的形成 ……………………………………………………………… (32)
一、假设的概念与作用 …………………………………………………………… (32)
二、假设的特性 …………………………………………………………………… (32)
三、假设形成的方法 ……………………………………………………………… (33)
四、建立假设的注意事项 ………………………………………………………… (33)
第四章　科研信息的获取 ………………………………………………………… (35)
第一节　文献的基础知识 ………………………………………………………… (35)
一、基本概念 ……………………………………………………………………… (35)
二、文献的类型 …………………………………………………………………… (36)
第二节　文献信息的获取 ………………………………………………………… (37)
一、文献检索工具 ………………………………………………………………… (37)
二、文献检索方法 ………………………………………………………………… (38)
三、文献检索途径 ………………………………………………………………… (39)
四、文献检索步骤 ………………………………………………………………… (40)
第三节　计算机信息检索………………………………………………………… (40)
一、国际联机检索 ………………………………………………………………… (40)
二、光盘数据库网络检索 ………………………………………………………… (41)
三、网上信息资源检索 …………………………………………………………… (41)
第五章　量性研究 ………………………………………………………………… (43)
第一节　研究设计内容 …………………………………………………………… (43)
一、确定研究对象 ………………………………………………………………… (43)
二、设对照 ………………………………………………………………………… (43)
三、控制干扰因素 ………………………………………………………………… (44)
四、确定研究变量和研究指标 …………………………………………………… (45)

五、选择研究时间和场所 …………………………………………………………（46）
六、确定资料收集和统计分析的方法 …………………………………………（46）
第二节　研究设计方法 ……………………………………………………………（46）
一、实验性研究 ……………………………………………………………………（47）
二、类实验性研究 …………………………………………………………………（49）
三、非实验性研究 …………………………………………………………………（50）
第三节　影响科研质量的因素 ……………………………………………………（51）
一、偏倚 ……………………………………………………………………………（51）
二、依从性 …………………………………………………………………………（55）
第六章　质性研究 …………………………………………………………………（58）
第一节　概述 ………………………………………………………………………（58）
一、概念 ……………………………………………………………………………（58）
二、特点 ……………………………………………………………………………（58）
第二节　研究设计 …………………………………………………………………（59）
一、研究设计的主要内容 …………………………………………………………（59）
二、研究方法 ………………………………………………………………………（62）
第三节　影响质性研究质量的因素 ………………………………………………（64）
一、研究者个人因素对研究的影响 ………………………………………………（64）
二、研究关系对研究的影响 ………………………………………………………（65）
第七章　抽样设计 …………………………………………………………………（67）
第一节　量性研究抽样 ……………………………………………………………（67）
一、概念 ……………………………………………………………………………（67）
二、抽样方法 ………………………………………………………………………（68）
三、样本含量的估计 ………………………………………………………………（71）
第二节　质性研究抽样 ……………………………………………………………（72）
一、意义 ……………………………………………………………………………（72）
二、抽样方法 ………………………………………………………………………（72）
三、样本含量的估计 ………………………………………………………………（74）
四、评价 ……………………………………………………………………………（74）
第八章　科研资料收集的方法 ……………………………………………………（76）
第一节　问卷调查法 ………………………………………………………………（76）
一、量表 ……………………………………………………………………………（76）
二、自设问卷 ………………………………………………………………………（76）
三、问卷调查法收集资料的方式 …………………………………………………（79）
四、问卷调查法的优缺点 …………………………………………………………（79）
第二节　观察法 ……………………………………………………………………（80）
一、观察法的分类 …………………………………………………………………（80）
二、观察者与被观察者的关系 ……………………………………………………（80）

三、观察法的优缺点 …… (81)
第三节 访谈法 …… (81)
一、访谈法的概念 …… (82)
二、访谈法的类型 …… (82)
三、访谈法的优缺点 …… (83)
第四节 生物医学测量法及其他方法 …… (84)
一、生物医学测量法 …… (84)
二、Delphi 法 …… (84)
第九章 研究工具性能的测定 …… (86)
第一节 信度 …… (86)
一、信度的概念 …… (86)
二、信度的测量 …… (86)
第二节 效度 …… (89)
一、效度的概念 …… (89)
二、效度的测量 …… (89)
第三节 国外量表的翻译与性能测定 …… (91)
一、翻译 …… (91)
二、回译 …… (91)
三、性能测定 …… (91)
第十章 科研资料的整理与分析 …… (92)
第一节 科研资料的整理 …… (92)
一、审核资料 …… (92)
二、设计分组 …… (93)
三、拟定整理表 …… (95)
第二节 科研资料的统计学分析 …… (96)
一、统计学中的几个基本概念 …… (96)
二、科研资料的类型 …… (97)
三、各类型资料常用的统计分析方法 …… (97)
四、统计表和统计图 …… (97)
第十一章 统计软件 SPSS 在护理科研中的运用 …… (103)
第一节 数据的录入与编辑 …… (103)
一、直接录入 …… (103)
二、将 EXCEL 数据直接引入 SPSS …… (104)
三、数据编辑 …… (104)
第二节 资料的描述 …… (105)
一、实例 …… (105)
二、Descriptive-Explore 过程和正态性检验 …… (107)
三、Descriptive-Crosstabs 过程和卡方检验 …… (108)

第三节　均数间的比较——Compare Means ………………………………………… (110)
一、两独立样本 t 检验：Independent-Samples T Test 过程 ………………………… (111)
二、配对资料的均数比较：Paired-Samples T Test 过程…………………………… (112)
三、两组及多组样本均数的比较：
One -Way ANOVA 过程（单因素方差分析） ………………………………… (113)
四、两因素方差分析：General Linear Model 菜单 ………………………………… (115)
第四节　非参数检验——Nonparametric Tests ………………………………… (118)
第五节　相关与回归……………………………………………………………… (119)
一、相关与一元线性回归分析……………………………………………………… (119)
二、多元线性回归——Regression 菜单………………………………………… (121)
第六节　Binary Logistic 过程 ……………………………………………………… (125)
一、实例………………………………………………………………………………… (125)
二、结果解释…………………………………………………………………………… (126)
三、界面说明…………………………………………………………………………… (127)
第十二章　护理论文的撰写 ……………………………………………………… (128)
第一节　护理科研论文的撰写……………………………………………………… (128)
一、护理科研论文的书写格式……………………………………………………… (128)
二、论文实例分析……………………………………………………………………… (131)
第二节　护理经验论文的撰写……………………………………………………… (135)
一、护理经验论文的书写格式……………………………………………………… (135)
二、论文实例分析……………………………………………………………………… (136)
第三节　护理个案研究论文的撰写………………………………………………… (138)
一、护理个案研究论文的撰写步骤和格式………………………………………… (138)
二、论文实例分析……………………………………………………………………… (139)
第四节　护理综述论文的撰写……………………………………………………… (141)
一、护理综述论文的写作步骤和格式……………………………………………… (141)
二、论文实例分析……………………………………………………………………… (143)
第十三章　护理论文的评价 ……………………………………………………… (147)
一、评价护理论文的原则…………………………………………………………… (147)
二、评价各类护理论文的具体过程………………………………………………… (148)
第十四章　科研项目申报 ………………………………………………………… (151)
第一节　护理科研项目申请书的撰写和评价……………………………………… (151)
一、护理科研项目申请书的概念…………………………………………………… (151)
二、护理科研项目申请书的作用…………………………………………………… (151)
三、护理科研项目申请书的特点…………………………………………………… (151)
第二节　护理科研项目申请书的内容……………………………………………… (152)
一、封面………………………………………………………………………………… (152)
二、简表………………………………………………………………………………… (152)

三、立论依据…………………………………………………………………………………（153）
四、研究方案…………………………………………………………………………………（153）
五、研究基础…………………………………………………………………………………（154）
六、经费预算…………………………………………………………………………………（154）
七、其他部分…………………………………………………………………………………（154）
第三节　护理科研项目申请书的评价……………………………………………………（155）
一、护理科研项目申请书的评审程序……………………………………………………（155）
二、护理科研项目申请书的评价内容……………………………………………………（155）
第十五章　护理科研管理 ……………………………………………………………………（157）
第一节　科研项目的管理……………………………………………………………………（157）
一、概念………………………………………………………………………………………（157）
二、科研基金资助状况………………………………………………………………………（157）
三、科研课题的组织领导……………………………………………………………………（160）
四、科研课题的管理程序……………………………………………………………………（160）
第二节　科研计划管理………………………………………………………………………（161）
一、科研计划管理的概念　…………………………………………………………………（162）
二、科研计划分类……………………………………………………………………………（162）
三、科研计划的编制原则……………………………………………………………………（162）
四、科研计划的基本内容……………………………………………………………………（162）
五、科研计划的实施与管理…………………………………………………………………（163）
第三节　科研经费管理………………………………………………………………………（164）
一、经费的来源………………………………………………………………………………（164）
二、经费管理的原则…………………………………………………………………………（165）
三、建立课题核算制度………………………………………………………………………（165）
第四节　科研成果管理………………………………………………………………………（166）
一、科研成果应具备的条件…………………………………………………………………（166）
二、科研成果的水平等级……………………………………………………………………（166）
三、科研成果的评价…………………………………………………………………………（167）
四、科研成果的奖励申报……………………………………………………………………（168）
五、科研成果的推广应用……………………………………………………………………（169）
第五节　科研档案管理………………………………………………………………………（169）
一、科研资料归档的范围……………………………………………………………………（170）
二、科研资料归档的基本原则………………………………………………………………（170）
三、科研资料归档的整理方法………………………………………………………………（170）
四、科研资料归档的技术要求………………………………………………………………（171）
五、科研档案的管理…………………………………………………………………………（171）

第一章　绪论

护理科研及其研究成果的推广应用是推动护理实践不断进步和发展护理学科的动力。根据护士在护理研究过程中的参与程度，可以将护理研究中的护士角色划分为：①研究者（researcher）：真正地参与研究的设计与执行；②参与者（participant）：参与研究的执行过程；③应用者（consumer）：通过多种形式或途径（如阅读、学习）获取研究成果的信息，吸收新知识，并应用于实际工作中。

根据护士的受教育水平和科研能力，美国护士学会（American Nurse's Association，ANA）要求所有教育水平的护士都有责任参与研究过程，其中：①大专水平的护士：需要了解护理研究的价值，并作为团队成员参与循证护理实践；②本科水平的护士：必须是有意识的研究成果的应用者，并促进护理研究和临床实践的整合；③硕士和博士水平的护士：作为研究者从事护理研究。在我国，按照目前“大力发展高职教育，适度发展本科及以上层次护理教育”的策略，我国护理专业队伍的学历层次结构将以具有大专水平的护士为主体，而对于具有本科及以上教育水平的护士的能力要求和期望将相当于发达国家对本科、硕士及以上水平的护士的要求。

第一节　护理研究的概念和意义

一、护理研究的概念

“研究”（research）一词的本意具有“再次调查”（search again）和“仔细检视”（examine carefully）的含义。它是利用科学的方法和步骤，对设定的问题进行系统地观察和实验，以期获得有效的和真实可靠的研究结果，从而提供解决问题的答案，同时通过这种途径不断扩充新知识，并将之运用到现实的实践环境中。简言之，研究是一个认真地提出问题，并以系统的方法寻找问题答案的过程，其目的是验证和提炼现有的知识以及产生新的知识，从而用于指导实际工作。

护理研究采用了与其他学科类似的研究方法。它的研究范围涉及与护士及护理工作相关的一系列问题和现象，目的是构建护理学科的知识体系以指导护理工作实践。因此，护理研究必须着重于理解人类的需求，并使用有效的干预措施以促进健康、预防疾病、恢复健康和减轻痛苦。整体护理的观点影响着护理研究的设计和实施以及对研究结果的解释。有关护理研究的范围曾经出现过两种不同的观点：一种观点认为护理研究应该着重于研究能够直接应用于临床实践的知识。另一种观点则认为护理研究也应该包括研究护理教育、护理管理、健康服务、护士角色以及临床实践的特征。因为这些研究结果将间接地影响护理实践，所以也有助于增加护理学科的知识。例如，教育学的研究对于如何通过有效的教育方式培养出具备基本的护理专业知识、态度和技能的护士是必要的；对于护理管理、健康服务和护理角色的研究有助于促进健康保健服务系统的质量。

护理的最终目的是提供以实证为基础的护理实践，以促进对病人、家庭、医务人员或健康保健机构有利的高质量结局（outcome）。以实证为基础的实践（evidence-based practice）通过使用收集来的研究结果的证据达到以下目的：①促进了解病人和家属在接受医疗卫生保健服务过程中的经历；②实施有效的护理措施促进病人的健康；③在医疗卫生保健系统中提供高质量的、经济有效的护理。所以，护理研究所产生的知识需要能够直接或间接地用于促进护理实践。因此，护理研究被定义为是一个科学化地验证和提炼现有的知识和产生新知识的过程，这些知识直接和间接地影响着护理实践。

二、护理研究的意义

科学研究是一种解决问题的方法，也是一种获取知识的方法，开展护理科研是发展护理学科知识的重要途径，护理科研成果的推广应用能够使护士提供以实证为基础的护理实践。狭义上讲，护士有责任促使其服务对象保持和恢复最佳水平的健康。广义上讲，护士在社会中的角色和责任是能够提供高质量的、经济有效的护理服务，并且能够不断寻求改进和提高护理服务质量和效益的途径和方式。因此，护理科研结果将为护士的循证护理实践和促进正向的病人结局提供基础。

护理研究的重要意义具体体现在以下几个方面：①促进护理向专业化发展：护士必须认同发展护理专业知识是其护理职责之一，同时在发展护理专业知识的过程中，护理人员也有责任使护理专业知识能与其他专业有所区别，从而体现护理学科的独立性。②促进研究结果的推广应用：护士有责任把从研究结果中获得的知识转化到临床护理实践中，用于提高护理质量。③有助于开展循证护理实践：护士需要有意识地审慎地使用目前最好的证据为病人提供服务。④促进护士的专业成长和素质的提高：护理科研能够帮助护士成为知识丰富的研究者、参与者和研究结果的使用者。⑤促进护理质量的提高：通过护理科研，护士能够将具有科学依据的知识运用于临床实践中，从而不断提高护理质量。⑥向社会呈现护理专业的服务价值：在整个医药卫生保健体系中，体现护理专业对人类健康所做出的贡献。

第二节　护理研究的目的和作用

通过护理研究所产生的知识是为了描述（description）、探索（exploration）、解释（explanation）、预测（prediction）和控制（control）护理现象（表 1-1），并成为开展循证护理实践的基础。

一、描述

描述涉及到确认和理解护理现象的本质以及护理现象之间的关系。描述性研究的主要目的是描述现象和提供信息，它能够为解释性、预测性和控制性研究提供必要的基础。描述性研究经常采用观察、叙述或分类等方法进行研究，通过描述与护理过程相关的现象，可以获得内容丰富的信息，为采取有针对性的护理措施提供方向和策略。例如，某研究描述了外科病人出院后的信息需求。研究结果发现信息需求的主要内容是有关病人的活动量、疼痛管理的方法和并发症的预防。基于这一研究结果可以制定外科病人的出院指导。因此，描述性研究在护理专业是一种基本的、实用的和有价值的研究。通过描述性研究，护士能够：①描述在护理实践中存在什么现象。②发现新信息。③促进对护理现象或护理情形的了解。④对护理现象和相关信息进行分类以促进工作实践。

表 1-1　研究目的及其可能回答的研究问题之间的对应关系

目的	问题的类型
描述	这种现象存在的普遍性如何？ 这种现象的特征是什么？ 在这种现象中发生了什么？ 这种现象所经历的过程是什么？
探索	这种现象的全貌是什么样的？ 这种现象将会如何继续？ 这种现象与哪些因素有关系？
解释	什么是引起这种现象的根本原因？ 这种现象的出现意味着什么？ 为什么这种现象会存在？ 为什么两种现象之间是相关的？
预测和控制	是否现象 X 出现以后，现象 Y 也会跟着出现？ 这种现象的发生能够被控制吗？ 采取某种干预措施会产生预期的结果吗？

二、探索

探索性研究是描述性研究的一种延伸，它以了解现象的多面性为目的，藉以了解现象所表现出的状况或形态以及哪些因素与此现象具有相关性。在以下两种情况下，研究者可能会采用探索性研究。一种情况是调查者想要对某一现象的了解程度比采用描述性研究获得的结果更深入、内容更丰富时。例如，在描述性研究中，研究者选择一个特定的事件、疾病或者行为，并且观察和记录这个现象，其最终结果和目的是为了清楚而完整地描述出这种现象。探索性研究也是对某一种现象感兴趣，但是，它所希望回答的问题是：什么因素影响或引起了这种现象？哪些因素与这种现象相关？其主要目的是试图确认某种现象与哪些因素存在关系，即其侧重点是为了发现关系。第二种情况是进行一个大规模的研究课题之前，先做一个小规模的探索性研究以评价该研究课题的可行性和所需的费用，其目的是探索研究过程中可能会遇到的困难。因此，探索性研究能够提供内容更丰富的描述结果。

三、解释

解释性研究试图针对现象的原因提供解释。通过解释阐明某些现象之间存在的关系并且确认为什么这些事件会发生。通过研究，护士试图解释：①什么是引起这种现象的根本原因？②这种现象的出现意味着什么？③为什么这种现象会存在？④为什么两种现象之间是相关的？因此，解释性研究有助于确认变量之间的关系，并且能够将护理干预措施与病人结果联系起来。例如，通过实施旨在改变冠心病患者生活方式的护理干预措施，能够有效地降低患者的疾病复发率和医疗费用。一旦确认了护理现象之间的关系，就为预测性和控制性研究奠定了基础。

四、预测

一旦拥有了可以预测性的知识，护士就能够利用科学的方法做出比较可靠性的预测。例如：通过预测，护士能够评估在一个特定的情形中，发生某个特定结果的可能性；护士也能够预测某种护理干预措施对病人和家属的效果。但是，预测的结果并不等于能够改进或控制这个结果。

五、控制

如果护士能够预测某种情形的结果，下一步就是控制或操纵这种情形以产生想要的结果。Dickoff 及其同事（1968）把“控制”描述为能够开出一种处方以产生想要的结果的能力。那么，护理的控制性研究是指验证护士设计的一组特定的干预措施是否能够帮助病人和家属达到他们的健康目标。

第三节　护理的知识体系与护理学科知识的来源

一、护理的知识体系

在护理学科中，必须具有一个属于护理学科的相对独立的知识体系。这个知识体系必须被每一个护理专业成员通过学习和实践而获得、整合、吸收和应用。这一知识体系指导着护理专业人员的思想和行为，并为护理专业人员指明了进一步发展和解释护理学科领域中的科学和理论的方向。护理学科知识体系（body of knowledge for nursing）的发展将给护士以信心，使他们知道他们在做什么。护理专业的知识体系对于健康专业人员、患者和社会认可护理是一门科学和独立的学科是必要的。

二、护理学科知识的来源

自古以来，人类就不断地对周围的事物充满了疑问，一直努力地去寻找问题的答案和解释各种现象，从而积累经验并获得知识。在日常工作和生活过程中，我们努力地总结经验，认识规律，预测未来。同样，科学研究者也在致力于描述、解释、预测和控制现象。不过，科学家是在采用一种更系统和科学的方式解决问题。护理学科知识有许多来源，回想一下你所学到的与护理实践有关的一些知识，这些知识是从哪里来的呢？有些知识来自于科学研究的结果，但是也有许多其他的来源。护理学科知识的来源有以下几个方面：传统、权威、借鉴、反复试验、个人经验、角色模仿和良师益友的指导、逻辑推理和科学研究。

（一）传统

传统（tradition）是由人们已经普遍认可的一些事实或信念组成的，即常规、惯例、习惯和先入为主。在护理学科中，有许多知识来自于传统或习惯。对于这些被传承下来的知识，很少有人想到要去验证它，而是认为过去总是这样的事情便是真实可信的。于是，这些常规的护理知识从过去传承到现在，通过书面文字的记载、语言的沟通和角色模仿一直在影响着护理实践。例如，在一些医院和健康保健机构中，许多现存的管理政策和操作手册都包含着传统观念的痕迹。另外，有些护理措施是从一个护士到另一个护士这样口头传下来的。

通过传统途径获取知识对护理实践有积极的影响，因为许多护理措施是从护士过去的有效经验中逐渐积累而形成的。例如，南丁格尔通过给伤病员提供一个清洁、安全、通风良好的休养环境，发现能够有效地促进伤病员的康复。同时，获取传统知识有许多优点。首先，获得这种知识非常节省时间而且经济有效，因为每个人不需要从头开始了解和认识这个世界；其次，获取传统知识有利于促进沟通，因为有共识的基础而容易被接受和交流信息。

但是，传统知识会束缚护士的思维，限制他们对实践知识的探索。例如，护理常规中已经建立了测量生命体征、给药等这些日常护理工作的时间和方式，当新护士来到病房时，他们会被告知在病房里哪些是可以接受的“正确的”护理行为。尽管传统知识能够使人们很快地了解、熟悉和认识事物，然而，实际上许多传统知识至今尚未被评价过它们的正确性和有效性，即许多护理措施尚未通过研究就被接纳和坚持下来。例如，急性心肌梗死病人被要求在床上排便以保证绝对卧床休息，但研究结果显示，床上排便（尤其是大便）并不能减少患者体力的消耗；相反，由于排便地点和方式的改变使某些患者心理上很难适应床上排便的方式，甚至有些患者会尽量抑制自己的排便需求，以减少这种需要麻烦别人的行为，结果事与愿违。

值得注意的是，传统和常规是很难改变的，因为它们已经存在很多年了，而且经常被那些有权威或有权力的人所支持。事实上，传统有时也会干扰人们接受新方法的意愿。所以，在接受来源于传统和常规的知识之前，护士要学会进行评判性思考。因为护理的知识体系需要建立在以实证为基础的实践上。护士只有通过运用以实证为基础的护理措施，才能够向世人显示出护理对健康保健系统和病人结果所产生的有力的和积极的影响。

（二）权威

权威（authority）通常是指那些拥有专长和影响力、能够对他人的信念和行为产生影响的人。而那些只拥有权力和控制而没有专长的人不足以使自己变成权威。例如，那些经常在某一领域内发表文章、出版书籍、甚至形成了理论的护士通常被认为是权威人士；临床护理专家在他们所专长的领域被视为权威；学生也往往把他们信服或崇拜的知识渊博或经验丰富的指导老师视作权威。从权威人士那里获得的知识被人们当作是可靠的信息来源，因为他们被认为在某个专业领域内知道得比别人多。此外，字典、书籍和刊物中所说的也往往被认为是事实、真理和权威。

在大多数情况下，权威人士的见解是根据自己的实践经历，经过思考和判断而提出的。然而，权威并非完全可靠，尤其当人们的专长是来自于自己的个人经验时。所以，从那些权威人士中获得的知识也可能是不正确的。像传统知识一样，从权威途径获得的知识经常是没有被证实的知识，尽管这些知识可能是有用的，但是也需要通过研究被证实。

（三）借鉴

有些护理领域的知识是将其他学科的知识（例如生理学、心理学、教育学等）运用到护理学科领域而形成的。这些借鉴到护理学科来的知识需要充分考虑其对指导护理实践的合适性和实用性，并希望能够真正整合到以护理为焦点的护理学科知识体系中。例如，自尊作为人的个性特征之一是与心理学相关的知识，但是，这些有关自尊的知识也可以被用来指导护士评价患者和家属的心理需求。然而，如果这些从其他学科中借来的知识没有在护理学科中得到整合和发展，则不足以回答在护理实践中所产生的许多问题。

（四）反复试验

当没有现成的知识能够解释、预测和控制某一特定现象或情形时，需要经过反复尝试直到成功地找到一种能够回答或解决问题的方法，即反复试验（trial and error）。同时，由于每个患者对某种情形都会有自己独特的反应，护理实践也就具有相对的不确定性，所以，护士在提供护理时必须经过尝试性的反复试验来进行效果观察，从实践中初步摸索出一些行之有效的方法。可见，反复试验无疑是获取初步知识的一种方式。然而，从反复试验中获得的知识也不是完全可靠的，这是因为：①很多护士在使用反复试验的方法时，没有对所采取的护理行为的有效性和无效性进行正式的记录。②这种知识是从个人经验中获得的，这些基于个人经验的知识往往没有被其他同事所分享和认可。另外，这种经过反复试验而获取知识的方式有时可能需要花费很长时间，同时还需要确保运行这种护理措施对病人的健康没有危险。

（五）个人经验

个人经验（personal experience）涉及护士本人在参与某一事件、情形或情境中所获得的知识。个人经验能够使护士在临床实践中通过给患者和家属提供直接护理而获得具有实践性的专业知识和技能。在个人经验中学习能够使护士将一个具有临床意义的情境与当时所运用的相应知识、判断、技能、措施和效果串连成一个整体，通过这种逐渐的经验积累获得丰富的临床专业知识和经验。例如，学生在示教室中学习了如何进行肌肉注射，但是，直到学生在临床上观察了护士是如何给患者进行肌肉注射，并且有机会给患者亲自做了几次这种操作实践，学生才会真正体验到完整的肌肉注射过程是一种什么样的情形。因此，个人经验是一种常用的、有效的和重要的知识来源。然而，将个人经验作为知识的来源也有它的局限性。首先，每一个个体的经验都具有一定的局限性，因为无法看到事物的全貌而做出全面、正确的推论；其次，没有任何两个人对同一个客观事件的感知和体验是完全相同的，所以他们根据个人经验所做出的推论可能也不同。

（六）角色模仿和良师益友的指导

角色模仿（role-modeling）是通过仿效一个榜样的行为而学习。一个榜样或角色模范被认为是一个专业所公认的合适的和值得推崇的角色，这种角色反映了该专业的态度和行为标准。在护理实践中，护士新手通过角色模仿与有经验护士在一起工作的过程中互动而学习。

具有良师益友关系和作用的导师制是一种有效的角色模仿形式。在这种导师制中，护理专家或导师作为教育者、支持者、指导者、榜样和咨询者为护士新手提供切实的指导。被指导者在导师的指导下工作和学习，形成一种密切的和个体化的良师益友关系。这种关系能够促进彼此交流思想，激励护士新手形成相应的职业生涯计划。护士新手在获得知识和个人经验的同时也会体现出导师的价值、态度和行为。

（七）逻辑推理

在护理学科中，护士经常采用归纳法（inductive method）和演绎法（deductive method）来得出结论，从而获得知识。归纳法是先观察、收集和记录某一类事物或现象中的众多个体所具有的一些事实资料，并对这些资料进行分析、比较、综合、抽象和概括，从而得出该类事物或现象所具有的普遍性规律的陈述。演绎法是以一般性的知识为前提，推理出对个别事物的结论。演绎法包括两个基本条件，一是前提真实，二是论证正当。所谓论证正当，是指推理过程中前提之间、前提与结论之间存在着必然的因果或逻辑关系，否则，得出的结论就没有任何说服力。为了能够正确地理解和使用逻辑推理方法，我们需要回顾一下与逻辑推理有关的概念和推理规则。

1. 概念、判断和推理　在人类的思维活动中，概念是构成思维的基本元素，判断和推理是思维的主要形式。概念的形成是基础，因为它是认识事物的起点。任何事物都具有一定的性质，并与其他事物具有某种关系。事物的性质及其关系称为属性。判断是对事物具有或不具有某种属性所做出的判定。判断是由一系列的概念组成的，概念是组成判断的要素，判断是概念的继续和展开，是对概念的说明。所以，概念和判断是总结规律和认识事物的基础。

推理是由一个或几个已知判断推出一个新的判断的思维形式。其中已知的判断称为前提，推出的新判断称为结论。推理是扩展知识和鉴别知识的重要方法，也是进行论证的重要手段。推理的基本特征是：前提和结论之间具有逻辑关系。逻辑推理是指从前提到结论的过程符合逻辑的规律和规则。但是推理符合逻辑规则，并不意味着结论必定真实。因为一个真实的推理必须具备两个条件，一是前提真实，二是推理具有逻辑性。而且，在逻辑推理过程中，必须保持概念的一致性。例如，在运用逻辑推理的方式进行某个结论的论证时，如果用于进行逻辑推理的概念不统一，就无法得出相同的结论以及对最后的结论进行理解、交流和检验。

2. 归纳推理和演绎推理　归纳推理是一种由特殊性知识的前提得出一般性知识的结论的推理。归纳推理又分为完全归纳推理和不完全归纳推理。完全归纳推理是指根据对某类事物的全部个别对象的考察，发现它们每一个都具有某种性质，因而得出该类事物都具有某种性质的结论。可见，完全归纳推理在前提中考察的是某类事物的全部对象，而不是某一部分对象，因此，其结论所断定的范围并未超出前提所断定的范围。但是，当某类事物的观察对象是无限的或者根据实际情况难以一一考察穷尽时，这种推理方法就不适用了。

不完全归纳推理是指根据对某类事物部分对象的考察，发现它们具有某种性质，因而得出结论说，该类事物都具有某种性质。不完全归纳推理有两种常见的推理形式：①简单枚举归纳推理：所碰到的某类事物的部分对象都具有某种性质，而没有发现相反的情况。②科学归纳推理：按照事物本身的性质和研究的需要，选择一类事物中较为典型的个别对象加以考察，发现所考察过的某类事物的部分对象具有某种性质，并分析其中的客观原因和内在的必然性，是一种建立在对事物进行科学分析基础上的不完全归纳推理。这两种不完全归纳推理的根据是完全不同的，因而它们所得出结论的性质也是不同的。简单枚举归纳推理所依据的仅仅是在考察中没有碰到或发现相反的情况，而这一点对于做出一个一般性的结论来说，是必要的，但并不是充分的。因为没有碰到相反的情况，并不能排除有这种相反情况存在的可能性。而只要有相反情况存在，无论暂时碰到与否，其一般性结论就必然是错的。科学归纳推理则不同，它是在某类事物具有某种性质的基础上，对事物何以存在某种性质的必然原因进行了科学的分析和推论，因而它的结论是比较可靠的。

演绎推理是从一般到特殊、从合理的前提得出结论的推理过程。它是从某种理论前提开始，把这种前提应用到被解释的事件，力图发现在前提和结论之间是否存在着有规律和合乎逻辑的内在联系。

3. 归纳推理与演绎推理的区别和联系　归纳推理与演绎推理的主要区别是：首先，从思维运动过程的方向来看，演绎推理是从一般性知识的前提推出特殊性知识的结论，即从一般到特殊的推理过程；而归纳推理则是从一些特殊性知识的前提推出一个一般性知识的结论，即从特殊到一般的推理过程。其次，从前提和结论之间的联系来看，演绎推理的结论不超出前提所断定的范围，其前提和结论之间的联系是必然的，即其前提真而结论假是不可能的。一个演绎推理只要前提真实并且推理形式正确，那么，其结论就必然真实。而归纳推理（完全归纳推理除外）的结论却超出了前提所断定的范围，其前提和结论之间的联系不是必然的，而只是具有或然性，即其前提真而结论有可能是假的。也就是说，即使其前提都真也并不能保证结论是必然真实的。归纳推理与演绎推理虽有上述区别，但它们在人们的认识过程中是紧密联系着的，两者互相依赖、互为补充。例如，演绎推理的一般性知识的大前提必须借助于归纳推理从具体的经验中概括出来，从这个意义上讲，没有归纳推理也就没有演绎推理。

（八）科学研究

在获取知识的诸多途径中，科学研究（scientific research）是一种最精确的获取知识的方法和途径。科学研究是一项采用科学方法进行探索的求知活动。求知活动都预先假定存在着一些观念，研究者大都从这些观念出发来进行探索。其中，进行科学探索的方法在科学研究中具有极其重要的作用。所谓方法，是指研究过程中获得因果关系的研究设计和研究步骤。科学方法是人们发展出来的获取知识的一种相对复杂而规范的方法，它结合了比较和分类、分析和综合、演绎和归纳等逻辑思维方法来获取知识。科学方法既是学术探索的有力工具，又是学科成熟的一个标志。没有科学方法体系的学科不是完全意义上的学科。但是，研究方法是多种多样的，例如，量性研究和质性研究均包括多种研究方法，而且支撑这两类研究方法的哲学立场是截然不同的。因此，研究者需要根据所确定的研究问题和研究目的，并结合研究者对欲采用的研究方法的把握程度来选择合适的研究方法。

科学研究的主要特征是它具有对事物或现象的解释和预见能力。科学研究的推理规则主要指归纳和演绎。科学探索必须依赖于对演绎法和归纳法两者的正确运用以及两者之间的持续的相互作用和相互印证。首先，采用归纳法可以将通过观察得到的事实推理出具有普遍性规律的结论，然后，采用演绎法可以从一般的规律中推理出特定的解释和预测。例如，人们在进行归纳推理的时候，总是先要搜集到一定的事实资料，有了个别性的、特殊性的知识作为前提，然后才能进行归纳推理。而搜集事实资料主要是运用观察和实验的方法。

1. 观察　观察是指在自然状态下，人们通过感官有目的地去了解和认识研究对象或现象的某些特征。为了获得准确和可靠的观察资料，应该注意：①必须坚持观察的客观性和全面性，切忌主观的随意性和片面性。②尽可能借助有关的测量工具或仪器设备进行观察和测量，以克服感觉器官认识的主观性和局限性。

2. 实验　实验是指人们根据研究的目的，利用科学的方法，人为地控制或模拟自然现象的条件，排除干扰因素，在相对的纯粹状态下研究自然现象的认识活动。实验是自然科学研究中最基本的研究方法。与观察法相比，它具有以下优点：①可以根据研究工作的需要，使被研究的对象或现象在极其纯粹的状态下再现出来，并借助于人工的隔离条件，使其依照一定的顺序，不断地重复出现。这就便于人们观察某种对象或现象的发生过程以及对象或现象间的因果关系。②可以把容易消失的自然现象或在自然条件下不易出现的自然现象，人为地引发出来，并使之重复出现，以便于人们进行观察。

3. 科学研究的基本程序　护理研究的基本程序分为六个阶段：

（1）选题阶段：包括发现研究问题、阅读相关文献、发展理论框架或概念架构、形成研究假设。

（2）研究设计与计划阶段：包括选择研究设计、确定研究群体和样本量、确定收集资料的方法、确定抽样方法、研究计划的审查、预试验和修改研究计划。

（3）收集资料阶段：包括收集资料、整理资料。

（4）分析资料阶段：包括分析资料和判断研究结果。

（5）书写研究论文阶段：即总结研究结果，形成研究报告。

（6）研究成果的推广应用阶段。

总之，科学知识是已证明了的知识，是从观察和实验得来的经验事实中推导出来的。科学研究是获取科学知识和构建学科知识体系的重要途径。

第四节　护理研究的发展历史和发展趋势

一、护理研究的发展历史

护理研究始于19世纪南丁格尔在克里米亚战争时期的调查研究。她在克里米亚战争时期观察并记录了护理措施的效果，她认为系统地收集资料和探索解决问题的方法对于护理专业是必要的。因此，护理研究已经有150多年的历史。但是，自从南丁格尔时代直到20世纪中叶，护理研究很少受到关注。从20世纪60年代，人们对护理研究的价值逐渐开始增加了认识，但是，直到20世纪70年代只有很少一部分护士接受过护理研究的正规教育和培训。20世纪80年代和90年代，在发展用于指导护理实践的科学知识的过程中，科学研究变成了一种促进建立护理学科知识体系的主要力量。

（一）19世纪的南丁格尔时代

南丁格尔在健康保健和护理专业领域里被誉为改革者和研究者。南丁格尔在她的《护理札记》（*Notes on Nursing*）中描述了她最初的研究活动，着重描述了健康的环境对促进病人身心健康的重要性。她确认了需要收集有关环境方面的资料，例如，通风、清洁、温度、水的清洁度和饮食，并确定了这些环境因素对病人健康的影响。

南丁格尔最著名的是她在克里米亚战争期间所收集的资料和所做的统计分析结果。她收集了有关战士的发病率和死亡率以及影响那些数据的因素，并且用表格和饼形图呈现了她的调查结果。南丁格尔的研究改变了军队和社会对照顾伤病者的态度。军队开始赋予伤病员有获得足够食物、合适住处和接受恰当医疗和护理处置的权力。上述这些措施奇迹般地使克里米亚战争期间伤病员的死亡率从43%降低到了2.2%。她的研究结果对改进军队管理的组织、医院的管理和医院的建筑结构起到了促进作用。由于受南丁格尔的影响，社会开始接受对公共饮水的监测等一系列的措施。

（二）20世纪初期到40年代

有关护理方面的研究活动很有限，但是有几个有关护理教育方面的研究，并促使越来越多的护士学校建立在大学的教育环境中。20世纪40年代，护理研究的焦点是如何组织和提供护理服务。这些研究包括护理人员的种类和数量、排班方式、病人分类系统、病人和工作人员的满意度、病区的安排等。护理的种类，例如综合性护理、家庭护理和渐进性的病人护理被评价。护理评价为形成自评手册奠定了基础，类似于现在的质量保证手册。

（三）20世纪50年代和60年代

美国护士学会（ANA）于1950年开始了一项为期5年的有关护理功能和护理活动的研究。该研究让2万名护士讲述他们的护理工作经历。基于这项研究结果，ANA于1959年形成了关于美国专业护士的资格要求、标准并对其功能进行陈述。与此同时，临床护理研究开始向一些专业方向延伸，例如，社区健康、儿科护理、内外科护理、精神科护理、产科护理，并形成了相应的护理标准或护理常规。这些由ANA和各专业组织所做的研究为制定指导专业护理实践的标准奠定了基础。在这一时期，教育方面的研究确定了为培养合格的注册护士所需要的最有效的教育准备，包括护理教育的层次和相应的学习年限。20世纪60年代，临床研究数量增长，且集中在护理质量和形成护理标准以测量病人结局（patient outcome）方面。重症护理病房的建立促进了对护理措施的效果、排班方式和护理的经济有效性的调查研究。

（四）20 世纪 70 年代

护理程序成为许多研究的焦点，同时伴有对护理评估技术和评估指南、目标为导向的方法以及一些特定护理措施的调查研究。在此时期，护理教育方面的研究大多数是关注对教学方法的评价和学生的学习经历方面的研究。在临床实践方面，责任制护理及其运行方式和结果是其中的一个热点。在此时期具有硕士学位的护理开业者和临床护理专家数量增长迅速。有关临床护理开业者和助产士的角色被充分研究，并确定了他们对健康保健的使用、人力资源的配备和医疗卫生保健质量的影响，然而，对于临床护理专家的角色的研究较少。同时，那些具有硕士学位的护士对于在临床实践中开展护理研究和推广使用研究结果发挥了重要作用。20 世纪 60 年代末和 70 年代，护理学者们开始发展用于指导护理实践的护理概念架构、模型和理论。这些护理理论家的工作成果为进一步的护理研究提供了方向。

护理专业中的博士教育项目的数量和具有博士学位的护士数量得到了较快增长。具有博士学位的护士们在做护理研究方面投入了更多的精力，并增加了护理研究的复杂性，然而，许多护士并没有积极主动地参与研究。这种情形直到在国家层面上明显增加了护理研究基金资助经费才得以缓解。

（五）20 世纪 80 年代和 90 年代

临床护理研究是这一时期的研究重点。尽管通过临床研究产生的以实证为基础的知识增长迅速，但是这些知识很少在实践中得到推广应用。其中可能的原因包括：①理论研究与临床实践的脱节；②没有搭建理论研究成果与临床应用之间的可行性的桥梁；③研究成果的推广应用环节没有受到足够的重视；④缺乏高质量的令人信服的研究设计和研究成果，限制了其研究结果的可推广性等等。在此时期出现的结局研究（outcome research）成为了一种记录健康保健服务的有效性的重要方法。结局研究在以确定病人护理的质量及其经济有效性为导向的 20 世纪 80 年代得到了发展。在此阶段，护理研究获得了更大的资助力度。

在护理教育方面，许多护士获得了硕士和博士学位。ANA 的 Cabinet 通过研究确认了具有不同教育程度的护士在护理研究中的参与程度，并指出在所有教育层次上的护士都在护理研究中有其相应的角色：①具有大专水平的护士可以在确认研究问题和资料收集方面提供帮助，并在高层次护士的指导下使用研究结果；②具有本科水平的护士要在实践中使用研究结果，具有评判研究结果在实践中的实用性的能力；③具有硕士水平的护士要在研究项目中相互合作，具有对研究项目提供临床经验和专业指导的能力；④具有博士水平的护士要积极开展护理研究，并争取研究项目的经费支持，通过科学研究发展护理学科知识，为护理理论和护理专业的发展贡献力量。尽管有这些划分，美国支持和鼓励所有层次的护士从事护理研究。

（六）21 世纪

21 世纪护理将要大力发展护理科学的知识基础，使护士能够实施以实证为基础的实践。通过支持临床和基础研究建立一个用于支撑护理实践的科学的知识基础。研究的范围从管理疾病和康复阶段的病人逐步转到降低疾病和伤残的发生率，促进健康的生活方式，提高慢性病患者的生存质量，以及对临终者的照顾。其中，对于提高健康照顾质量、降低成本、提高病人的安全、降低医疗差错、增加医疗服务的便捷性方面的研究给予优先资助。

二、护理研究的发展趋势

21世纪，健康保健的研究和资助重点将从疾病的治疗扩展到包括健康促进和疾病预防的干预。护士在个人、家庭和社区层面上开发促进健康和预防疾病的有效措施方面具有重要作用。为了确保护理研究事业的顺利发展，护理学科领域必须做到：①形成一种护理科学研究的文化氛围；②提供高质量的教育项目，为培养护理科学家奠定基础；③开发良好的研究基本设施；④为必须的研究领域和研究项目提供足够的经费支持。

将来的护理研究方向主要包括：①增加护理博士教育项目，并开发以临床为基础的护理结局研究；②促进健康护理的转变：社区为基础，健康促进，危险的降低，病情严重的住院病人，慢性疾病，老年人，护理的处置，护士的职责；③提升护理研究的深度：推行循证护理实践，开发适合于护理专业特点的研究方法；④进行干预性研究：增加使用实验性和因果推理性研究设计检验护理干预和病人结果之间的特定关系；⑤建立护理研究中心：护士研究者开发研究项目，申请研究基金的资助，并在大学建立护理研究中心；⑥促进研究成果的交流与推广应用：继续增加研究结果的交流论坛，例如，在由国际护士会（International Council of Nurses，ICN）、国际荣誉护理学会、各国的护理学会及其分会等特定组织资助的研究大会以及学术刊物上进行学术交流。

小　结

1. 根据护士在护理研究过程中的参与程度，护士在护理研究中的角色可分为研究者、参与者和应用者，所有教育水平的护士都有责任参与护理研究过程。

2. 护理研究是一个科学化地验证和提炼现有的知识和产生新知识，从而直接或间接地影响护理实践的过程，对护理专业的发展具有重要意义。

3. 护理研究的目的和作用是描述、解释、预测和控制护理现象。

4. 护理专业作为一门独立的学科必须拥有一个属于护理学科的相对独立的知识体系。护理学科知识的来源包括：传统、权威、借鉴、反复试验、个人经验、角色模仿和良师益友的指导、逻辑推理和科学研究。

5. 护理研究始于19世纪南丁格尔在克里米亚战争时期的调查研究，但真正的发展是在20世纪50年代以后。

（刘均娥）

第二章　护理研究的伦理学原则

人体研究也可称为人体实验，通常是指生物医学研究中以人的活体（个体或群体）为受试对象，对人体生理、病理、生化过程或假设的预防、诊断、治疗和护理方法，用科学实验的方法，在控制与对照的条件下进行精密观察和研究，以检验其效果，并在此基础上发展为新知识和新技术。从医学发展史看，医学的进步与人体研究密不可分，生物医学研究的目的归根结底是为了维护人类的生命健康，但是，人体研究要十分注重科学的方法，符合科学的规律和要求，才能减少或避免对受试者的风险与伤害。

近几十年来，保护人类受试者的权利在科学和医疗卫生保健领域中越来越受到高度的重视。当人（无论是病人还是健康人）成了科学研究的对象时，如何给予被研究者最大的人权保障需要研究者在具体的研究设计中给予足够的重视，并经过医学伦理委员会或其代理人对研究方案的仔细审查，以确保被研究者的权利能够得到最大的保护。目前，严重违反伦理道德的研究已经相当少见。但是，如果研究者缺乏医学研究的伦理学知识，就很容易出现其研究设计忽视甚至违反医学伦理道德的情形。因此，医学研究者需要认真学习、掌握和运用医学研究的伦理原则，既要达到以最严谨的研究设计获取新知识的目的，也要在研究过程中严格遵守保护受试者权益的伦理原则。与其他生物医学研究一样，护理科研也经常涉及把人作为研究的对象。所以，护理研究也同样需要遵循生物医学研究的伦理原则。本章将介绍与生物医学研究相关的一些国际准则的发展历程以及如何保护人类受试者的一些重要原则和步骤。

第一节　国际医学研究准则的发展历程

“伦理学”又称道德哲学，是对人类行为的社会规范的研究。当涉及应该做什么样的人或应该做什么样的事，而这种做人或做事会影响到他人利益时，我们就会进入伦理学领域。从事生物医学研究的研究者都会面临如何尊重和保护受试者及其亲属和相关群体的问题，同时也存在如何适当保护试验动物的问题。为了使生物医学研究者能遵守基本的是非准则，国际上规定了一系列与研究伦理学有关的国际准则，这些指导原则适合于所有从事涉及人的生物医学研究的科研人员。而且，所有这些文件都强调，生物医学研究必须服从于伦理学的原则和准则，以确保研究者充分考虑受试者的尊严、权利、安全和健康，以及研究结果的可靠性、可行性和有效性。下面介绍其中最重要和最具有普遍性指导意义的四个指导原则。

一、《纽伦堡准则》

《纽伦堡准则》也称《纽伦堡法典》（the Nuremberg Code）。它是于第二次世界大战后提出的关于人体医学研究行为准则的第一个国际性公约。

第二次世界大战后，对纳粹战犯的审判主要在德国的纽伦堡进行，并且持续多年。其中1947年8月的一个审判，即纽伦堡医师的审判（Nuremberg Doctor's Trial），有20多个德国医学战犯，被指控“以医学的名义犯了谋杀、拷打以及其他残暴的罪行”，在7个月的法庭作证之后告结。这个事件主要是涉及纳粹分子中的一些科学家和医生，他们把集中营里的大量战俘、无辜平民和被歧视的种族人群视为“没有价值的生命”，在根本没有取得受试者本人同意的情况下对他们进行惨无人道的人体活体实验。例如，在冬天将受害者剥光衣服在露天冷冻，观察人体内因冷冻引起的变化，以测试寒冷对人产生伤害和致命的临界点；观察人类对疾病的耐受程度以及人体对未经测试药物的反应的人体医学实验等等，导致了大批受试者死亡、畸形和残疾。这个审判所揭露的纳粹分子的野蛮残忍、种族歧视和暴虐行为不仅令人感到毛骨悚然，而且引发了国际社会对现代医学使用活人来做实验的深刻反思。因为它严重违反了“不要进行伤害!”这个古而有之的医学道德准则。人们很早就已经认识到使用活人进行实验存在道德问题。但是，直到纽伦堡医师的审判以及随后制定的《纽伦堡准则》才引起了公众、医学和科学界人士以及公共权威的前所未有的注意。

《纽伦堡准则》要求进行人体实验必须恪守十项基本原则，包括：①以人体为试验对象时，事先征得受试者的自愿同意是绝对必要的；②人体实验必须在绝对必要时才可以进行，研究必须是为了社会的利益；③人体实验应该建立在动物实验和之前获得的知识基础上；④研究过程必须避免对受试者造成不必要的生理和心理的痛苦和伤害；⑤如果有理由认为人体实验研究将带来死亡或伤害，则不能进行实验，除非研究者本人也将作为受试者；⑥实验的危险程度不能超过所要解决问题的重要程度；⑦实验必须有适当的准备和充足的人员和设备，保护受试者免于受到伤害；⑧实验必须由合格的科学人员进行；⑨受试者可以在任何时候自由决定退出研究；⑩如果继续进行研究将导致受试者的伤害、残障或死亡，主管的研究者应随时终止试验。

二、《赫尔辛基宣言》

1964 年，在芬兰首都赫尔辛基召开的第 18 届世界医学大会，通过了《赫尔辛基宣言：涉及人类受试者医学研究的伦理学原则》（Helsinki Declaration：Ethical Principle for Medical Research Involving Human Subjects）。该宣言以更丰富的条款补充和修正了《纽伦堡法典》中较为抽象和简单的伦理原则，进一步规范了人体医学研究的道德行为。该宣言于 1975 年在日本东京举行的第 29 届世界医学大会上正式通过，此后多次修订，2000 年 10 月爱丁堡世界医学大会的修订，进一步将该基本原则性的文件变成了一个更具有针对性的法规性文件。世界医学会已经将《赫尔辛基宣言》发展成为涉及人类受试者的医学研究的医师及其他参与者提供伦理学指导原则的声明。

《赫尔辛基宣言》规定的涉及人类受试者的医学研究行为准则有：①受试者必须是自愿的知情同意，若受试者无行为能力时，需要获得其父母或者监护人的同意，而且要证明“该研究对促进代表人群的健康是必要的”以及“该研究无法由具有法定行为能力的人完成。”②要求由独立的伦理审查委员会对研究项目进行伦理审查并批准实验方案后方可进行研究：“每一项人体实验的设计及其实施均应在实验方案中明确说明，并应将实验方案提交给一个专门任命的独立于研究者和申办者的委员会审核，以征求意见和得到指导。该委员会须遵守实验所在国的法规。”③在涉及人的医学研究中，对受试者利益的保护应该凌驾于所有的科学和社会利益之上。④研究目的的重要性要远大于给研究对象所带来的危险和负担。每一个以人为实验对象的医学研究都应该事先进行风险负担和效益分析，综合考虑可能存在的危险或负担以及受试者和他人预期收益之间的关系，只有在研究目的的重要性与受试者的内在风险评估具有合理性时，研究才能合法地在人体中进行。⑤受试者必须得到当时最好的诊断和治疗，对任何一种新的诊疗方法均须与现有的最佳诊疗方法做比较，只有在“不存在业已证实的最佳诊疗方法时”才能使用安慰剂（空白对照），而且接受安慰剂治疗的患者不会有任何严重的额外风险。其他的一些重要原则还包括：人体医学研究遵循的原则要与公认的科学原则一致；要由有资格的人员进行研究；医生有义务在出版物中保证数据的准确性等等。人体生物医学实验应该建立在充足的动物实验基础上，这样可以提供更多的证据来证明该研究成功的可能性。

《赫尔辛基宣言》规定了应由一个独立的伦理委员会批准研究方案。这在当时是一个全新的概念。宣言还引入了研究者应对受试者的医疗照顾负责的观念。参加者的知情同意应以书面形式报告，而非口头同意。而且，宣言的内容还通常体现在国家关于研究伦理委员会的法律和法规当中。《赫尔辛基宣言》的重大意义不仅在于以文本的形式表达了详尽的关于人体研究的伦理原则，而且还在于：①它对整个西方国家以及其他国家的医学研究、人体研究都产生了很大的影响，因为它强调了研究者在从事有关的研究之前，必须了解相应的伦理、法律和法规，并为研究者与医疗实践者提供了明确的伦理指导。②宣言的发表还引发了其他有效的规范措施，使之建立起了权威性和约束性。如许多生物研究机构要求研究者签名声明遵守《赫尔辛基宣言》，如果不签署，就不能在该机构的会议上宣布其研究成果。医学与基础科学杂志也提出了类似的要求，如果研究者没有确认其研究是符合医学伦理原则要求的，他的文章就会被拒绝发表。③宣言还为揭露违背伦理原则的生物医学研究提供了依据，从而得以通过媒体舆论等手段对不人道的研究予以鞭挞和遏制。

三、《贝尔蒙报告》

《纽伦堡法典》和《赫尔辛基宣言》的相继出台，公众曾认为可以用于解决医学研究中的伦理问题了，但是事实上这些伦理原则并未从根本上杜绝违反医学研究的伦理问题。在20世纪60年代和70年代，由于在美国发生的三个典型的不符合伦理道德的研究案例，改变了公众和科学界的观点。第一个案例是Willowbrook州立学校事件（the Willowbrook State School Case）：为了了解肝炎传播的途径，患有智力发育迟缓的儿童被喂食人粪便的粗提炼物，在后期甚至被改喂纯病毒，以观察疾病的进程和发现何种方法可以保护人们免患疾病。第二个案例是犹太慢性病医院事件（Jewish Chronic Disease Hospital）：终末期的患者被接种活癌细胞以观察癌症能否以这种方式传播。第三个案例是Tuskegee梅毒实验研究（Tuskegee Syphilis Study）：在该实验中，从1930～1970年间阿拉巴马的一组黑人患了梅毒后多年未予以治疗，以观察梅毒的自然病程。即使在1945年后，能够安全有效地用于治疗梅毒的青霉素药物广泛应用以后，该研究仍未停止，直到该事件被一家媒体揭露后该研究才被中止。上述三个案例使公众认识到仅有《赫尔辛基宣言》是不够的。1974年，美国国会任命了一个国家委员会，以审核临床研究的基本原则和伦理问题。这个委员会运作了4年，于1979年提出了一份《贝尔蒙报告》（Belmont Report）。该报告提出了医学研究中的保护人类受试者的三条基本的伦理学原则（Basic Ethical Principles），即：“尊重人”的原则、“受益”的原则和“公正”的原则。“尊重人”的原则要求把人看成是独立自主的个体，要尊重人的自主性，让他们有权自己做出是否参与研究的选择；对那些自主能力受限的弱势人群要给予保护。“受益”的原则提醒研究者要尽量减少伤害，要求人体研究要让受试者或公众受益，或者两者都能受益。“公正”的原则要求研究者应公平待人，研究设计方案要使每个参加者承受的风险和利益得以公平地分配。上述这三条原则已经成为生物医学研究伦理学的基本原则，而且其内涵以及人们对它的理解与诠释在不断地丰富。

四、《以人为实验对象的生物医学研究的国际伦理学指南》

《以人为实验对象的生物医学研究的国际伦理学指南》(International Ethical Guidelines for Biomedical Research Involving Subjects) 是国际医学科学组织理事会 (The Council for International Organizations of Medical Sciences, CIOMS) 于1993年在WHO的协作下完成的。CIOMS是与WHO有正式关系的非政府组织。它于1949年在WHO和联合国教科文组织 (UNESCO) 支持下创建，受命于联合国及其专门机构，特别是与UNESCO和WHO保持合作关系。该准则签署遵守《赫尔辛基宣言》。比起《赫尔辛基宣言》来，该指南对涉及人类受试者的生物医学研究做了更为明确的规定。新的2002年文本包括21条指南。指南要求研究者必须保证该研究符合公认的科研原则，建立在对相关科研知识的充分掌握基础上，并且能够达到理论和实践的统一。研究所采用的方法必须适合研究目的，而且适合研究现场。研究者或项目赞助者必须保证所有的参与者在经验和教育程度方面都有条件在研究中发挥作用。即以人为实验对象进行科学研究的最重要的要求就是项目的设计具有科学性以实现研究目的，研究人员有能力实施项目。该指南对《赫尔辛基宣言》在发展中国家的实施表示关注，认为有必要反映这些国家生物医学研究的条件和需要，以及他们可能作为伙伴参与其中的多国研究或跨国研究的意义。该准则还强调："仅仅将涉及人的生物医学研究的伦理准则书写成文，并不能解决所出现的与在许多研究中出现的有关道德疑问，但《准则》至少能吸引资助者、研究者和伦理审查委员会的注意，使他们意识到需要仔细考虑研究方案和研究实施的伦理含义，从而有利于使生物医学研究达到科学和伦理上的高标准。"

综上所述，在过去的60年中，以人为对象的生物医学研究的科学性和伦理性方面都有了明确的规定，有效地减少了生物医学研究中违反伦理道德的行为。

第二节　生物医学研究伦理学的基本原则

一般的，根据研究性质的不同，可以将研究对象称之为受试者 (subject)、参与者 (participant) 或被调查者 (informant)。生物医学研究中需要遵循的三个基本伦理学原则主要包括：利益的原则、尊重人的原则、公正的原则。

一、利益的原则

利益的原则 (the principle of beneficence) 是指维护研究参与者的利益。这是生物医学研究中首先应该考虑的一项重要原则，尤其是不伤害原则 (do not harm)。维护参与者的利益应在研究的全过程中得以遵循和体现，它要求研究者在实施研究前应充分估计研究中可能遇到的困难、问题和预期的效果，而且还必须在研究过程中采取有效措施，保证参与者在身心方面受到的不良影响减少到最低限度，不可冒风险片面追求研究的价值。该原则包括以下几个层面：

(一) 避免伤害

指研究对象在参与研究的过程中不可受到伤害。因此，护理研究需要由受过完整的科研训练、能胜任此工作的人来指导，尤其对于那些在研究过程中有可能会给研究对象带来伤害的研究更需要研究者周密的研究设计，以尽量避免产生伤害 (freedom from harm)。研究者也应了解，一旦预先估计的研究对象在参与研究的过程中有可能受到生理上的伤害、心理上承受压力或者有可能致伤、致残甚至致死等情况发生时，应随时停止研究。当进行一项新的医疗或护理措施实验时，必须先经过动物实验或组织培养实验，确认了实验的安全性之后，才能进行人体实验。由于受试对象的不同，人体实验也有不同的要求。例如，以病人为实验对象时，受试对象只限于患者所患疾病的范围内，否则是不道德的；以健康人为受试对象时，应保证受试者的健康不会受到伤害。

值得注意的是，有些研究对象可能会在参与研究的过程中受到心理上的伤害。例如，有些研究会问及参与者的隐秘感受，如人在危机时期的脆弱感、无助感、紧张或恐惧感，这方面的问题有可能是参与者不想再回忆、不喜欢提起或潜意识里想要忘却的痛苦经历。对这种经历和感受，有些参与者希望能够通过向他人倾诉的方式得以宣泄，而有些人则宁愿采取回避或逃避的方式来处理。所以，研究者要了解参与者的个体差异，尊重他们对内心隐秘感受的处理方式。特别是当采用定性研究的深入访谈法时，研究者要做到：①在研究设计过程中，要注意研究问题的敏感性，谨慎地拟定研究问题，尽量避免让参与者受到心理上的伤害；②在收集资料的过程中，注意参与者对问题的反应程度和敏感性，不管参与者是否回答问卷以及回答多少，都要尊重他们的选择；③在访谈结束时，针对参与者的心理问题给予适当的心理护理或心理咨询，让参与者询问一些问题，并留下知情同意书以便让参与者在结束访谈后如果需要时也能与研究者取得联系。

（二）免于被剥削

免于被剥削（freedom from exploitation）是指在一个研究中应该保护参与者，不让他们的利益受到损害或不使他们处于未被清楚告知或未准备就绪的状态。研究者需要向参与者保证他们在参与研究过程中所提供的信息不会被用作本研究目的以外的用途，因此不会影响他们的权益。例如，一个有吸毒史的参与者陈述其吸毒经历，则应拥有被保护免于受到惩罚的权力；一个未婚先孕的参与者有免于受到社会道德的谴责的权力。

研究者与参与者之间所建立的研究关系不应该被其他途径或目的所利用。研究过程中所收集的有关参与者的信息只能用于该研究的初始目的，而不得为其他目的而使用或披露。例如，利用参与者的身份资料建立一个名单，供广告宣传或产品推销等其他目的使用。另外，如果参与者同意花大约30分钟的时间参与一次某项研究，但是如果研究者在一年后又去追踪随访参与者，则表示研究者违反了与研究对象之间约定的研究关系，除非研究者事先已经说明这是一个需要追踪随访的研究计划，并已征得参与者的同意。

（三）从研究中获益

参与者同意参与研究的原因可能有许多，例如：涉及个人的利益或者该研究对社会或其他人有贡献。因此，研究者应该尽量告诉参与者，参与该研究对他个人有什么好处，或者对社会有什么贡献，以增强参与者参与研究的意愿。但是，那种过分强调医学利益而忽视受试者利益的做法，是与医学目的原则相悖的，是不道德的。国际医学研究伦理学准则声明“只有在符合病人利益的情况下，医生才可以提供可能对病人的生理及心理状态产生不利影响的医疗措施。”

（四）风险/受益比

在目前的医学实践和医学研究中，大多数预防、诊断和治疗方法均包含风险和负担。在决定研究计划的同时，研究者应该权衡该研究可能会带来的风险与利益，包括：评估参与者会经历到的风险和所获得的好处是什么，并且将评估的结果告诉参与者。虽然所有的研究均可能会有风险，但是在某些研究中风险是很小的，即所谓的最小限度的风险（minimal risk），它是指参与者所承受的风险不大于在一般日常生活或常规性生理心理测验过程中的风险。若是研究的风险稍大些，则研究者需要更加小心注意每一个研究步骤，尽可能减少风险并增大利益；若是发现参与者所承受的风险、代价大于利益，则研究者将需要放弃研究或重新修改研究计划。

维护受试者利益的原则要求研究者在权衡利弊时，要把参与者的利益和研究者的利益等同起来考虑，并真正做到科学研究的目的服从于保护参与者的权利和身心不受到伤害。在权衡参与者的风险/受益比（the risk/benefit ratio）时，也应考虑对社会群体的利益以及对专业知识的贡献。参与者的风险程度不能大于知识的获得对社会群体的利益。因此，选择一个有意义的研究选题是满足研究伦理要求的第一步。

二、维护人的尊严的原则

维护人的尊严（respect for human dignity）是指医学研究应当充分尊重人的生命、健康、隐私与人格等固有的尊严、人权和基本自由，而且应当以维护参与者的利益高于单纯的科学或社会利益为原则。该原则包含了自主的权力与完全了解研究的权力。

（一）自主的权力

人应该被看做是一个自主的个体，有能力控制自己的活动和掌握自己的命运。自主（self-determination）的原则说明了参与者拥有自主的权利决定是否参与研究，并具有免于受到伤害的权力。此外，自主的原则也包含了参与者有在任何时间退出研究或拒绝回答研究问题以及澄清有关研究的目的与了解研究过程的权力。

在自主的原则下，人有免于被强迫的自由。所谓强迫（coercion）包括参与研究所带来的有形和无形的威胁或额外的利益。特别是当研究者居于权威、掌控或可能影响参与者权益的地位时，需要特别注意尊重和保护参与者。因此，当研究的参与者是某些弱势人群时需要给予特别的关注和保护。例如，应注意其经济上的特殊需求和医学上所处的劣势，对于那些本人不能同意或拒绝、在强迫下可能给出知情同意的、自身不能从研究中获益的以及研究与治疗相结合中的受试人群应给予关注和保护。

（二）完全了解研究的权利

维护人的尊严的原则包括了人们有权力决定是否参与研究，但参与者若不完全了解研究便无法决定是否参与研究。所以，参与者有完全了解研究的权利。所谓完全了解是指研究者将研究的目的、性质、过程、参与者可拒绝参与研究的权利、研究者的职责以及参与者预期的风险/利益等等，要对其做完整而清楚的说明。

三、公正的原则

公正的原则（the principle of justice）是指在人人平等原则的指导下，确保所有人得到公正与公平的对待，以及将利益与风险做出公平的分配。该原则包含了参与者有权力接受同等待遇（fair treatment）以及保守隐私的权力。

（一）同等的待遇

参与者有权利在参与研究的同时以及研究前和后接受同样的待遇。它包括：

（1）让参与者以公平的机会进入研究情境，以保证其所接受的利益及风险的几率均等。样本的选择是基于研究的条件而不是基于方便、欺骗或给予某种利益的承诺。

（2）对于参与者或原先参与而中途退出研究的人，均给予同等的待遇。

（3）遵守研究者与参与者之间的协议，包括遵守既定的研究过程与给予参与者任何奖励的承诺。

（4）参与者有权力澄清研究的信息。

（5）若研究可能造成任何生理或心理上的伤害，则参与者应从研究者方面得到合适的专业性协助。

（6）一些在研究前未说明的事项或研究中发生的问题，应根据实际情况必要时向参与者清楚地给以说明。

（7）在整个过程中，应对参与者始终保持尊重和诚恳的态度。

（二）隐私的权力（the right to privacy）

收集与人有关的资料经常会涉及人的隐私，因此，研究者需要在整个研究过程中尽可能尊重参与者的隐私，并对参与者的个人信息保密。参与者有权利确保其所提供的信息获得绝对保密。这可采用匿名（anonymity）的方式或提供保密的承诺（promise of confidentiality）来实现。匿名指的是研究者不可将参与者与其所提供的信息联系在一起呈现出来。例如，当收集住院病人的基本资料时，有关参与者的姓名、病例号、住址等有可能会使参与者的身份被暴露出来。因此，研究者应该尽可能地保护参与者，需要使这些资料以匿名的方式呈现。提供保密的承诺，是指参与者所提供的任何资料将被保证以无法识别出他本人的方式或给予编号分类的方式公开，即研究的资料除了研究者本人知道以外，将不让其他人知道，包括参与者熟悉的人，如家属、咨询人员、治疗师或其他护理人员等。

研究者应对病人的一般资料、具体病情及其他隐私情况保密，不应向他人透露，尊重参与者自我保护的权利，尽量减少研究对参与者的身体、精神以及人格的影响。对于一些敏感的疾病（如 HIV 阳性）更应引起足够的重视。一般情况下，研究者可以采用下列方法来确保参与者的个人资料保密：①除非必要，否则不收集参与者的身份资料。②采用编号作为识别参与者的方式，而避免使用参与者的身份资料。③将参与者的编号与实际身份资料的关联资料档案上锁。④尽可能尽快销毁参与者的身份资料。⑤知悉参与者身份资料的所有研究人员必须遵守保密的承诺。

第三节　知情同意

知情同意的概念来源于第二次世界大战后的纽伦堡审判。纽伦堡审判期间，在纳粹集中营强迫受害者接受人体实验的触目惊心的事实，引起了人们对利用没有征得同意的受试者进行人体实验这一严重问题的特别关注。纽伦堡审判后，知情同意逐渐成为涉及人类受试者的生物医学研究中最受人们关注的伦理学问题之一。国际社会正在普遍接受不取得患者或当事人在自由意志下的知情同意就不允许对他们进行任何人体实验的伦理学原则。

《赫尔辛基宣言》中指出：在人体中进行的任何研究应将研究的目的、方法、资金来源、可能的利害冲突、研究者的所在机构、研究的预期受益和风险，以及可能伴随的不便等告知每一名潜在的受试者。告知受试者在任何时候都有停止参加研究或收回知情同意的权利，而不会因此遭到报复。在确认受试者已经充分理解这些资料后，研究者应当得到受试者自由给出的知情同意，该知情同意以书面形式为宜。如果不能得到书面的知情同意，非书面的知情同意必须正式记录并有见证人。

一、知情同意的概念

知情同意（informed consent）是指参与者已被充分告知有关研究的信息，并且也能充分理解相关的信息，具有自由选择参与或退出研究的权利。可见，知情同意实际上包括两个不可或缺的方面，即“知情”和“同意”。知情（informed）是指让受试者知晓和明了与人体实验有关的必要信息；同意（consent）是指受试者自愿确认其同意参加该项研究的过程。有些研究者只重视获得知情同意书的签字，却对受试者的知情重视不够。这是与知情同意的概念是相违背的，因为受试者知情不充分就谈不上自愿地同意。因此，知情同意可以理解为包括四个基本要素：必要信息、充分理解、完全自愿、书面签署。

二、知情同意的内容

提供给研究对象知情同意的内容需要包含以下几个方面的资料和信息：

1. 研究的目的　应以研究对象能够理解的语言清楚地说明研究的目的，避免使用专业术语。

2. 研究的内容与方法　包括研究的过程、步骤、所需的时间期限、检查项目和频度、留取血标本的总量等。其中也包括任何处置措施的说明，应告知研究对象其所接受的哪些健康照顾活动是常规性的，哪些是因参与研究而设计的。

3. 资料的种类　研究对象需要被告知在资料收集期间将被收集的资料为何种性质，他将会接受哪些资料收集过程的安排，以及从他身上所获得的资料将如何被使用。

4. 资料收集的时间　说明研究过程为期多长时间和每次收集资料约需要多长时间。

5. 样本的选择　研究者应该说明参与者是基于研究的哪些条件被选择出来的，并说明会有多少样本参与该研究。

6. 研究的赞助单位或性质　若是研究有相关单位或基金资助，应加以说明。若研究是课程或学位论文的性质，也应一并说明。

7. 预期的受益和风险　参与者需要被告知参与研究对缓解或治愈原有疾病的可能性、可能出现的不良反应及其程度、有哪些受益以及可能会发生的风险（生理的、心理的、经济上的等）与需要付出的代价。若是预期会有伤害或危险发生，则应该将如何处置的措施加以说明，使受试者事先可以权衡参加研究的利弊，以做好充分的思想准备。

8. 受试者的义务和注意事项　告知研究对象参与本研究需要注意和配合的相关事项，例如，需要做什么饮食配合、有什么合并用药的限制、有何禁忌，如抽烟、节育、高空作业、开车等等，以便让受试者有充分的心理准备并给予配合。

9. 可能的利益　由于参与研究给研究对象带来了不便，花费了他们的时间，从他们身上获得了资料和信息，因此研究者可以适当地给予一定的酬劳或好处。例如，研究者可以向他们免费提供与研究有关的医疗服务、使用医疗设施和检查项目。但支付的金钱数额不能过大，提供的医疗服务范围不应太广泛，否则会有诱导研究对象参与研究之嫌。

10. 隐私的保证　说明参与者的隐私权将受到保护。告知研究对象其参与研究及其个人资料均属保密内容，如公开发表试验结果，也会对受试者的身份保密。

11. 自愿同意　研究者需要清楚地说明受试者参与研究是自愿的，若不愿意参与也不会导致任何伤害或利益的损失。

12. 有退出研究的权利　说明研究对象即使答应参与研究之后也可以在研究过程中的任

何阶段随时退出研究而不会遭到歧视或报复，其医疗待遇与权益不受影响。而且，在研究过程中，参与者有权利拒绝回答某些问题或提供某些资料。

13. 联络的信息　研究者应提供给参与者如何与研究者取得联系的信息，以便需要时能够进一步了解有关研究的问题、建议或与研究主题有关的困扰。

三、知情同意的过程

获得知情同意是一个过程，它始于研究者与研究对象的初次接触，贯穿于整个研究过程。通过告知研究对象知情同意的内容、重复与解释、回答他们的提问以及确保每位对象都能理解其中的内容，研究人员可以得到参与者的知情同意，也表明研究者对参与者的尊重。在获得知情同意的过程中需要注意以下事项：

1. 语言通俗易懂　通知受试者不能是对既定书面文件的简单程序化的背诵。研究者必须以研究对象本人能理解的语言将信息以口头或书面的形式进行传达。因此，知情同意书一般采用研究对象或其法定监护人的母语，以他们能够理解的语言和文字进行书写，尽量避免使用专业术语；知情同意书的说明应深入浅出、通俗易懂；而且，研究者或其委托执行知情同意过程的人应当对研究对象不明白的内容或提出的任何与研究有关的问题，给予详尽而清楚的解释。一般的，若是知情同意书的内容较多，可用口头说明，而同意书则以简明扼要的形式呈现即可。

2. 确保研究对象能充分理解信息　研究者需给予他们足够的机会提问，并诚实地回答他们的问题。而且，研究中较重要的内容，不可用书面形式取代口头说明，除非所采用的不是面对面地收集资料的方式。因为口头说明将提供参与者更详细的信息，并让参与者的问题得到澄清。即一些重要的研究相关信息不仅要告知参与者，而且要保证能够让他充分理解。

3. 知情同意的过程应当在安静和单独的环境下进行　这样可避免受试者受到压力，在受试者认真阅读了知情同意书的内容并就任何有关的问题向研究者咨询并获得满意的说明之后，应当给受试者足够的时间考虑，以便决定是否愿意参加试验。无论研究者本人还是参与研究的有关人员均不能采用胁迫或其他不正当的手段影响受试者做出是否参加研究的决定。

4. 获得知情同意方式得当　在获得研究项目的知情同意时，医务人员应特别注意受试者与其是否有依赖性关系，或者可能迫于压力表示同意参加试验。在这种情况下，应当由一位熟悉此研究但不参与该研究的或与这种关系完全无关的医务人员获得知情同意。

5. 正确处理无法定行为能力研究对象的知情同意　对于无法定行为能力、因身体或精神状况的原因不能够给出知情同意或者对于法定未成年人等研究对象，研究者必须根据适用法律获得其法定监护人或代理人的知情同意。无法定行为能力的受试者，如幼儿，能够对参加研究的决定表示同意时，研究者除了得到其法定监护人的知情同意外还必须征得其本人的同意。

6. 注意更新同意　如果研究的条件或者程序发生了实质性变化，研究者必须得到研究对象的再次同意。

四、知情同意书的签署

在候选的研究对象充分阅读并理解知情同意书的内容后，如果他同意参与该研究项目，则由研究对象或其法定代理人在知情同意书上签字并注明日期。执行知情同意过程的研究者或其代理人也需在知情同意书上签名并注明日期。然后，在签署一式两份的知情同意书后，向每个研究对象提供一份双方都签过字的知情同意书副本。

大多数的研究都要求参与者在知情同意书上签字，以示同意参与研究。但是，以下两种情况不需签署知情同意书：①当参与研究的风险极小，获得每个个体的知情同意是不可行的时候，如研究仅涉及抄录研究对象的病案记录资料；或者研究过程属于不一定需要知情同意书时，如研究只需要参与者填写问卷，则知情同意书可以不用强制执行。②参与者基于隐私权的保密，希望不要留下唯一可供联络的知情同意书。

五、信息保留与欺骗

虽然研究者都认为研究对象有完全了解研究的权利，但当研究者觉得让研究对象完全了解研究过程可能会影响研究设计的严谨性时，为了保证研究结果的真实性和有效性，研究者有时会在知情同意的过程中暂时保留某些信息，直到研究结束后，研究对象才被告知某些研究过程，即特殊情况下，研究者会采用信息保留或欺骗的两种技巧获得所需收集的资料。

1. 隐藏资料收集的事实　即在研究对象不知情的情况下收集资料。例如，当研究者想要观察参与者在自然情境下的生活和行为方式时，研究者可能会采用隐藏式的资料收集工具来收集资料，例如用隐藏式的录像带或录音带记录所发生的一切，或者假借加入到研究对象的活动过程中来观察和记录他们的行为。一般来说，只要对参与者的风险不大，不侵犯参与者的隐私，则隐藏式收集资料的行为是可以被接受的。但是，所有的这些处理方法必须事先得到伦理审查委员会的明确同意后方可实施。

2. 欺骗（deception）　包括不明确说明研究的目的或者给参与者提供带有欺骗性的错误信息，从而征得参与者的同意。例如，对于一项有关家庭暴力的研究，当研究者向参与者说明研究目的时，轻描淡写地解释为是一项有关婚姻关系的研究，这属于一种较轻微的欺骗形式。对儿童受虐问题的研究也常用此类策略。但当欺骗将掩饰研究对象可能暴露于大于最小风险时，欺骗是不被允许的。欺骗对于该研究方法来说是必不可少的时候，研究者必须向伦理审查委员会提交没有其他合适的研究方法的论证和说明。伦理审查委员会必须决定在研究结束时，是否以及如何将欺骗告知被欺骗的调查对象。这种常被称做“任务报告”的通知，通常要对欺骗的原因做出解释。被欺骗的对象常有这样一个机会，即不允许研究者使用由该研究所获得的信息。研究者和伦理审查委员会成员必须清楚欺骗研究对象可能会伤害他们或者使他们感到受了委屈，因为当研究对象知道了他们参与的是一个假借名义的研究时，他们可能会觉得自尊心受到了伤害。

第四节　人体研究的伦理审查

近20年来，在有关国际生物医学研究伦理学的文献中，除了强调要让受试者充分地知情同意，并且对无法征得知情同意的受试者个人或群体采取基本的保护措施等原则要求外，另一个保障贯彻实施伦理学原则的重要措施就是注重对生物医学研究项目进行科学性和伦理学的审查。

一、人体研究项目的伦理审查

所有涉及人体实验的生物医学研究项目必须经过伦理审查委员会（Institutional Review Board）的审查，项目批准后在实施过程中还要接受伦理审查委员会的监管。伦理审查委员会具备以下几个特点：①独立性：伦理审查委员会必须独立于研究者、主办者，不受政治、机构、专业、市场的影响，也无法从该研究获得任何直接的经济和物质上的好处。②恰当性：伦理审查委员会的组成、工作程序以及在做出评估和决定时，要合乎要求和恰如其分。③及时性：对申请审查的研究项目要进行及时的审查并给予反馈。④有效性：伦理审查工作要体现出其应具备的能力并卓有成效。

按照国际惯例，伦理审查委员会的成员应该包括多方面的人士，这样可以全面、充分地审议提交的科研设计。这些成员最好包括医疗卫生工作者、科学家或其他方面的专业人员，例如，护士、律师、伦理学家和普通职员，甚至可以吸收局外人，因为他们代表所在社区的文化和道德观。这个委员会应该由男女成员共同组成。由于该委员会常常需要审议一些特殊疾病，例如艾滋病或截瘫，因此其成员也可以包括这些疾病患者；同时，针对儿童、学生、老年人和雇员等群体，可以吸收他们的代表或代理人参加委员会。在一些尚未设置伦理审查委员后的机构，对于护理研究项目，通常可以由具有一定护理科研知识和经验的权威人士，例如学生的导师或开题报告的评议组专家代表伦理审查委员会审查研究项目的科学性以及是否符合伦理学原则，并给予反馈。

二、伦理审查的内容

所有以人为实验对象的科研项目都要提交一个或一个以上的伦理审查委员会进行科学性和伦理学的审查。伦理审查委员会的职责之一就是保证研究对象的人权、安全和健康。伦理审查的内容同时涉及科学性和伦理学两个方面。研究项目的科学性评价和伦理学审查是不能分割开的。因为非科学性的研究往往会把研究对象置于危险当中，因此在伦理学上也是不允许的；即使对研究对象没有任何伤害，没有成果的研究将浪费研究对象的时间和国家的资源，同样是一种损失。因此，伦理审查委员会在对项目进行伦理学审查时也必须保证该研究项目的科学性。

（一）科学性的审查

包括审查研究设计是否严谨、科学、规范、合理，预期的利益，潜在的风险和负担以及风险/受益比，设计者、研究者的能力和调查问卷的信度和效度等。

首先，生物医学研究只能以提高诊疗水平和维护、增进人们的身心健康为目的。而且，在以人为受试者的医学研究中，对受试者健康的考虑应当优先于对科学和社会利益的考虑。因此，要求每位从事医学科研工作的医务人员，都必须对人的生命和健康负责，无论在什么情况下，保证受试者的利益不受侵害是第一位的。其次，科学性、规范性是现代生物医学科学研究的突出特点，医学科研工作者在人体实验过程中应信守科学规范的道德原则。这就要求医务人员在从事涉及人体实验的研究时，从设计到实施都必须严格遵循普遍认可的科学原理、实验方法和分析方法，以保证该研究符合科研原则，并且要求研究者全面掌握该研究方面的科研文献，了解相关信息，充分进行实验室工作，最好建立在动物实验的基础上；在研究方法的选择上应根据研究目的和研究问题选择正确的研究设计；在研究和资料收集过程中坚持实事求是、尊重科学的态度，不得弄虚作假。因此，要求科研人员必须具有高尚的职业道德和严谨的科研作风，从事医学研究要符合伦理原则，保证安全可靠，绝不允许直接或间接地有损人的健康。

（二）伦理学的审查

包括审查研究设计中是否有关于伦理方面的考虑和陈述以及知情同意书等。一般的，如果伦理审查委员会认为研究项目符合科学性的原则，他们会审查研究中实验对象承担的已知或可能的风险与预期收益相比是否合理，研究方法是否可以减小危害，扩大收益。如果风险/受益比合理，伦理审查委员会就要考虑取得知情同意书的过程是否合适以及选择研究对象的方法是否公平合理。

三、对脆弱人群的保护

脆弱人群是指那些相对或绝对没有能力保护自己利益的人群。他们没有足够的权力、精神、资源、力量或者其他优势来保护自己的利益。有些团体和阶层也会被认为是脆弱人群，这些人群通常包括接受福利和社会帮助的人们、其他穷人、失业者、急诊室的病人、一些少数民族团体、无家可归者、游牧民族、难民或背井离乡者、患有不治之症的病人、政治上的弱势人群及不熟悉现代医学概念的社区成员。

对以下类别的研究项目需要特别严格的审查：有些研究工作主要针对儿童、精神障碍患者、对医学知识毫无了解的人群、某些社会脆弱人群或者研究对象参加研究并无直接的健康利益，而参加研究确有很大的风险时。在审查这样的项目时，委员会要特别注意参加研究的志愿人员是否是公平入选的，而且该研究项目能否保障使本研究对他们造成的损害减少到最低限度。其中，在开展涉及儿童的研究前，研究者必须确保在与成人同等对待进行研究时，不应包含儿童；研究的目的是获得与儿童健康需求有关的知识；必须经过每个孩子的父母或法定监护人的同意；获得每个孩子能力范围所及的同意，孩子对参加研究的拒绝同样必须被尊重。

小　结

1. 保护人类受试者的权利在科学和医疗卫生保健领域中越来越受到高度的重视。

2. 当人成了科学研究的对象时，研究设计需要给予被研究者最大的人权保障，并经过医学伦理委员会或其代理人对研究方案的仔细审查，以确保被研究者的权利能够得到最大的保护。

3. 为了使生物医学研究者能遵守基本的是非准则，国际上规定了一系列与研究伦理学有关的国际准则，其中《纽伦堡准则》、《赫尔辛基宣言》、《贝尔蒙报告》、《以人为实验对象的生物医学研究的国际伦理学指南》是最重要和最具有普遍性指导意义的四个原则。

4. 生物医学研究伦理学的三个基本原则包括：利益的原则、维护人的尊严的原则、公正的原则。

5. 在人体中进行的任何研究应将研究的目的、方法、资金来源、可能的利害冲突、研究者的所在机构、研究的预期受益和风险以及可能伴随的不便等告知每一名潜在的受试者，并签署知情同意书。

（刘均娥）

第三章　科研选题

第一节　问题的提出

科学研究是以解决问题为前提的，没有问题便没有探索的目标与方向，选题关系到科学研究的方向、目标和内容，直接影响科学研究的方法和途径，决定科研成果的水平、价值和发展前途。因此，研究者必须认真对待选题。

一、选题的原则

（一）科学性的原则

科学性是指选题与设计必须是科学的，选题必须持之有故，选之有理，这就要求在确定课题时，应当有一定的事实根据和科学的理论依据。这是整个科研工作路线、方向正确无误的可靠保证。

为保证选题内容的科学性，在专业上应该做到：①选题是建立在阅读大量文献、了解国内外有关研究现状的基础上，不是主观臆造的。②正确处理继承与发展的关系，选题不能与已确证的科学规律和理论相矛盾。③选题必须具体而明确，能充分反映课题申报者学术思路的清晰度与深刻性，同时要有科学依据。

【例 3-1】牛顿晚年的失败

科学家牛顿，他在功成名就的晚年，选择了一个毫无事实根据、纯属子虚乌有的课题，埋头于约翰启示录的研究，妄图论证上帝的真实存在。结果白白地浪费了自己宝贵的时光和生命，在科学上走向沉沦没落。

（二）需要性的原则

选定科研课题必须着眼于医疗卫生的需要和学科本身发展的需要。顺应医疗卫生和学科本身的发展、能够满足社会迫切需要的重大课题，其研究的动力会增大，研究的价值就会增高，研究的成果也就容易得到社会的承认。

【例 3-2】护理教育研究选题

随着我国高等护理教育事业的蓬勃发展，如何控制教育质量与标准便成了护理教育者迫在眉睫需要思考与研究的问题，如能做好这方面的研究将对高等护理教育的发展起到推动作用。

（三）创新性的原则

“有所发明，有所发现，有所创造，有所前进”是创新性的高度概括。创新性是科研工作的“灵魂”和“精髓”，同时也是选题的难点。没有新意的、简单重复的课题不能算是科学研究。目前科研领域中低水平的重复劳动，已经造成惊人的浪费。据近年对一些国内学术会议或期刊收到的初审稿件进行分析，低级、简单的重复课题高达50%以上。

坚持选题的创新性原则，首先要弄清楚此课题已取得的进展，明确科研的起点；其次要把继承和创新结合起来。科学研究是在前人取得的研究成果基础上进行的，不继承前人的理论观点、思维方法和研究结果，就谈不上创新。创新性主要包括以下几个方面：

1. 前人或他人未研究过的，填补某一领域的空白。这往往是从一些不为人们注意的冷门领域或学科交叉点选题。但对此类课题，特别应论证是否具有“需要性”，反对单纯猎奇、忽视实际价值的倾向。如果花了大量人力物力得到的新资料或新方案在临床应用上毫无意义，提出的新见解、新理论又不能在学科发展中起作用，那么这种研究是没有价值的，这是选题中力求避免的大忌。

2. 前人或他人对某一课题虽作过研究，但现在提出新问题、新实验依据及新的理论，对前人的研究有所发现或补充。

3. 国外已有研究报道，尚需结合我国实际进行创新性研究、验证，从而引进新的护理科研方法和做出新的科研结论，填补国内此领域的空白。

4. 将别人已完成、已发表但尚未推广应用的科技成果，通过自己的应用和设计，促使成果的实用化，并取得重大的社会效益和经济效益。

创新是科研的生命线，内容上创新是科研选题赖以成立的根本条件。创新以其属性可分为两类：①初级创新即原始创新，指在该领域基本概念上的新突破，如新的学术观点、新方法的技术建立或在新领域的拓展。从原则上讲，基础研究应该属于初级创新研究。②次级创新也称跟踪性创新或改良性创新，指对现有概念或方法的补充或改进。基础研究和部分应用研究大多属于次级创新。但是对于一个具体研究课题一般只应有一个新的内容，若同时安排几个新的内容，则其结论的可靠性往往值得怀疑。

【例 3-3】影响护士在静脉穿刺时使用手套的因素是什么

有研究提示，静脉穿刺操作可以增加护士经血液获得感染的机会，是护士职业中一项重要的职业健康危险因素。亦有研究证实，操作时戴手套可以降低感染的几率，但很少有研究提及为什么目前大多数护士在操作时不戴手套，那么这就是一项值得研究的在前人基础之上的创新问题。

【例 3-4】国内 ICU 病人转移性焦虑的研究

目前国外研究证实 ICU 病人在获知转出的信息后存在转移性焦虑，需进行护理干预。但我国的医疗体制、经济水平、文化氛围、信仰等与国外有着很大区别，中国 ICU 病人在获知转出的信息后会存在转移性焦虑吗？尚需进一步探讨。这是将国外的研究方法移植到中国的特殊研究对象上。

（四）可行性的原则

可行性原则也称可能性原则，即课题有可能完成的主客观条件，如果选题根本不可能实现，即使是亟待解决的问题，也毫无意义。

所谓选题的主观条件，是指研究者的知识结构和水平、研究能力、思维能力以及在此基础上培育形成的个人科学素养等；所谓客观条件，主要是指研究方法、研究对象、临床资料、文献资料、资金设备、协作条件、研究时间以及相关学科的发展程度等。

进行一项成功的科学研究，主观条件和客观条件都是不可缺少的，只有在最基本的条件都具备的基础上，充分发挥研究人员的主观能动性，方可确定课题。恩格斯说：“我们只能在我们时代的条件下进行认识，而且这些条件达到什么程度，我们便认识到什么程度。”因此提出任何超越时代所提供的“条件”的课题，或者回避经过努力可以解决的课题，都是错误的。正确的态度应该是，既要量力而行，又要尽力而为，力求在已有条件的基础上取得大的成果。

二、选题的来源

一般来说，研究问题的来源大体上可以分成指令性问题（国家等主管部门提出的迫切需要解决的问题）和个人自选问题两大类。从医学领域科学研究的总体情况看，许多专业的科研问题来源于国家和上级部门，基本上已经形成了较为固定的题目来源，如国家科技部根据国家或地区卫生事业发展的需要，定期提出科学研究的方向和主要研究的问题并提供一定的经费。这些问题所涉及的范围和内容往往比较广泛，研究者可以根据研究问题的要求、个人的专长和能力、所具备的条件等因素申请完成某一项目。

（一）指令或招标课题

指令性课题指各级政府主管部门考虑到国家或该地区医药卫生事业中迫切需要解决的问题，指令有关单位必须完成某一针对性很强的科研任务。招标性课题指国家有关部门根据医药卫生科学技术发展的需要，制定若干科研范围或项目，引入竞争机制，采取公开招标方式落实计划。在招标中实行自由申请，同行评议，择优支持。招标性课题申请者，一般要求副教授（含同等职称）以上或已获得博士学位者，凡不具备这些条件的必须由两名具有高级职称（包括副高职）的同行专家推荐。招标性课题主要有以下渠道：①自然科学基金：包括面上项目、重点项目、重大项目和国家杰出中青年科学基金等；②政府管理部门科学基金；③单位科研基金。由于目前我国护理科研起步较晚，护理研究的能力还很薄弱，从国家下达的研究题目还不太多，相信随着护理研究水平的提高，这部分题目会越来越多。

（二）自选课题

1. 从实践中提出问题　自选课题主要来自护理实践。大量的护理实践为护理人员提供了研究问题的丰富来源，无论是普通护士、护理管理人员还是护理教师，都会在工作实践中遇到使自己感到困惑不解的问题。一般来说，护理实践中经常遇到的困难以及服务对象经常发生的问题都可能成为护理问题。只要经常留意日常工作中的问题，多问几个为什么，就可以找到很有价值的研究问题。

【例 3-5】密闭式吸痰管更换时间的研究

最近几年临床上开始将密闭式吸痰管用于气管插管使用呼吸机的病人，避免了开放式吸痰管吸痰影响供氧、容易造成感染等问题，但是密闭式吸痰管需多次吸痰使用、费用高，如勤更换则加重病人经济负担，如持续使用时间太长，是否也会造成感染？于是人们提出“探讨不同情况下密闭式吸痰管的合理更换时间研究”的课题。

2. 从理论中提出问题　理论是护理人员提出研究问题的重要来源。由于理论是对某种行为或现象的抽象解释，具有一定的指导意义，因此理论应该经得起实践的检验，并回答实践中的问题。许多研究问题就是研究者按照某一理论提出某种假设，推测按照此理论应该解决某一问题而提出的。

【例 3-6】Orem 自理理论在脑出血病人术后恢复期的应用

Orem 自理理论是大家熟知的护理理论，根据这一理论可为术后恢复期脑出血病人设计不同的护理系统模式，并探讨其在实践中的应用效果。

3. 从文献中提出问题　广泛阅读相关文献，收集资料，掌握信息，能为选题提供决策性依据。在阅读时，可随时注意文献的空白点，经检索无前人研究，且有价值即可作为选题。也可通过文献启发选题，把阅读中有兴趣的问题记录下来，不断开拓自己的研究思路，从文献中捕捉信息，收集资料，并注意摄取和储存，为选题创造条件，奠定基础。

【例 3-7】本科生工作能力与学习成绩相关研究

在阅读文献中发现关于中专生工作能力与学习成绩的报道很多，且在工作中发现本科生工作能力与学习成绩有不一致的现象，于是启发探讨本科生工作能力与学习成绩的关系问题，进一步检索文献，收集相关资料，最终提出了“本科生工作能力与学习成绩相关研究”这一课题，对本科护理教育的若干问题及对学生工作能力的培养进行了系统探讨。

三、选题的基本过程

（一）提出问题，形成意念

提出问题是科研选题的始动环节，它具有重要的战略意义。爱因斯坦指出：“提出一个问题往往比解决一个问题更重要，因为解决问题仅仅是一个数学上或实验上的技能而已；而提出新的问题是从新的角度看待旧的问题，需要有创造性的想像力，并且标志着科学的真正进步。”能否正确提出问题，往往决定着能否解决问题及解决问题的难易。在提出问题阶段，反复思考与谨慎分析是十分必要的。在日常护理工作和教学过程中，经常会遇到一些想解释却又无法解释的现象，想解决却又无法解决的问题，围绕这些现象和问题就会产生一些朦胧的念头即所谓的“初始意念”。这种初始意念往往是模糊、粗浅和局限的，有时甚至是可笑的，但却又极为可贵，有“智慧的火花”之称，能不断引导人们去探索和追求，导致人类科学史上不少划时代的伟大发现和进步的产生。初始意念并非凭空产生，而是要在具有充分理论准备和实践经验的基础上，通过敏锐的观察、广泛联想、深入分析、认真思考、反复酝酿而形成的，在实际工作中善于捕捉初始意念的人才有可能不断地找到科研课题。

（二）查阅文献，建立假设

初始意念形成后，还需要被系统化和具体化，也就是需要把提出的问题进一步扩展、加深和完善，上升为理论认识，进而形成假说，再选择和设计出验证假说的方法和手段。一旦形成并确定了验证假说的方法和手段，选题将基本完成。要达到这一目的，就要带着问题和意念查阅有关文献资料，了解前人与他人对本课题及类似问题、相关问题已做过的工作，取得的成就及尚未解决的问题；了解目前的进展、动向及存在的问题；在对资料分析综合的基础上，对问题发生的原因及解决问题的方法提出设想，建立假说。

（三）开题论证，形成题目

在工作假说成立之后，就应当围绕这一假说建立科学构思，确立科研题目。为使科研选题更加正确和完善，通常需要做出选题报告，可以收到集思广益的效果。因为在选题的过程中，必然会碰到完成课题的综合性和深入性与自己专业相对局限的矛盾，以及丰富的文献和广阔的现场与有限的调研之间的矛盾，这些矛盾都可能使自己考虑欠周到，选题失当。要克服这些矛盾，除主观努力尽量使选题比较合理与扎实外，还要靠集体讨论来弥补个人的不足。选题报告应当主要包括以下内容：课题的目的、意义，立题的依据，目前国内外研究进展，拟采取什么研究途径和研究设备，研究哪些理论问题，技术路线、方法与指标的选择，预试情况，预期结果，现在工作开展情况，安排与进展，存在问题与解决方法。在选题报告的讨论中，通过不同学术观点与思路的交锋，有助于克服片面性，使选择的课题更为完善。一般来说，支持的意见一定会丰富立题依据与方法，增强信心与力量；反对的意见大多是指出课题的缺点和（或）错误，促使修改与补充；外行的质疑可能会启发自己从新角度考虑问题，有时甚至茅塞顿开。因此，对立题应强调做好选题报告并认真组织好讨论。

初搞科研的人员在立题时最常见的毛病是题目过大，或是笼统模糊，甚至文题不符。例如“中西医疗法对结石病的疗效观察”一题，就不符合鲜明、具体、确切的要求，因为它存在着一些令人不解的问题，使人读后得不出一个明确的概念。如“中西医疗法”指的是什么疗法，用什么药物？“结石病”是指哪个部位的结石病，是病人的还是实验动物的？“疗效”指的是止痛、排石，还是结石溶解？这些问题都没说清楚，若把上述题目改为“金钱草煎剂对肾结石病人排石效果的初步观察”或“金钱草浸膏对大鼠尿路结石溶解作用的实验研究”之类，比原来的题目要更好一些。

四、选题的注意事项

（一）选题范围恰当

选题范围不可过大，要使题目尽可能明确而具体，涉及面过大则不易深入，如“术前健康教育对外科患者心理状态的改善程度”，该题材选题范围太大，很难开展研究和写好文章。又如“探讨内科患者的心理特点和护理”题目也太大，它要求对内科不同疾病患者的心理特点进行了解，然后再进行护理探讨，在一个题目中完成也是很复杂的，因为内科病种很多，每个病种不同患者的心理特点会有很大差异，而且年龄大小、病情轻重等也会影响心理活动。所以选题要注意具体和明确，范围不可过大，内容越具体越好，应本着先易后难、由小到大的原则循序渐进，如肿瘤护理的课题太大，而卵巢癌化疗病人的护理则较适当。

（二）选择自己熟悉的研究领域

护理工作者在进行护理科研选题时，最好选择自己熟悉的领域，即在从事临床护理或护理教育方向的基础上，结合相关专业领域的方法，进行研究。在自己熟悉的领域进行研究，不仅了解自己的知识水平、技术能力、研究工作经验、实验条件、经费以及研究对象的来源等，还能对自己课题的进展状态和现有水平全面彻底地清楚，这样在知己知彼的基础上确定的研究项目，能够对课题做出正确的评价。现在大多护理领域的课题为：护理教育、护理心理、护理管理以及临床护理。

（三）突出创新，避免重复

选题需要有明确的目的，明确规定需解决的问题和要达到的目的。选择内容要注意创新性，多选别人没有或很少想到的内容进行研究分析，其结果将能在护理学某范围或领域内达到新的水平，故创新具体地说是在前人知识的基础上增加新的内容，在选择一个研究方案或组织一篇文章内容时，都应注意到是否有新意，避免重复，以免造成人、财、物、时间等的浪费。选题不仅仅是指文章的题目，而且应包含研究如何做或文章写哪些方面等具体内容，因此需经过文献查阅和反复修改后，才能确立研究问题。

（四）研究问题可行

任何研究都会受到人力、时间、经费、技术、空间等条件的限制，因此每个研究者都必须考虑研究的可行性问题。在考虑可行性时应包括以下几个方面：

1. 时间和时间性　时间是指研究的期限及所研究问题的紧迫性，研究期限是否允许完成全部的研究。研究问题是属于一个亟待解决的紧急问题，还是一个长期问题等都需要考虑，如只有半年时间，研究问题就不能太大或太复杂，如属于一个长期问题，太短的研究时间就显得过于仓促和粗糙。时间性问题是指要考虑研究内容是否同季节、时期有关。

2. 研究对象　首先要考虑是否可以在研究期限内找到足够的研究对象，对研究对象要求比较严格或小概率的情况时更要特别考虑；其次要考虑研究对象是否愿意合作，是否有兴趣和有时间参与，是否能坚持合作到完成整个研究等问题。

3. 其他合作者　在确定研究问题时还应考虑到其他有关人员是否会合作。如研究的对象是儿童，家长是否愿意合作？研究的对象是病人，家属是否同意？使用其他场所时，其工作人员是否会支持？最重要的还应考虑上级领导是否支持等。

4. 伦理方面的考虑　研究问题是否存在不符合伦理原则的情况，如研究是否对研究对象造成伤害或增加痛苦，增加心理或经济负担等，无论是直接的还是间接的都必须重新考虑研究的问题。再好的研究问题如果违背伦理学的原则，都将使研究不可行。

5. 研究的资源　研究资源包括人力资源和其他资源。要考虑研究者本人和合作者的知识、经验和能力，还要考虑研究所需要的经费、仪器、技术以及所需要的信息是否有保证。

6. 政策和制度　在考虑研究的可行性时，还应考虑政策和制度方面的限制，特别是涉及要对研究对象施加人为的影响或措施时。

在选题过程中，不论研究预期结果是正效应或负效应，只要实用、合理和可行，都是可选择的。如研究某化学物质有无致癌作用，若结果是正则证明可致癌，或结果是负则证明无致癌性，都具有重要意义。在研究工作不断开展的过程中，随着研究内容的不断扩大和深入，围绕一个中心内容，可以逐步构成一系列的研究课题，从而形成稳定的研究方向。

第二节　研究理论框架

框架是关于研究变量及其相互关系的一种逻辑、抽象的结构，通过框架可将研究与有关知识和理论相连接。护理研究中常运用的框架包括理论框架和概念框架，是研究中选择研究变量、建立概念与概念之间的联系、形成假设、设计研究工具、解释研究结果的基础。目前国内许多护理研究忽略了构建理论框架和概念框架这一重要环节。事实上研究人员在构思研究方案时，界定理论框架和概念框架是良好研究设计的基础。

一、基本概念

1. 理论框架（theoretical framework）　利用已有的理论对研究各概念或变量间的相互关系进行说明，该理论则为该研究的理论框架。理论框架为确定研究的各变量间系统的、逻辑的、精确的关系提供理论指导；是建立和发展科研设计的理论依据；是科研设计、结果解释、推广应用的基础。

2. 概念框架（conceptual framework）　如果研究暂时不能找到相应的理论作为依据，则可利用普遍被人们接受的命题或学说对各变量之间的关系作说明，这些命题的组合则为该研究的概念框架。因此，概念框架是一种尚未成熟的、未完全整理好的解释现象的方式，其抽象之处在于用演绎系统构成命题，以表现概念之间的关系，但其结构较理论松散，与理论框架相比，它尚缺乏成熟的演绎系统，但它可以是理论框架的前身。

二、理论框架的意义和作用

理论框架为研究者提出了研究思路，确立了研究范围。在护理研究中，理论框架或概念框架可指导研究人员总结和组织出有序的研究结构，从而使研究结果有意义并能被推广，并且使研究与应用研究成果、扩展知识基础相联系。

理论框架和概念框架不但可帮助研究人员理解现象的实质，而且可指导研究人员认识到该现象出现的原因，是预测其发展趋势的基础，以达到解释、预测或控制现象的目的，因此它是知识更新和科学进步的起点。理想的理论框架或概念框架图应具备两个特征：①能反映概念或变量之间的逻辑关系；②能指导研究方案的设计，包括资料收集方法的选择、研究工具的设计、结果的解释等。

三、护理研究中常用的概念/理论框架

（一）护理概念/理论框架

在过去几十年里，国外护理学者发展了许多护理概念框架，这些概念框架从不同的角度解释护理专业与护理过程，对护理实践有重要的指导意义，同时又可帮助护理科研工作者形成研究问题与假说。

1. Roy的适应模式　在Roy的适应模式中，人被认为是一个生物心理适应系统，能够通过适应过程应对环境的变化。人对环境刺激和变化的适应表现在四个方面，即生理改变、自我概念、角色功能和互相依赖，这些变化可以是适应反应，也可以是无效反应，这完全取决于机体本身的适应机制和刺激信号的强弱。根据该模式，护理的目标就是促进适应，护理活动即是对作用于个体的各种刺激加以控制，并扩展个体的适应范围。

【例3-8】Cook等研究的医生口头谩骂对手术室护士的影响

Cook等以Roy的适应模式作为概念框架，对78位手术室护士进行了有关口头谩骂问卷调查，结果显示护士采取了问题集中解决的办法对谩骂进行了适应。

2. Orem的自理模式　Orem认为人是一个具有生理的、心理的、社会的并有不同的自理能力的整体。自理是人所做出的一组活动，以维持人的生命、健康和完整。自我照顾的能力称为自理力量，照顾他人的能力称为照顾力量。护理的目标是帮助人克服或预防自理缺陷发展，或为不能自理的个人提供自理需求的活动。Orem定义了三个护理系统，即全补偿系统、部分补偿系统和辅助教育系统。

【例3-9】Orem自理模式在血液透析患者中的应用

该研究以Orem自理模式为框架，评估患者及家属的自理能力，并采用不同的护理系统及健康教育，让患者及家属参与护理活动，取得了满意效果。

另外，Neuman的健康照顾系统模式、King的开放系统模式、Leininger的跨文化护理模式都在护理研究中广泛应用。

（二）其他概念框架

护理研究者感兴趣的概念不仅仅限于护理领域，因此许多研究的概念框架可来自于其他领域。

1. Pender的健康促进模式　该模式由健康促进的认知/感受因素、影响因素以及健康促进行为三部分构成，各部分又由相应的概念组成，概念之间的相互关系如图3-1所示。该模式常在健康促进项目中用于指导和建立健康生活方式，故常作为概念框架为许多护理研究广泛应用。

【例3-10】影响工人使用听力保护器的因素研究

该研究以Pender的健康促进模式为框架进行设计，研究发现人际间的支持、使用不方便及当时的情形是影响工人使用听力保护器的因素，并由此探讨了用于评价干预措施的模型。

2. Lazarus & Folkman的压力和应对模式　该模式提供人们应对应激的方法，认为应对是经过学习和反复思考而得到的用来适应或改变应激源的策略，人们对于身体和精神健康的感受与他们对生活中应激的评价和应对有关。

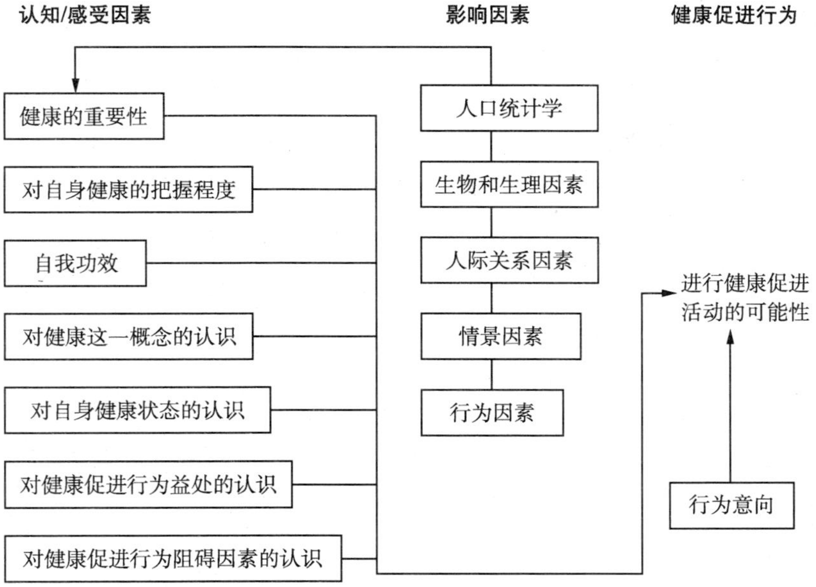

图 3-1　Pender 的健康促进模式

（引自 Pender et al. Predicting health-promoting lifestyle in the workplace. *Nursing Research*，1990，39，331）

【例 3-11】影响护士健康的因素分析

随着临床护理质量的不断改进，护士面临的应激源也越来越多，Maurier 等以 Lazarus & Folkman 的压力和应对理论为框架研究了工作不确定感、工作条件、认知状况、应对策略等对护士健康的影响。

Mishel 的疾病不确定理论、Becker 的健康信念模式以及 Bandura 的社会认知理论等都不同程度地应用到了护理研究领域。

四、理论框架的形成

理论框架或概念框架的形成是建立在对研究目的和意义的深入认识，以及全面的文献查询基础上。如果是实验性或类实验性研究，其理论或概念框架的形成应建立在描述性研究或描述相关性研究基础上。形成理论框架或概念框架的方法和步骤为：

1. 选择与研究现象相关的概念，并对概念进行界定　阐述研究问题的过程，也就是对研究对象的相关概念进行提炼的过程。通过对文献中有关理论和相关研究的深入回顾，寻找并引用文献中合适的对研究概念的定义。如果找不到现存的合适定义，则研究人员需自己界定概念。对概念的定义一般可通过查询有关的概念分析性文章（concept analysis article）、研究报告（research report）或与概念相关的研究工具设计报告（instrument report）。

2. 陈述概念之间的相互关系　通过命题将结果、概念或变量连接起来。例如术前健康教育对心脏外科手术患者焦虑情绪的影响。

3. 形成概念之间相互关系的层次结构（hierachical structure of proposition and concept relationship）陈述多个概念之间的相互关系。

4. 构建理论或概念框架图　明确了研究目的，并对有关概念的定义及其相互关系进行阐述后，便可构建理论框架或概念框架。先按因果关系或影响与被影响的关系从左到右排列各概念或研究变量，将概念或研究变量用方框框起，相关性强的概念可放在一个框内，用线条连接各概念，并用箭头表示概念之间的方向和路径。每个概念都必须与至少一个概念相连，每个概念都应包括在框架图内，并且都应有意义，并反映所研究的现象和有关的陈述。

【例 3-12】产前教育参与情况的影响因素分析

在考虑上述问题的同时，首先想到影响因素包括两个方面：促进参与和阻碍参与两方面，在结合文献回顾和研究者的工作经验的基础上，可构成如图 3-2 所示框架，该框架虽然较粗，但可给研究者提供思路。例如框架提示社会支持的缺乏是阻碍参与产前教育的因素，因此可以提出“单身孕妇比已婚孕妇产前教育参与率低”的假说。

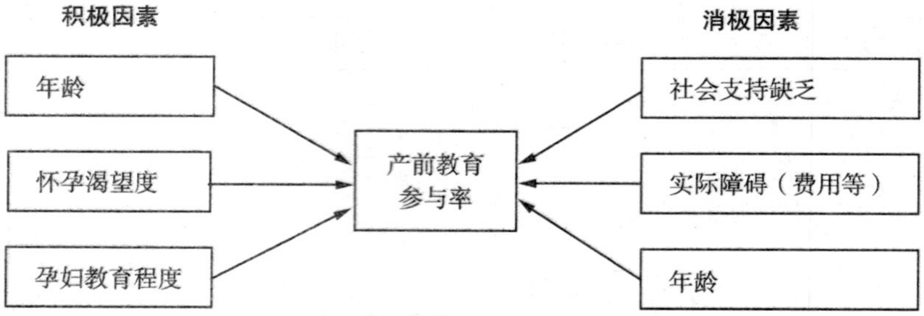

图 3-2 产前教育参与情况及影响因素的概念框架图

应该注意的是，在形成理论框架或概念框架的过程中，应反复尝试，深入分析文献，设计好的框架结构最好请熟悉构建框架图的专家审查。通过不断修改最后形成该研究的理论框架或概念框架。

第三节 假设的形成

一、假设的概念与作用

1. 假设的概念　假设（hypothesis）是研究者对预期的研究结果（各变量之间关系）进行初步的、带有假定意义的理论解释，是科学研究中的重要步骤和基本程序之一。研究假设是理论思维的一种重要形式，是研究者在对资料进行分析综合、归纳演绎的科学抽象过程中，通过理性的判断和逻辑推理而产生的。由于假设是在研究者掌握了大量的实践资料加上丰富想象力的基础上形成的，因此假设是把实践和理论联系起来的中间媒介。没有假设的形成，就无法体现出科学研究者思维过程的结果，也很难有科学上的新发现。

2. 假设的作用　由于研究假设是根据已有的研究结果和理论知识，对科学研究中某一问题提出的可能的答案或解释。因此假设具有以下两个主要作用：

(1) 帮助研究者明确研究的目标，避免盲目性：由于假设是研究者对研究问题的一种推测，是研究者期望得到的研究结果，因此整个研究设计都是以证实假设为目的。研究者会根据提出的假设确定方向，进行主动和有计划的研究，可以避免盲目性。

(2) 验证旧理论，提出新理论：研究假设一般是根据理论框架产生的，是有理论依据的。通过实验来验证已有的理论，可以不断地完善旧理论，发现新理论。人们借用假设的手段，不断地充实依据，逐步地从现象到本质，加深对自然规律的认识，建立正确的科学理论。

二、假设的特性

1. 科学性　研究假设是依据一定的理论提出的。假设不同于凭空想象，首先它是根据自然科学和社会科学的基本原理，以大量科学实验的客观事实为基础，再通过研究者正确地应用科学的逻辑思维才提出的，因此具有科学性。

2. 假定性　尽管假设具有科学性，但还只是根据已有的事实、经验或对某种现象的反复观察推测出来的，还没有被证实或没有被完全证实，因此带有假设的性质。

三、假设形成的方法

1. 以理论为基础形成假设　许多科学家的研究假设是从理论推断出来的。

【例 3-13】行为强化可以增加住院患儿的依从性

教育学有关学习的理论指出：对某一行为或活动反复地予以鼓励或赞许，这种行为或活动就会被有意或无意地学习、接受或重复（强化的理论）。根据这个理论可以提出“经过强化教育的患儿发生护士所期望的表现要多于未经过强化教育的患儿”的假设。

2. 以事实或实验作依据形成假设　研究的结果和实验观察的客观事实是形成假设的有力依据。科学研究人员可以在这些事实的基础上经过逻辑推理和大胆的想像提出假设。

【例 3-14】科研假设：心理支持可以提高肿瘤患者的生存质量

情绪和精神状态对人认知的影响是被许多研究证实了的。根据这些结果，研究者可以推断出对癌症患者进行心理支持会分散其对疼痛的注意力，提高其痛阈，进而提高生活质量的假设。

四、建立假设的注意事项

1. 要有极大的勇气和创造性　科学假设的两个特征（科学性和假定性）一方面要求建立假说既要有根有据又要大胆设想，如果不以起码的比较确凿的事实作基础，假说就会变成廉价的胡说；另一方面，科学假说都是对原有理论的挑战，具有标新立异的特点。因此，必须解放思想，摆脱传统思想的束缚，特别是不要为那些常识性的推理或权威性的见解所束缚，敢于想别人没有想到的问题。

2. 要善于抓住“机遇”　要重视科学探索中那些已知的理论解释不了的事实和现象，善于抓住“机遇”。弗莱明发现青霉素，便是重视科学探索中的“机遇”的范例。1928 年弗莱明在研究葡萄球菌生长时，先做好了一些平皿培养后就出去度假。过了一段时间，当他从外地回来时，发现有一个平皿的盖子滑开了，霉菌污染了培养基。他惊奇地注意到，在被污染的培养基周围却没有葡萄球菌生长，这一偶然现象引起了他的极大兴趣，他对这一偶然现象进行了一系列实验研究，最后发现了青霉素，在医学史上开创了一个抗菌时代。

3. 要了解和熟悉相邻学科的理论和其他有关专业的知识　这是现代护理学科发展的综合特点对护理科研工作者提出的要求。护理研究者所要建立的科学假说，可能涉及不止一个学科或专业的有关知识，这就要求建立假说的研究者必须了解和熟悉多学科、多专业的知识内容。相反，如果护理研究者不具备广博的知识，仍然把自己关在狭小的专业圈子里，是难以建立起科学假说的。

4. 不要抱住已经证明无用的或错误的假说不放　科学假说发展成为真理，只能是通过实践的验证。实践证明它是正确的，那它就由假说上升为科学理论；如被实践所否定，那就要根据新的事实修改原来的假说，或提出新的假说。人体的生命现象和疾病现象极其复杂，它的物质构成和物质运动的层次性，决定了人们对它的认识必然是逐步深入的。因此，在人们对疾病的认识过程中，常常要不断地建立一些假说，否定一些假说，又提出另一些新的假说，直至假说为实践所证实。

5. 要有假说服从事实的思想　研究者脑海里必须经常警惕一种危险，即一旦假说形成，偏爱就可能随之产生，从而影响观察、解释及判断。主观愿望也可能在不知不觉中受到影响，因此在进行观察和实践时，如不十分注意保持客观的态度就可能不自觉地歪曲结果。防止这种倾向的最好方法就是采取一种使自己的愿望服从客观证据的思想方法，坚定地反映事物的本来面目。应记住，假说仅仅只是一种假定。

小　　结

1. 选题是科研工作的开端，其恰当与否将直接影响科学研究的方法和途径，决定着科研成果的水平、价值和发展前途。

2. 选题应遵循科学、需要、创新和可行的原则，可以从文献、理论及实践中发掘研究问题。

3. 护理研究中常运用理论或概念框架，指导选择研究变量、建立概念与概念之间的联系、形成假设、设计研究工具、解释研究结果。框架是关于研究变量及其相互关系的一种逻辑、抽象的结构，通过框架可将研究与有关知识和理论相连接。

（王克芳）

第四章　科研信息的获取

护理科研与其他科学研究一样，都是在实践中发现问题、分析问题和解决问题的过程，也是对未知事物的认识过程。但随着医学科学的发展，医学文献的数量与日俱增，一个护理工作者要把国内外所有的医学文献读遍是不可能的，也是没必要的，重要的是要能从浩瀚的文献海洋中迅速、准确、完整地获取自己所需要的文献资料，并充分、有效、及时地加以利用。因此掌握查找文献的基础知识和方法就显得非常重要。

第一节　文献的基础知识

一、基本概念

1. 信息（information）　信息是事物的存在、运动状态及其特征的反映。信息不是事物本身，但它反映了事物的运动状态和特征。在医学上，人体的脉搏、体温、呼吸甚至症状的发生和变化等都是信息，各种化验结果的数据也是疾病所反映的信息。信息是无形的，但它是客观存在的，是认识事物发展的基础。

2. 知识（knowledge）　知识是对客观存在事物的现象、本质和规律的反映，是人类实践的总结。人们在改造世界的实践中所获得的认识和经验，不断积累、优化、系统化而逐渐形成知识。知识是信息的一部分，但不是信息的全部。只有经过选择、综合、分析、加工等过程处理的系统化的信息才是知识。人类正是通过利用前人所总结积累的知识，来指导实践，取得新的成就，获得新的知识。

3. 情报（intelligence）　情报是一种活化的知识和信息。信息要成为情报，一般要经过选择、综合、分析和研究加工过程，即经过知识的阶段才能成为情报。例如某研究认为静脉输液加温后进入人体可以减轻对人体的刺激、增强治疗效果，通过某种途径，某研究所获得了此项信息，制作了静脉输液加温器，并应用于临床，取得了良好效益。那么这项信息就成为了情报。可以看出，情报应具备三个基本要素：知识、传递和效益。知识是情报的实体，传递是情报的表现形式，效益是情报的结果。

4. 文献（literature）　人们在生产活动、社会实践和科学实验的过程中不断认识世界、改造世界，并获得了大量的知识和信息。为了保存和传播这些知识和信息，人们设法将这些知识和信息用一定的符号、文字、图片、声频、视频等记录在一定的物质载体上，就形成了所谓的文献。文献是记录知识和信息的一切载体。其中知识或信息是文献的实质内容，载体是文献的外部形态，记录是两者的联系物，是文献的基本特点。记载着人类所获得的医学知识的文献称为医学文献。

科研工作者在进行科学研究之前，在制定科研计划时必须查阅文献，并贯彻于科研工作的始终，以便证实工作中所发生的各种问题是否正确，特别是实验方法、理论数据等，并不断地与前人的研究结果进行比较，以减少科研工作差错，提高成功的可能性。

二、文献的类型

文献的类型很多，并有着各种不同的划分方法。

（一）按文献载体的形式划分

1. 印刷型文献（printed literature） 即纸张为载体的出版物，是传统的记录信息、知识的方式。包括图书、期刊和有关资料。其优点是便于直接阅读，流传广泛；缺点是体积大，占据空间多，携带不便，存储密度低，难以实现机械化、自动化，并且易受虫蛀、水蚀。

2. 缩微型文献（microform） 又称缩微复制品。它是以感光材料为载体，采用缩微摄影技术将文献影像缩小并记录在胶卷或胶片上。它可以将许多文献集中在小小胶片上贮存。其优点是体积小，重量轻，容量大，便于复制、携带及保存。缺点是需要借助缩微阅读机方能阅读，既不方便又易于使眼睛疲劳。

3. 视听型文献（audio-visual materials） 又称声像资料或音像资料，包括唱片、录音带、录像带、科技电影、幻灯片等。如心脏杂音可以录入唱片，将手术过程拍成影片。这种文献可闻其声、观其形，直观易懂，表现力强，存储信息密度高，成本低，既可长期保存，又可反复播放和录制。

4. 机读型电子出版物（machine-readable literature） 是指利用计算机存储和阅读的文献，其存储介质为磁带、软盘、联机数据库等一切高新技术载体。其特点是信息存储量大，检索速度快而准确，是当前和未来文献信息出版的热门载体形式。

（二）按文献出版的形式划分

1. 图书（book） 图书是总结性的经过重新组织的三次文献，是系统掌握各学科知识的基础文献信息资源，一般分为两大类，一类是供读者阅读的著作书籍；另一类是供读者检索查阅的工具书，如专题书目、索引、文摘、字（辞）典、年鉴等。

2. 期刊（periodical） 也叫杂志（journal），是一种采用固定的刊名，定期或不定期出版的连续出版物，有统一的版式和外观，使用年、卷、期连续编号。期刊与图书相比，具有内容新颖、出版周期短、刊载论文速度快、品种多、数量大、涉及学科面广等特点，能较及时反映世界科技水平、科研动态，是科技情报的主要文献信息资源。

3. 报纸（paper） 是传播社会信息的一种重要文献，特点是报道及时，具有群众性和通俗性。科技报纸还有大量的科学技术成果信息和科技动态。

4. 特种文献 是出版形式比较特殊的文献的总称，又叫非书非刊资料，主要包括专利文献、会议文献、科技报告、政府出版物、学位论文等。特种文献内容广泛，是科研人员的重要信息资源。

（三）按文献级别划分

1. 一次文献（primary literature） 又称原始文献，主要指原始论著、期刊上刊登的论文、学位论文、研究报告、会议文献、档案资料、专利说明书等。一次文献具有创造性、新颖性、先进性和成熟性，是最基本的文献类型，是产生二、三次文献的基础。但它数量庞大、类型复杂、语种繁多、发表分散，查找起来相当困难，因此需借助二次文献和三次文献才能得到有效利用。

2. 二次文献（secondary literature） 指的是将大量无序的一次文献进行收集分析、整理、著录其特征（著者、篇名、分类号、出处等），并按一定的顺序加以编排，以供读者检索所形成的文献。包括各种目录、索引、文摘等检索工具，提供查找一次文献的线索，是文献检索的主体。二次文献仅对一次文献进行著录和标引等深层次加工，不会改变一次文献的原有内容。二次文献是情报工作的主体，是查找一次文献的线索。

3. 三次文献（tertiary literature） 是科技人员在利用二次文献的基础上，选用大量的一次性文献，经过阅读、分析、研究、整理和概括而编成的文献。这类文献主要有综述、评论、进展、指南、词典、手册、百科全书、教科书、年鉴等。三次文献是在充分研究已发表的文献基础上，对已取得的成果、进展加以评论、综述，并预测其发展趋势。读者可以借此快速了解、掌握当前的研究水平和动态，而不必再一一阅读一次性文献。

4. 零次文献 指未经发表或进入社会交流、未经系统加工整理的最原始文献。如书信、手稿、私人笔记、记录、设计草图、实验记录、科技人员口头交流的信息情报等，是一次文献的素材，对一次文献的形成起重要作用。如前所述，随着科学技术的发展，知识的更新速度不断加快，而目前的文献发表却“时滞”严重，使得零次文献越来越受到重视，逐渐成为一种重要的情报信息源。

第二节 文献信息的获取

文献检索（literature retrieval）是通过一定的方法，从检索系统中查出特定文献的过程。检索系统包括手工检索工具、计算机检索的数据库和网络化信息检索的硬件设备与软件系统。无论是手工检索工具，还是计算机检索的数据库，都是把文献特征记录下来，形成一定的线索，按一定的顺序排列，并提供一定的方法规则帮助人们查找。

一、文献检索工具

文献检索工具是指用以查找有关文献的工具和设备，按一定学科、一定主题进行收集、整理相关文献，并给文献以检索标识，及时报道的二次文献，具有存储、检索和报道信息的功能。对文献检索工具可以从不同的角度进行划分。按其编著方式的不同，主要分为以下三种类型：

1. 目录 目录是对出版物按其外表特征进行著录而成，通常以书或期刊作为著录的基本单位，只描述出版物的外表特征，很少揭示其内容特征。著录项目一般包括出版物名称（书刊名）、著者、出版项（出版者、出版地、出版时间、版次等）和稽核项（页数、开本、定价等）。一种出版物经过著录后便形成了一个款目，多个款目按一定的规则和顺序编排起来就形成了目录，主要有四种：

（1）分类目录：是按学科内部逻辑次序排列而成，从总论到各论，从一般到具体，从低级到高级，从简单到复杂，分门别类进行编排，配有分类号的检索系统。其特点是系统性强，可满足读者从专业角度检索文献的需要。例如，要查找内科某种疾病的病理、诊断和治疗，以致全身性疾病、传染病、寄生虫病、循环系统疾病、呼吸系统疾病等方面的信息，都可在内科类中找到，同时还可得知这类书有哪些不同作者的著作和版本。

（2）书名目录：是按书刊名英文字母或汉语拼音字顺排列而成，便于读者从已知书刊名进行查找的一种检索工具。但同类的书刊资料，由于各自名称不同，其排列次序不能像分类排列那样集中，故查阅不够方便。例如，有关内科方面的图书就有《内科学》、《实用内科学》、《近代内科学》、《现代内科学》等图书，按照书名字顺排列的原则，由于第一字各不相同，必须被分散排列于不同部分。

（3）著者目录：是按著者的字顺编排而成的目录。中文有按汉字的笔画笔顺排列，也有按汉语拼音排列的，外文则按字母顺序排列。它可以将一个作者的全部著作集中列于其名下，对研究某一特定作者的著作及其研究动态十分方便。

（4）主题目录：是用规范化的语言来描述文献的主题内容所形成的目录。它将同一主题的文献集中在一起，因而其专指性强，并有很大的灵活性。

因为科技发展快、信息量大、出版量猛增，科技人员所需的书刊资料，每个图书馆都不可能全部收藏，为使各馆文献充分利用，发挥各馆馆藏的情报职能，实现资源共享，因而编制出联合目录，介绍国内外馆藏文献的情况，为读者查找原文提供方便。

2. 题录　只著录文献的外部特征，以一个内容上独立的文章作基本著录，包括文献篇名、著者、刊名、年、卷、期、页码、语种等。时差短因而报道快、全、出版迅速。

3. 索引　索引是将书刊资料刊载的文章题目、作者、出处以及所论及的主题等进行著录，并按一定的原则和方法编排而成的检索工具。索引与目录不同，目录是著录出版物的外表特征，如图书目录、馆藏期刊目录等，而索引是著录出版物中的内涵。例如对图书、期刊等出版物中的单篇文章，著录其文献题目、作者、出处（如期刊名称、卷期、页次、发表年月）及语种等。可见索引揭示的文献内容比目录深。

4. 文摘　文摘是在索引的基础上，对原始文献用简明、扼要、准确的文字所做的摘录，以供读者浏览和查用，使读者用较少的时间了解文献的基本内容。如美国的《化学文摘》和《生物学文摘》均为文献式大型检索工具期刊。文摘按其摘要的详简程度可分为指示性文摘和报道性文摘两种。

（1）指示性文摘：又称简介或提要，是一种以最简短的语言，概略指示原文的研究对象、内容范围、研究目的及方法，以使读者对文献的内容不产生误解为限。这种文摘一般不包含具体方法、数据、结果等内容，不能代替原文，一般在 50 至 150 字之间。

（2）报道性文摘：是以原文为基础，写出的文摘要基本上能反映文献的中心内容、观点、方法、数据及结论等。其内容较详细，宗旨是揭示原文论述的主题和有创见的内容。一般为 500 字左右，必要时可达到 1000 字左右。

总之，文摘比目录和索引等更受读者欢迎，因为读者可通过阅读文摘判断是否为其所需的内容，并做出是否需要进一步阅读原文的抉择；帮助读者节省阅读全文的时间，因文摘以英文居多，便于读者阅读，消除了文种障碍；另外可以帮助读者了解难以得到的某些文献的大致内容。

二、文献检索方法

1. 常用法　又称工具法，即利用各种检索工具查找文献的方法，常用法有三种：

（1）顺查法：是一种以检索课题的起始年代为起点，按时间顺序由远而近地查找文献的方法。如艾滋病在 1981 年以前无报道，因此检索此课题要从 1981 年往后逐年查找，这种方法比较全面、系统、可靠。但对手工检索来说，劳动量较大，效率较低。

（2）倒查法：与顺查法相反，是一种逆时间顺序由近而远查找文献的方法，符合新兴学科的发展规律或有新内容的老课题，省时高效，短时间内可获得一些最新资料。但当对课题了解不够时，就易造成漏检，补救方法是查综述，可了解课题从何时开始及它的发展趋势。

（3）抽查法：针对学科专业发展特点，选择学科发展迅速且发表论文较集中的时间，前后逐年检索，至基本掌握课题情况为止，本法能用较少的时间获得较多的文献，但必须知道学科发展特点和发展迅速的时期才能达到预期效果。

2. 追溯法　是从文献（最好是综述文献）后面所附的参考文献进行追溯查找的方法。它的优点是在检索工具不齐备或没有检索工具的情况下，根据原始文献所附的参考文献检索相关文献，较切题，但有片面性，文章漏检率高，知识多数较陈旧。

3. 分段法　是将常用法与追溯法交替使用的方法，又称循环法或交替法。既利用检索工具，也利用文献后所附参考文献进行追溯，两种方法交替、分期分段使用，可获得一定年限内相当的文献资料线索，并能节省检索时间。

三、文献检索途径

各种检索工具各有不同的检索方法和途径。其中，根据文献的特征检索文献是最简捷的方法。文献特征主要有两种，一是外表特征，即著者姓名、书名、刊名、会议录名和特种书刊名等；二是内容特征，即包括各种学科分类和文献主题等。

1. 从文献的外表特征进行检索的途径

（1）书名途径：利用书、刊、杂志名称进行查找文献，是查找文献最方便的途径。

（2）著者途径：是按文献著者、编译者的姓名或机构团体名称编制的索引进行查找的一种方法。检索直接，查准率高，是一条简捷的检索途径。

（3）序号途径：利用文献的各种代码、数字编制而成的索引查找文献，叫做序号途径。许多科技文献都有序号，如专利说明书有专利号，化学物质有化学物质登记号，图书期刊有国际标准书号等。文献序号具有明确、简短、唯一的特点，而一系列序号本身可以体现其相对的排列性，各序号一律按代码字顺或数字的次序由小到大排列，因而检索很方便。

2. 从文献的内容特征进行检索的途径

（1）分类途径：是以文献的内容在学科分类体系中的位置作为查找文献的途径。它的检索标志是所需文献的分类号。因此，使用这种途径的前提是确定检索课题所属的学科类目，依据分类法，从中找出该类目的分类号。

（2）主题途径：是通过文献内容学科性质的主题进行检索文献的途径。以经过规范化的名词或词组作为文献资料内容实质的主题词，这种主题词不一定是图书或论文的书名或篇名中出现的词语，而是对文献经过主题分析从中抽取的主题概念的词，把这些主题词按字顺排列起来构成主题索引。检索时与查字典相似，直接按主题词字顺就可找到某一特定课题的文献。该途径既便于确定某个主题在检索系统中的位置，又便于对所查文献的分析、比较和选择。在各学科间交叉渗透日益加重的今天，主题途径正受到更多地采用和重视。但在系统性、稳定性上，不如分类途径。

（3）关键词途径：是将文献篇名或内容中具有实质意义、能表达文献主要内容、起关键作用的词或词组抽取出来作为反映文献内容的关键词，并按字顺编排而成的一种检索系统。它与主题途径相近，但由于其选词没有进行规范化，不同作者对同一事物概念不同，造词也不尽相同，因此同一内容的文献可能会分散在不同的关键词下。所以检索时必须把不同词形的同义词、近义词等查遍，否则很可能漏检。

（4）分类主题途径：是分类途径与主题途径的结合，相互间可以取长补短。因此，它比单纯的分类途径要细致具体，同时又可以克服单纯的主题途径难以熟悉和掌握的不足。

四、文献检索步骤

由于每个读者的文献需求不同，所选择的检索方法、途径也就不同。为了达到检索目标，读者应制定相应的检索计划或方案，指导整个检索过程，即应具有一定的检索策略，一般包括以下几个步骤：

1. 分析检索课题，明确检索目的　首先，要对检索课题进行认真细致的分析，明确检索内容和检索目的，确定检索的学科范围、文献类型、回溯年限等，由于每一检索者常是为解决某一具体问题或选定一个研究课题而进行检索，所以检索者一定要经过仔细分析，弄清检索提问的真正含义，然后决定选择什么检索工具和检索方法最合适。

2. 选择检索工具，确定检索方法　各种检索工具均有各自的特点，应根据检索课题的要求、检索工具的特点以及检索者的外语水平选择合适的检索工具。关于检索方法，一般来说，在检索工具比较齐全的情况下，采用常用法比较合适；在检索工具比较短缺时，可采用分段法；如果没有或严重缺乏检索工具时，只能采用追溯法。如检索课题要求全面普查，可采用顺查法或交替法；若检索课题的时间紧迫，要求查准甚至查全，则应采用倒查法，也可采用抽查法。

3. 选择检索途径，确定检索标识　选好检索工具后，需进一步研究检索途径，确定检索标识。一般检索工具都有分类目次、著者、主题词等检索标识，必要时还可以借助其他辅助工具作为检索的途径，如专利索引、化学物质索引、登记号索引等。检索时必须根据自己所掌握的检索标识，选择和确定一条简捷的途径进行检索。

4. 查找文献线索　这一过程实际上是将准确表达的检索提问与检索工具中的文献标识进行比较而决定文献取舍的过程。通过具体查找，便可以从中找到所需的文献线索。

5. 获取原始论文　根据查得的文献线索获取原始论文，这是整个检索过程的最后一步。为了节省篇幅，检索工具中文献出处项的出版物经常采取缩写，因此，首先要将出版物名称缩写（或代号）对照检索工具所附的"来源索引"、"收录出版物一览表"等查出刊名的全称。除本馆馆藏外，还可通过地区或全国馆藏联合目录进行馆际互借，或向原文著者索取原文。

第三节　计算机信息检索

计算机信息检索是指将大量的文献资料或数据进行加工处理，按照一定的格式存储起来，建成数据库，并利用计算机对这些数据库查询所需文献或数据的检索方式。我国计算机信息检索系统主要包括国际联机检索终端、国外引进文献光盘、自建的中文数据库和网上信息资源四个方面。

一、国际联机检索

国际联机检索通常是指借助国际通讯网络实现检索的商业性的计算机数据库检索。与医学有关的联机检索系统有 MEDLARS 和 DIALOD 系统。MEDLARS 系统是目前世界上最大的联机检索系统。DIALOD 系统是目前世界上最大的医学文献数据库联机检索系统。信息量大、资料新是联机检索的优点，但费用昂贵，而且使用者需经专门培训后才能熟练掌握检索方法和受控语言。

二、光盘数据库网络检索

20世纪80年代发展起来的光盘检索，具有不必支付昂贵的联机通信费、不受时间约束等优点，在科研实践中广为使用。常用生物医学数据库包括：

1. 医学文献数据库（MEDLINE） MEDLINE是美国国立医学图书馆编辑的世界公认的最权威的大型生物医学文献数据库之一，包括美国《医学索引》、《牙科文献索引》和《国际护理索引》三种检索刊物，有众多的检索入口和多种检索方法，主要有关键词检索、主题词检索、索引词表浏览检索、主题词与自由词结合检索、字段限定检索、横向检索等，可以快速、准确地从数据库中查找到所需的题录和文摘。

2. 生命科学数据库（Life Science） 该数据库的信息内容涉及生物学、医学、生物化学、生态学、微生物学、农业科学及与生命科学有关的其他学科。每季度更新一次。

3. 中国生物医学文献数据库（CBMdisc） 是中国医学科学院医学信息研究所研制的综合性医学文献数据库，学科范围涉及基础医学、临床医学、预防医学、药学、护理学、中医学及中药学等生物医学的各个领域。它收录了1979年以来的200多万条文献记录，每两个月更新一次，可以通过基本检索、主题词检索、索引词检索、分类检索、期刊名检索等途径进行文献检索。

4. 中文科技期刊数据库 简称中刊库，是由科技部西南信息中心、重庆维普资讯公司开发的国内信息量最大的综合性文献数据库。覆盖了理、工、农、医和社会科学等学科专业，可以通过关键词、刊名、作者、机构、题名、分类等途径进行检索，并可进行逻辑组配检索。

5. 中国学术期刊全文数据库 简称CNKI，是由清华大学同方光盘有限公司生产，内容涉及数理科学、化学化工能源与材料、工业技术、农业、医药卫生、文史哲、经济政治与法律、教育与社会科学、电子技术与信息科学，网上数据每日更新，系统提供全文、篇名、作者、机构、关键词、中文摘要、刊名、引文、基金等9种基本检索方式，还有二次检索、组配检索等。

6. 中国生物医学期刊数据库 简称CMCC，是由解放军医学图书馆研制的综合性生物医学数据库，收录了1994年以来的国内生物医学期刊。内容涉及基础医学、临床医学、预防医学、药学、医学生物学、中医学、医院管理及医学情报等方面，可检索国内最新生物医学文献，是CBMdisc的前期产品，每月更新两次，可以提供表达式检索、特征检索、二次检索等检索方式。

7. 中国科学引文数据库 简称CSCD，是由中国科学院文献情报中心创建的，该数据库收录的来源期刊包括我国出版的1000余种中英文重要期刊，覆盖了数学、物理、化学、天文、地理、生物、医药、农林、工程、环境、管理等全部的科学技术研究领域。可以从关键词、题名、著者、引文等途径进行检索。

三、网上信息资源检索

计算机网络技术的发展为信息的查询提供了便利条件，目前我国许多科研机构、高等院校、图书馆等将自己的资源置于互联网上，供人们随时获取和利用。

1. 利用网上虚拟资源 由于数据库发展较快，图书馆每年需要不断投入大量经费配置硬件设备以存储新增数据库，于是虚拟资源就发展起来。如国内多个高校图书馆联合购买某些国外昂贵的数据库，每个成员只分担部分经费，就可以得到该网络数据库的使用权，而不需再拥有光盘等实物，如 BA、Spring、Ovid 等。

2. 利用搜索引擎查找医学信息　搜索引擎是目前查找网络信息最常使用的方法，而医学搜索引擎在收集站点和页面方面有较强的针对性，可以作为检索网络医学信息的重要工具，并作为 MEDLINE、EMBASE、CBMdisc 等权威医学文献数据库的补充和辅助查询工具，常用搜索引擎见表 4-1。

表 4-1　常用搜索引擎举例

类别	引擎名称	网址
英文通用搜索引擎	Yahoo	www. yahoo. com
	Google	www. google. com
	Overture	www. overture. com
	DirectHit	www. directhit. com
中文通用搜索引擎	百度搜索	www. baidu. com
	新浪搜索	www. sina. com
国外医学搜索引擎	Medical Matrix	www. medmatrix. org/Index. asp
	Allhealthnet	www. allhealthnet. com
	Medscape	www. medscape. com
	CliniWeb International	www. ohsu. edu/cliniweb
	NINR（National Institute of Nursing Research）	www. ninr. nih. gov/ninr/
国内医学搜索引擎	999 健康网	www. 999. com. cn/navigator
	中国金卫网	www. 2919. net
	中国医药信息网	www. cpi. ac. cn

3. 利用专业网站　检索生物医学资源的常用网站有中国知识基础设施工程网站、中国卫生事业网站、万方数据库系统网站、PubMed 等。中国知识基础设施工程网站（CNKI）已经在国内某些城市大区建立若干镜像站点，购买了中国学术期刊若干专辑的图书馆或情报站，经授权就可以直接上网获取相关信息；PubMed 是美国国立图书馆生物技术信息中心开发的医学信息网上检索工具，可以在网上（www. ncbi. nlm. nih. gov/pubmed）向用户提供免费的检索 MEDLINE 文献书目信息，并与医学期刊有关网址链接获取文献全文。PubMed 每天都有新资料补充。

小　结

1. 文献检索贯穿于科研工作始终，不仅有助于确定研究问题，明确研究目的，形成理论框架，制定研究计划；而且对研究过程起指导作用，以便随时调整、改进工作方法，使科研工作减少差错，提高成功的可能。

2. 目前情报检索的主要手段包括手工检索和计算机检索。手工检索多以书本式或卡片式检索工具为主，计算机检索则借助于计算机设备进行人机对话的方式进行检索。

3. 为实现检索目标，一定要讲究科学的检索策略。首先在分析课题的基础上，确定检索内容的学科范围、文献类型及检索年限，然后选择恰当的检索技术、检索途径和检索标识，最后利用查到的文献线索获取文献原文。

（王克芳）

第五章　量性研究

量性研究（quantitative research）是在护理科研中经常被选用的一种研究方法，是按照预先设计的研究方案进行研究，通过观察指标获得数据资料，用科学方法来验证模式或理论，用数字资料来描述结果。它是一种正式、客观、系统的过程，必须事先设计严密的方案，并严格按照这一方案进行每一个步骤，以保证研究的代表性和客观性。

第一节　研究设计内容

一项具体的研究设计应包括以下主要内容：根据研究的目的确定研究对象、设对照、控制无关因素、确定研究的变量和指标、确定研究的时间和场所、确定资料收集和统计分析的方法等。不同的研究方法在设计内容上存在着一定的差异。

一、确定研究对象

在研究工作中，研究者需要从规定的总体中选取一部分代表作为研究对象，这部分研究对象也称被试或受试，在统计学中称为样本。因为研究的资料主要来自研究对象，而且还需要将研究结果推论到总体，所以研究对象的选取必须服从研究的目的，按研究设计规定的条件严格进行。

为保证研究对象或样本对总体的代表性，在选取样本过程中要注意：严格规定总体的条件；按随机原则并根据总体的特征选用合适的抽样方法抽取样本；选用足够的样本数，既不能太少也不能太多，太少则缺乏代表性，太多则不易做到严格控制，并且造成不必要的浪费。

因此确定研究对象的过程，就是要求研究者根据不同的课题内容，合理设计总体的条件，规定足够的样本例数，并按随机原则选取样本的过程。

二、设对照

虽然不是每个研究都要设对照（comparison），但在大多数的科学研究中，研究者需要通过对照来突出实验主要因素的效应，减少误差，提高研究的精确度，使结果具有可比性。例如，对某些自限性疾病进行某种药物防治效果的研究时，就需要设对照来突出药物治疗这一实验主要因素的效应，否则，就无法说明疾病的痊愈是防治的效果还是自然痊愈。因此我们说，有比较才有鉴别，对照是比较的基础，要确定处理因素与实验效应的关系，没有对照不能说明任何问题。

对照可以在同一组样本中进行，称为自身对照；对照还可以在两组或更多的组间进行，称为组间对照。在实际研究工作中常见的对照形式主要有：

1. 空白对照　对照组不加任何处理的“空白”条件下进行观察对照。空白对照只有在处理因素很强、非处理因素很弱的情况下才可使用。临床上一般用“安慰剂”（placebo）作为“空白”对照。

2. 实验对照　在某种有关的实验条件下进行观察的对照。对照组不施加处理因素，但施加某种实验因素（不是所研究的处理因素）。例如，用烟熏剂作病房空气消毒试验，需用不加药的单纯烟熏对照，以排除烟熏本身的抑菌作用。

3. 标准对照　不设立对照组，用现有的标准值或正常值作对照。这在临床中应用较多，因为很多情况下不给患者任何治疗是不符合伦理道德的，另外还可用于研究某种新的检验方法是否能代替传统方法的研究。但应注意两者实验条件若不一致，会影响对比效果。

4. 相互对照　不设立对照组，而是几个有效处理的试验组相互对照。虽然只有试验组而没有对照组，但实际上有一个对照组的表象，无需真实的对照组，就已隐然存在了，它们互为对照组。

5. 配对对照　与相互对照不同，它不是采用组间相互比较的方法，而是选择条件相同的两个研究对象配成一对，分别给以不同的处理因素，对比两者之间的不同效应。配对对照常用于动物实验，临床实验也可采用，但严格地说，很难找到相同或十分相似的对子。

6. 历史对照　以过去的研究结果作对照。例如某种疾病过去的治愈率是0。今有一种新药连续治愈3例，尽管没有另设对照，仍可认为是一种很好的药，因为过去大量从未治愈的该病病人就是对照。历史对照仅适用于非处理因素影响较小的疾病，一般不宜使用，用时应特别注意资料的可比性。

7. 自身对照　对照与实验在同一受试对象身上进行。例如观察某种护理干预实施前后患者生活方式改变的比较。自身对照简单易行，使用广泛，但研究中总是将处理前作为对照，故严格地讲，它不是随机分配而形成的，有一定的局限性。若实验前后某些环境因素或自身因素发生了改变，并且会影响到研究结果，这种对照就难以说明任何问题。因此，在实验中常需单独设立一个对照组，比较试验组和对照组处理前后的效应差值。

总之，设对照是研究设计中应考虑的一个重要方面，但应注意的是，在组间对照中，要尽可能地使试验组和对照组除了研究因素之外的其他因素保持一致，如年龄、性别、病情、测量工具等，因为只有这样才能达到对照的目的，否则就失去了对照的意义，而且会导致错误的研究结果。

三、控制干扰因素

护理研究对象的复杂性使得我们常常很难清楚地回答要研究的问题。为了克服这一困难，就需要我们下功夫去分清研究的主要变量并同时去控制干扰因素。在研究设计中，常采用随机化的办法来抵消这些干扰因素的影响。要做到真正随机就必须遵循随机化原则，首先是随机抽样，即总体中的每个观察单位都有同等的机会被选入到样本中来；其次是随机分配（randomized allocation），把选取的研究对象随机分配到试验组和对照组中，也就是使每个对象都有同等机会被抽取进入试验组和对照组，目的是排除干扰因素，使所有干扰因素能均分到试验组和对照组内，这样可使研究结果不受研究者主观因素和其他方面误差的影响，并使所抽取样本能够代表总体。常用的随机分配方法有抛币法、摸球或抽签法、随机数字表和均衡条件下的随机分组等。需要注意的是，随机不等于随便，研究者只有做到真正随机才能达到预期的目的。

另外，影响研究质量的干扰因素可来自不同的方面和研究的不同阶段，如何去控制这些因素，将对研究的质量产生重要影响。关于常见干扰因素的控制详见本章第三节，在这里不再详述。

四、确定研究变量和研究指标

研究指标（观察项目）是在研究中用来反映或说明研究目的的一种现象标志，也是确定研究数据的观察项目，通过指标所取得的各项资料，从中可归纳出研究结果。确定研究指标的过程也就是确认变量的过程。

（一）变量的类型

统计学中将观察的指标称为变量（variable），变量是指研究工作中所要解释、探讨、描述或检验的因素，也称研究因素。变量是可以观察到或测量出来的。

1. 变量按其数值的性质，分为以下类型：

（1）数值变量（numerical variable）：其变量值是定量的，表现为数值大小，可经测量得到，如身高、体重、血压、脉搏和白细胞计数等。这种由数值变量的测量值构成的资料称为计量资料。

（2）分类变量（categorical variable）：其变量值是定性的，表现为互不相容的类别或属性。分类变量又可分为无序分类变量和有序分类变量两类。

①无序分类变量：是指所分类别或属性之间无程度和顺序的差别。包括两项分类：如观察某病护理后的疗效，观察结果分为治愈、未治愈；多项分类：如人类的血型划分为 A 型、B 型、AB 型和 O 型。在此基础上，清点各类人数后整理的资料称为计数资料。

②有序分类变量：各类别之间有程度的差别。如护理科研中疗效的结果可以分为治愈、显效、好转、无效四个有序的等级；病区管理的结果可分为优、良、中、差；术后疼痛指标的结果可分为 1、2、3、4 级。在此基础上，将研究指标的结果按不同类别清点个数后整理的资料称为等级资料。

上述各类变量之间可以相互转变，应根据具体的研究目的而定。

2. 在研究中的变量可根据其作用不同分为自变量、因变量和外变量。

（1）自变量（independent variable）：是影响研究目的的主要因素，是研究中要探讨、描述和解释的最主要变量，自变量不受结果的影响，却能导致结果的产生或影响结果。自变量是研究问题的“因”。

（2）因变量（dependent variable）：是科研的目的，是我们想要观察的结果或反应。它主要随自变量的改变而改变，当然也可受其他因素的影响。因变量是研究问题的“果”。

（3）外变量（extraneous variable）：也称附加变量或伴随变量，是指某些能影响研究结果的干扰因素，在科研设计中应设法控制。

所有的研究都要事先确定研究变量和观察的指标，但并不是任何一项研究都要确定自变量和因变量，如严格的实验设计研究中可以确定自变量和因变量，而对于护理研究中常采用的描述性研究和比较性研究，就无法确定自变量和因变量。

（二）基本要求

指标的选择主要取决于研究的预期目标和相关的专业知识，同时也要注意结合统计学的要求。所选的指标要能如实反映研究设计的目的，并能从中获得准确的结果和科学的判断。通常每项科研设计都会选择多个指标，很少采用单一指标，目的是使最后获得的资料用于分析和做出判断时更充分合理。当然，选择指标的多少应根据研究目的和内容而定，不能笼统地说指标愈多愈好，而应选择恰当数目的指标来综合分析问题。

观察指标的选择过程中，要符合以下要求：

1. 准确性　指所选指标能准确反映研究的内容，且具有特异性。如判断泌尿系感染，用体温和血象白细胞计数升高说明有无感染，这些指标属非特异性指标，而采用尿培养、膀胱刺激症状（尿频、尿急、尿痛）等作指标，就具有特异性。

2. 客观性　反映变量的指标可以根据其来源分为客观指标和主观指标。客观指标是指通过仪器或设备测量得到的，主观指标是通过研究者和受试者自己的主观判断形成的。客观指标比较容易达到客观性的要求，并有较好的重现性。而主观指标易受主观因素影响，且不易量化。所以客观指标是优先要选择的，但在护理的研究中经常选用主观指标，如满意度、焦虑程度等，对此，应选用信度和效度均较高的研究工具来测量，使主观指标具有相对的客观性。

3. 灵敏性　包括指标本身和测量手段的灵敏性。如用血氧饱和度作为观察机体缺氧程度的指标，比用呼吸和面色的改变更为灵敏。

4. 稳定性　指标的稳定性是指标在研究中变异程度的大小。变异程度小，稳定性就好，反之，变异程度大，稳定性就差。但是有时指标的稳定性同灵敏性相矛盾。如某些心理测量的量表具有很好的稳定性，而灵敏性就比较差。这就要求我们要根据研究的问题权衡利弊，选择合适的指标。

5. 可行性　即应考虑所确定的指标能否获得科学数据，这与研究的仪器设备、经费、技术等方面是否充分和有无保证是密切相关的。有的情况下虽然课题选得很好，但因所选定的指标达不到条件、不可行而受阻，只能重新考虑修改课题内容或观察项目。

五、选择研究时间和场所

（一）控制资料收集的时间

对于一些研究来说，资料的收集可以一次性获得，资料收集的时间不会影响研究的结果。如对某类心身疾病患者的应对方式进行问卷调查，就可以一次完成；而对于另外一些研究而言，资料的收集需要多次才能完成，此时，需要研究者对合适的资料收集次数、每次资料收集的时间，尤其是两次之间的间隔时间进行周密计划和严格控制，以排除时间因素对研究的影响，保证研究结果的正确性。如某研究要求对孕妇在妊娠 16 周和 30 周时进行访谈，就体现了资料收集过程中对时间的控制。

（二）选择研究场所

研究场所包括研究进行的地点及具体的场景。在研究场所的选择过程中，首先要考虑该场所下所得研究结果的普及性，比如在自然场所下的研究结果的推广性要大于人工设置的场所；其次还要考虑对被试心理的影响，如被试能否适应该场所，会不会产生焦虑情绪等，这些方面都可能影响研究的结果。

六、确定资料收集和统计分析的方法

确定资料收集的具体方法和选择何种统计分析方法进行数据的分析也是科研设计中的重要内容，详见本书相关章节，在此不做赘述。

第二节　研究设计方法

量性研究设计可按照不同的划分标准进行分类，如被试内研究设计（within-subjects

design）和被试间研究设计（between-subjects design）、横断面研究设计（cross-sectional design）和纵向研究设计（longitudinal design）、前瞻性研究设计（prospective design）和回顾性研究设计（retrospective design）、实验性研究（experimental study）、类实验性研究（quasi-experimental study）和非实验性研究（nonexperimental study）等等，上述不同的分类之间可以存在着交叉，如一个实验性研究设计可能就是一个横断面研究设计。本节就实验性研究、类实验性研究和非实验性研究展开讨论，它们是按照设计内容的不同进行划分的。其他分类方法的详细内容可参阅相关教材。

一、实验性研究

（一）特点

任何实验性研究设计必须具备以下三项内容：

1. 干预（intervention）　也称为操纵（manipulation），是研究者根据研究目的对研究对象施加处理因素，这些处理因素多是研究者打算研究的自变量，干预的结果就是研究的因变量。

2. 设立对照组　为了突出实验处理因素的主效应，必须对能影响研究结果的干扰因素进行控制，设立对照组就可以达到这一目的。根据研究的需要，对照组可以为一个或多个，也可以是多个实验组互为对照。对照组和实验组的样本例数可以相等，也可以不等。

3. 随机取样和随机分组（randomized allocation）　目的是使实验组和对照组能在均衡条件下进行比较，以最大限度地降低无关变量的影响。

实验性研究是公认的能准确解释自变量和因变量之间因果关系的一种设计，它最大限度地控制了无关变量的干扰，突出了实验因素的主效应，具有较高的科学性。但实验性研究应用的普遍性差，在护理研究中的应用也不多，这是因为护理研究的主要对象是人，常会涉及一些无法控制的干扰因素，如隐私、心理等问题，很难达到实验性研究设计的要求。

实验性研究不一定都是在实验室里进行，凡是符合上述条件的都属于实验性研究。

（二）类型

1. 单纯实验后对照设计（posttest-only design，after-only design）　将研究对象随机分为实验组和对照组，对实验组施加干预因素后，同时对实验组和对照组进行观察和测量，表示如下：

R··············X··············O

R·····························O

注：R＝随机分组；X＝干预措施或处理因素；O＝观察或测量

【例 5-1】研究问题：康复训练对心脏病手术患者术后恢复的影响

选择 5～13 岁的先天性心脏病手术患儿 100 例，随机分为实验组和对照组，各为 50 例，两组均按先天性心脏病手术常规进行护理。实验组入院之日起即在护士指导下每天按时进行康复训练，直到手术前 1 日。术后 2 日继续康复训练。对照组手术前后均不做康复训练。观察两组患儿在术后撤呼吸机时间、术后在监护室停留时间、术后并发症和术后平均住院天数的差异。

2. 实验前后对照设计（pretest-posttest design，before-after design）　将研究对象随机分为实验组和对照组，在施加干预因素前，对两组进行观察或测量，在实施干预措施后，再对两组进行观察或测量，表示如下：

R··············O_1················X················O_2

R··············O_1································O_2

【例 5-2】研究问题：高血压患者生活方式的护理干预及效果评价

将随机选取的 200 例高血压患者随机分为实验组和对照组，各为 100 例（全部病例符合 WHO/ISH 及我国新制定的高血压病诊断标准）。首先对实验组和对照组的生活方式进行评估，在此基础上对实验组实施护理干预计划，如：知识宣教、饮食指导、运动指导和心理指导等等，对对照组不采取任何措施。通过 6 个月的随访，观察两组高血压患者生活方式的改变情况。

3．索罗门四组设计（Solomon four-group design）　将研究对象随机分为两个实验组和两个对照组，其中一个实验组和一个对照组进行干预前和干预后两次测量，而另一个实验组和对照组只进行干预后的测量。该设计实际上是实验前后对照设计和单纯实验后设计的组合。适用于实验前测量本身可能会对实验结果有影响的情况，特别是涉及情感、态度等方面的问题，表示如下：

R······························X················O_1

R··O_1

R··············O_1················X·············O_2

R··············O_1································O_2

注：R＝随机分组；X＝干预措施或处理因素；O_1＝第一次观察或测量；O_2＝第二次观察或测量

【例 5-3】研究问题：认知教育改善护士对 AIDS 患者态度的研究

选择符合条件的护士 200 名，随机分成 4 组，每组 50 人，其中实验组和对照组各 2 组，首先对其中的一个实验组和对照组进行态度的测量，然后对两个实验组进行认知方面的教育，结束后再对全部四个组进行态度的测量。

4．随机化区组设计（randomized block design）　也称配伍组设计，是将条件相近的研究对象配成一组，称为区组，每个区组的样本例数主要取决于研究需要的对比组数。将每个区组中的研究对象按随机的方法分到各个对比组，给予不同的处理或干预。这种设计增强了各组间的均衡性，可进一步控制干扰因素。

【例 5-4】低分子肝素皮下注射局部压迫时间与皮下出血关系的研究

在某医院心内科选择行冠状动脉支架植入术后皮下注射低分子肝素的患者 50 例，每例注射 5 次。将每例患者的 5 次皮下注射随机分为 5 组，设定 5 组的压迫时间分别为 1min、2min、3min、4min、5min，选用统一的低分子肝素注射液，在统一的皮下部位注射，注射后护士分别用棉球压迫 1min、2min、3min、4min、5min。12h 后观察皮下出血例次和出血面积的大小。

在上述研究中，每位研究者的 5 次注射相当于一个区组，然后分到不同的 5 个对比组中。

5．交叉设计（crossover design）　也称重复测量设计（repeated measures design），是一种特殊的自身对照设计。在进行设计时，首先将条件相近的观察对象配对，再用随机分配的方法决定其中之一先采用实验处理 A，再接受 B；另一半对象先接受 B，再接受 A；两种实验处理在研究过程中交叉进行。

交叉设计克服了实验前后自身对照由于观察期间各种非实验因素对实验结果的影响所造

成的偏倚。由于A、B两种实验处理先后实验的机会均等，因而平衡了实验顺序的影响。

使用交叉设计时应当注意两种实验处理不能相互影响，即首先进行的实验处理不应对后者的效应有所影响，而且两次实验之间应当有必要的间隔。

【例5-5】研究问题：不同靠背角度对脑损伤患者颅内压和脑灌注压的影响

选取符合条件的脑损伤患者60例，首先将条件相近的被试配对，共30对，按随机的方法分成两组，每组15对，各30例。每个被试均接受两种实验处理，即处理A（平靠背）和处理B（倾斜30°的靠背），但是处理A和B顺序交替进行，保证有一半被试先接受处理A，再接受处理B，另一半被试先接受处理B，再接受处理A，最后比较分析两种靠背方式的效果。

6. 析因设计（factorial design）　是将两个或多个因素的各个水平进行排列组合，交叉分组进行试验，可用于分析各因素间的交互作用。

【例5-6】研究问题：对早产儿进行听觉刺激是否会比触觉刺激更能促进发育？刺激持续的时间同早产儿的发育有何关系？多长时间的听觉刺激和触觉刺激可达到最佳效果？

将符合条件的早产儿随机分成六个组，其中1、2、3组为听觉刺激组；4、5、6组为触觉刺激组，刺激的持续时间分别为15分钟、30分钟和45分钟。干预开始前对1～6组的早产儿进行相关指标的测量，对1、2、3组分别进行每日15分钟、30分钟和45分钟听觉刺激，对4、5、6组分别进行15分钟、30分钟和45分钟触觉刺激。一周后再对1～6组的这些相关指标进行测量，并进行统计分析。

7. 拉丁方设计（latin square design）　适用于实验中涉及三个处理因素，各个因素间无交互作用且水平数相等的情况。

8. 正交设计（orthogonal design）　适用于研究中涉及的处理因素在3个以上，且因素间可能存在着交互作用的情况。

总之，实验设计应根据具体的情况选用合适的类型，既要做到准确，又要做到简单经济，减少不必要的浪费。

二、类实验性研究

（一）特点

1. 干预或操纵，是必备的条件。

2. 随机分组和设对照组两项只具备其一或都不具备。

类实验性研究不能很好地控制无关变量，所以对因果关系论述较弱，可信度不如实验性研究高。但类实验性研究在实际研究中的可行性较高，尤其是在研究中无法严格控制无关变量时，类实验研究就是很好的选择。

（二）类型

1. 无相等对照组设计（nonequivalent control group design）　该类研究具有实验组和对照组，但实验组和对照组限于现实条件无法做到随机分组，也就是两组不对等，在对实验组进行干预前（方式1）或干预后（方式2），对两组进行观察和测量。表示如下：

方式1…………O_1…………X…………O_2

　　　…………O_1………………………O_2

方式2……………………X…………O

　　　　　　　　　　　……O

注：O，O_1，O_2＝观察或测量；X＝干预措施或处理因素。

【例 5-7】研究问题：某种护理干预措施对糖尿病病人生活质量的影响

在某城市的两个社区分别选取 30 名糖尿病病人作为实验组和对照组，在实施某种护理干预措施前，对两组被试的生活质量进行测量，对实验组实施某种护理措施后，再对两组被试的生活质量进行测量。

该研究中的实验组和对照组没有随机分组，在干预前后进行测量和比较。

【例 5-8】研究问题：实施产科全程护理模式是否能促进产后泌乳的研究

本研究选择条件相同的两家省级医院的 200 名产妇作为研究对象，均符合规定的条件，对其中一个医院的产妇实施全程护理模式，也就是将产后的护理工作作为一个整体，包括产前助产士亲自接待产妇，产时亲自陪护，采用呼吸训练等方法缓解疼痛，产后亲自指导母乳喂养，护理母婴康复，定时随访等“一条龙”的服务；而另一个医院的产妇则实施普通的护理模式。对两组产妇的泌乳情况进行评估和比较。

该研究中的实验组和对照组没有随机分组，且仅在干预后进行测量和比较。

2. 自身实验前后对照设计（one group pretest-posttest design） 该类设计没有对照组，被试在干预前后进行自身对照。表示如下：

O_1…………X…………O_2

注：O＝观察或测量；X＝干预措施或处理因素。

【例 5-9】研究问题：放松训练对失眠患者焦虑情绪改善状况的研究

选择符合研究要求的失眠患者 50 例，首先测定他们的焦虑水平，然后让他们学会自我放松训练，每日进行 2 次，1 个月后测量他们焦虑水平的改善情况。

3. 时间连续性设计（time series design） 是单纯自身前后对照设计的改进，适用于自变量本身的稳定性无法确定的情形。在干预前后分别进行多次的观察和测量。表示如下：

O_1　O_2　O_3　O_4　X　O_5　O_6　O_7　O_8

注：O＝观察或测量；X＝干预措施或处理因素。

【例 5-10】研究问题：医院的奖励制度对护士工作积极性的影响

在实施奖励制度前后分别定期对护士的工作积极性进行多次测量，通过对各阶段的比较，分析奖励制度的有效性。

三、非实验性研究

（一）特点

1. 对研究对象不施加任何干预和处理措施；

2. 在完全自然的状态下进行；

3. 适用于对研究问题了解不多或问题较复杂的情况，用来描述、比较各种变量的现状。

非实验性研究简单易行，虽然不能解释变量间的因果关系，但可以为实验性研究提供研究的基础和线索，特别是在护理研究中，非实验性研究方法是经常被选用的。

（二）类型

1. 描述性研究（descriptive research） 适用于对某现状知之甚少或不甚清楚的情况下进行研究，目的是为了观察、记录或描述其状态、程度，以便从中发现规律，用以回答“是什么”和“怎么样”的问题。如对贫困大学生心理健康状况进行调查研究就是对该群体的心理健康状况进行描述。

2. 相关性研究（correlative research） 探讨各个变量之间是否有关系或存在什么样的相互关系。研究设计中没有人为的干预因素，事先要确定观察变量，比描述性研究有更多的探索原因的作用。如：研究大学生的成就动机与学习成绩的相关关系，就是针对成就动机和学习成绩两个主要变量的关系进行研究。

3. 比较性研究（comparative research） 是在自然的状态下，对两种事物、行为和人群的异同进行比较。如在临床上进行的前瞻性研究和回顾性研究，就经常采用比较的方法进行研究。如对不同学历护士的科研意识进行调查分析，就是比较不同学历护士科研意识的异同。

4. 其他

(1) 评价性研究（evaluation study）：评价性研究是一种应用性研究，用于评价某一项措施、项目或政策的成绩与不足。

(2) 历史性研究（historical study）：历史性研究是对过去的资料进行收集并批判性地进行评价，用于验证某种假设或回答某些涉及原因的问题。

(3) 个案研究（case study）：个案研究是对某些个体、个别案例或某些特殊群体进行深入的研究，对事情的前因后果及其可能的发展进行研究。

总之，以上三类研究方法的设计内容不同，并不能完全说明研究水平高低，而只有根据题目选用恰当的研究方法，所得结果才能真正说明问题和研究水平。

第三节　影响科研质量的因素

护理科研主要以人为研究对象，由于人的复杂性，干扰因素难以控制而影响科研的质量。因此，正确认识和分析影响科研质量的因素，确保研究结果和结论的准确性和科学性，是十分重要的。偏倚和依从性是影响科研质量的两大主要因素。

一、偏倚

(一) 概念

在研究工作中，研究者总希望得到研究问题的真实情况，但在实践中，会受到各种干扰因素的影响，使研究的最终结果偏离真实情况。研究结果与真实情况的差异称为误差(error)。误差主要有两大类：随机误差（random error）和系统误差（systematic error）。

(1) 随机误差：随机误差是一类不恒定的、随机变化的误差，如抽样误差就是常见的一种。又如在研究过程中，在同一条件下对同一被试重复测量，即使努力控制明显的干扰因素后，每次测量的结果仍然存在着一些随机性的变化，称为测量随机误差。由于人们对事物的认识仍然受到限制，所以随机误差是不可避免的。

(2) 系统误差：也称偏倚（bias），是指测量的结果系统地、向一个方向发生偏离所产生的误差。也就是说，偏倚造成的结果与真值间的差异具有方向性，它可以发生在高于真值的方向，也可以发生在低于真值的方向，因而不能反映真实情况。偏倚可以发生在研究的各个阶段，从理论上讲，可在设计、实施和结果的分析阶段进行控制以避免它的影响，但对于一些未知的偏倚，除了严格的随机化外，尚无法控制。因此，研究者应力求将偏倚造成的影响控制到最低程度。下面就针对偏倚的常见类型及其控制方法加以叙述。

（二）偏倚的类型

偏倚按其在研究过程中出现阶段的不同，主要归纳为三种：选择性偏倚、信息性偏倚和混杂性偏倚。

1. 选择性偏倚（selection bias） 在研究的初始阶段易出现选择性偏倚。造成选择性偏倚的主要原因首先是在设计阶段选择研究对象时，被选入的对象同未入选的对象间在与研究有关的特征方面存在着系统差别；其次是将研究对象不正确地分为实验组和对照组，两组之间不均衡，没有可比性。本类偏倚又可分为以下八种：

（1）入院率偏倚（admission rate bias）：指利用医院就诊或住院病人作为研究对象时，由于入院率不同而导致的偏倚。不同疾病的病人在不同医院的就诊或住院率是不相同的，其原因是多方面的，如患者疾病的严重程度、人们对某种疾病危害程度的认识水平、病人就医的条件、人群对某一疾病危害的了解程度、病人的经济条件、不同医院的专科特长以及对医院的信任程度等因素。

当利用医院住院病人作研究组和对照组时，由于病例只是该医院或某些医院的特定病例，所以形成研究组的病例不是病人总体的一个随机样本；又由于对照是医院的某一部分病人，而不是全体目标人群中的一个随机样本。因此，就同一病因学调查课题，在社会人群和医院同时做调查，其结论是否相同，取决于病例和对照到医院就诊或住院的入院率。

因为研究者无法控制不同疾病的入院率，更难以保证不同疾病有相同的入院率，如果入院率不同，则易发生系统误差。因而单纯用医院病例来做研究很难排除入院率偏倚。一般要求同时设社会人群的外对照或多选择几种不同疾病的内对照来进行分析，以保证结果的可靠性。

（2）无应答偏倚（nonrespondent bias）：无应答者包括研究设计中应予调查但因各种原因拒绝回答问题的人和失访的人两种类型。

在临床研究中，无应答者可能由于对疾病的认识不同，或涉及个人隐私而对治疗效果和治疗反应不作回答。无应答是否造成偏倚，取决于无应答者在疾病暴露等方面的特征与应答者是否有区别。如果差异显著，则产生无应答偏倚。如某研究采用邮寄问卷的形式，调查呼吸科出院病人的吸烟情况，一个月后总结收集的调查表发现，不吸烟者有85%回复了问卷，而吸烟者仅67%回复问卷。

无应答的另一种表现形式是在治疗或调查中，研究对象未能按照计划进行，中途退出研究，也称失访。失访的原因主要有疗效不佳、副作用过大或工作调动、搬迁等。

要避免无应答偏倚出现，应保证足够的应答率。应答率＝实际调查人数/应调查人数。一般应达到90%以上，如低于70%，则偏倚较大。如某一组的应答率特别低应作专项分析，查明原因。

（3）排除偏倚（exclusive bias）：设计时应规定排除标准，即哪些被试不能进入研究。当没有按照事先规定的标准，从实验组或对照组中排除某些研究对象，从而造成处理因素与疾病之间的联系被错误估计，称为排除偏倚。如在一项阿司匹林与心肌梗死关系的研究中，实验组与对照组均不应包括患慢性关节炎者，也不应包括慢性胃溃疡患者，因为前者倾向于服用此药，而后者不倾向于服用此药。若患这两种疾病的患者在两组分布不均匀，可导致对阿司匹林与心肌梗死关系的错误估计。

（4）健康工人效应偏倚（healthy worker effect bias）：由于个体之间存在差异，暴露于同一危险因素后不同个体的易感性不同，高易感性的个体又有主动避免继续暴露的倾向，而低易感者则可能不在意暴露。由此可能会造成实验组的成员与整体情况存在差别，特别是在健康状况上有明显的差异，产生了健康工人效应偏倚。如曾有人作过一系列研究，了解体力劳动与心血管并发症的关系。得出的初步结论是，参加一定的体力劳动（如冬季铲除门前积雪）将减少心血管疾病严重并发症的发生。后经过分析发现，出现这种差别是因为参加铲雪的成员本身具有较好的健康状况，与研究的总体情况存在着差异。

（5）志愿者偏倚（volunteer bias）：在有志愿者参加的研究中，经常会出现选择偏倚。这是因为志愿参加研究的群体同非志愿的群体可能会在文化水平、健康、饮食、吸烟饮酒、锻炼等方面存在着差异，造成入选的对象与未入选的对象之间存在着系统误差。

（6）时间效应偏倚（time effect bias）：许多慢性疾病，在接触有效暴露至出现临床症状之前会有一段很长的潜伏期，因为没有明显的症状，或发生了早期病变而缺乏检测手段未检出，所以在研究时常被错误地归入健康对照组，由此造成的偏倚称为时间效应偏倚。对此，在研究中使用敏感的疾病早期检查技术，或开展观察期长的纵向研究，可能会控制时间效应偏倚。

（7）检出症候偏倚（detection signal bias）：有一些临床症状或体征，本身不是某种疾病的致病因素或危险因素，但人们可能因具有这种症候而去就诊，因而提高了早期病例的检出率，同时还可能会得出该症状与该疾病存在关系的错误结论，导致检出症候偏倚。如曾有研究认为口服雌激素与子宫内膜癌的发生密切相关，但进一步的研究表明，使用雌激素可以刺激子宫内膜生长，从而使子宫容易出血，因而服用者可能会更多更频繁地去就诊，从而使子宫内膜癌在早期较多地被检出；相反，那些不服雌激素的子宫内膜癌患者，因为没有子宫出血的症状而不去医院就诊，因而早期被检出的比例相对较低。由此得出的口服雌激素与子宫内膜癌的发生密切相关的结论是不够严谨的。

（8）现患病例-新发病例偏倚（prevalence-incidence bias）：在临床研究中，病例对照研究的对象主要是现患病例，而队列研究还包括新发病例。由于时间的因素，两种研究方法中的病例所提供的暴露情况在详细程度、真实程度上会存在差异，由此造成两种研究方法对同一研究可能会得出不一致的结论，产生现患病例-新发病例偏倚。

2. 信息性偏倚（information bias）　主要发生在研究实施阶段。由于资料的收集方法、测量仪器、研究对象、研究者本身等方面造成的比较组间有系统的差别或不一致，称为信息性偏倚。本类偏倚可分为下列六种：

（1）回忆偏倚（recalling bias）：指两组研究对象在回忆过去发生的事件或既往史时，由于记忆失真或不完整，其准确性、可靠性存在系统误差所产生的偏倚。

回忆偏倚最常发生于病例对照研究中。在病例对照研究中要回忆对危险因素的暴露情况，从被调查者来看，由于时间较长，回忆不准确，常产生较大偏倚。另外，病例组和对照组之间也可能会存在着差异，如病例组可能对某种病因或影响因素有一定的了解，而有利于促进他们回忆，而对照组未患此病，不了解这些因素，回忆也不够积极，由此两组在回忆时就可能产生偏倚。

（2）报告偏倚（reporting bias）：也称说谎偏倚，是研究对象有意夸大或缩小某些信息而导致的偏倚，有别于回忆偏倚。报告偏倚常见于敏感问题或隐私问题的调查，例如调查中学生吸烟史、大学生的性行为，有相当一部分人会有意掩盖阳性行为。

（3）诊断怀疑偏倚（diagnostic suspicion bias）：指研究者事先已知研究对象的某些情况，以一种主观偏见或愿望在诊断过程中去搜索某种结果，使研究结果出现偏倚，称为诊断怀疑偏倚。

这类偏倚常发生在前瞻性研究中，例如在一项口服避孕药与下肢血栓性静脉炎关系的队列研究中，研究者对口服避孕药妇女，表现为仔细询问，认真地查体，相对频繁地寻求静脉炎的依据，对那些可疑者，尤其是那些病情较轻，需较复杂准确的诊断检查才能确诊的病例，则会采取进一步的诊断检查，最终使更多的病例被发现。相反，对未服避孕药的妇女，有可能较马虎地检查，最终导致结果的偏倚。

（4）测量偏倚（detection bias）：是指对研究指标或数据进行观察或测量时所产生的偏倚。可表现在仪器、设备、试剂等不符合要求，调查表设计缺乏科学性、记录不完整，调查人员的工作态度不认真、工作方式不合适等所造成的错误信息。

（5）归类错误偏倚（misclassification bias）：或称错分偏倚。如测量仪器本身的灵敏度和特异度很难达到100%，在这种情况下，就会产生一定的假阳性和假阴性病例，并导致错误的分组，进而出现归类错误偏倚。另外，混杂因素也可以导致归类错误偏倚。

（6）诱导偏倚（inducement bias）：由于研究者的询问技术不正确，或为获得阳性结论，诱使研究对象做某一倾向性的回答而出现的差异，称作诱导偏倚。诱导偏倚常常表现为对病例组做诱导而对对照组不做诱导或负诱导，由此只能产生虚假的结论。

3. 混杂性偏倚（confounding bias）　混杂性偏倚主要出现在结果分析阶段。在评价研究的暴露因素与疾病之间的关系时，受到一种或多种既与疾病有密切关系，又与暴露因素有密切联系的潜在因素的影响，从而部分或全部地歪曲了所研究因素与疾病的真实联系，这些影响称为混杂偏倚。那些潜在因素称为混杂因素。混杂因素见于多病因的病因学研究或多因素所致同一结局的研究中。

混杂因素的基本特点：①混杂因素必须是所研究疾病的独立危险因素。②混杂因素与所研究的暴露因素有关，但不是暴露因素作用的结果。③混杂因素与所研究的疾病有因果联系或通过其他因素同疾病产生因果联系，但不是暴露因素与疾病因果链中的一个中间变量。

混杂因素只有在比较的两组间分布不均，而且只在影响结果的情况下才能起混杂作用，产生混杂性偏倚。如在妇女使用月经棉与中毒性休克综合征的研究中，因为年轻妇女的月经量丰富，她们比中年妇女更喜欢选用高吸收度的月经棉，而高吸收度的月经棉比一般的月经棉更容易导致中毒性休克综合征。因此，年龄和暴露于月经棉与发生中毒性休克综合征均存在着统计学上的关系，年龄是混杂因素。

因此，混杂是对因果关系的混淆，在混杂偏倚分析中，首先是要识别一个潜在危险因素是不是混杂因素，而后是如何控制的问题。

（三）偏倚的控制方法

偏倚可以发生在研究过程的各个阶段，而且具有一定的方向性，不能相互抵消，也不能通过重复抽样或扩大样本含量加以纠正，只有通过科学而周密的设计、正确选择被试和测量方法、准确地分析结果，才有可能控制或减少偏倚。常用控制偏倚的方法如下：

1. 选择设计方案　在研究设计阶段，偏倚可来源于研究对象的选取方面，如抽样方法不正确，纳入标准、排除标准不统一或模棱两可；样本的含量估计有误；实验组和对照组间缺乏对照；还可来源于调查方法和资料收集方法，如调查表设计不合理、缺乏客观指标等等。如果是发生在设计阶段的偏倚，很难在其他阶段加以弥补，唯一的办法就是通过严格的设计来加以控制。

2. 限制（restriction）　限制是对各比较组研究对象的入选条件加以限制。虽然我们希望实验组和对照组在进行比较时，除了处理因素外的其他因素均应均衡，但实际在临床研究中往往很难做到。补救的办法就是针对某些可能的混杂因素，在设计研究对象的入选条件时加以限制。如研究吸烟与冠心病的关系时，年龄就可能是潜在的混杂因素，研究者就可限制研究对象在40～50岁之间，从而在某种程度上控制偏倚。

3. 匹配（matching） 是指在研究设计中选择与实验组每一成员除处理因素外完全相同的研究对象作为对照组，以控制无关因素的干扰。匹配分为成组匹配和个体匹配两种形式。成组匹配（category matching），又称频数匹配（frequency matching），是指为一组研究对象配上一个潜在混杂因素频数相似的对照组；而个体匹配（individual matching）是指为每个研究对象根据需要控制的混杂因素配上一个或多个对照。匹配在实验性研究和非实验性研究中均可应用，一般来说，匹配条件越多，寻找对照就越困难。在实际的研究中，做到完全的匹配是很困难的，匹配的变量应当一致到什么程度应取决于实际的研究需要和现实可能性，以防止过度匹配，徒增难度和费用。

4. 随机化（randomization） 应用随机化的方法可以使研究对象有均等的机会被分配到各处理组中，同时也保证了各种干扰因素随机被分到各处理组中。这些干扰因素既包括可知的、可测量的，还包括那些未知的和无法测量的。因此，按随机化的原则分配被试是较理想的控制选择性偏倚的方法。

5. 使用盲法（blind method） 是避免研究者和研究对象发生偏倚的最有效的方法，也是消除信息性偏倚的有效手段。盲法分为单盲法、双盲法和三盲法。

（1）单盲法（single blind method）：只有研究者知道研究对象的分组情况，接受的是什么处理，而研究对象本人则不知道。这种方法保留了非盲法的优点，避免了来自研究对象的偏倚，但仍未能避免来自研究者的偏倚。

（2）双盲法（double blind method）：实验者与被试均不知道实验分组及相关情况，只有研究设计者或其指定的人员知道。优点是可以避免来自被试与实验者两方面的偏倚，如诊断怀疑偏倚、报告偏倚等。但此法操作起来较复杂，设计要周密。如进行药效观察，就要制作大小、形状、颜色甚至味道相同的安慰剂。

（3）三盲法（triple blind method）：被试、实验者及研究者均不知道实验的分组情况，只有研究者委托的人员掌握着密码编号，直到统计学分析结束时。此法与双盲法比较，优点是可以避免研究者在统计分析结果时可能出现的偏倚，使结果与分析结论更加客观。

6. 分层分析（stratification analysis） 分层分析是一种常用的检出和控制混杂性偏倚的重要方法，它是指将研究资料按照某些影响因素分成若干层后进行分析。每层内实验组和对照组的无关变量均匀分布，减少了可疑的混杂因素，能避免结论的歪曲。

二、依从性

在研究中所获结果的真实性和可靠性除受误差的影响外，依从性也是一个重要的影响因素，特别是在临床研究中，病人的依从性在很大程度上影响着科研的质量。因此，提高被试的依从性是科研中不容忽视的方面。

（一）概念

依从性（compliance）是指一个人行为的遵从程度，病人依从性是指病人对规定执行的医疗护理措施或实验处理的遵从程度。

（二）影响依从性的因素

影响依从性的因素包括被试的内因和外部因素两个方面。被试的内因是起主要作用的方面，与被试的个性、知识水平及生活背景等因素有关；外部因素，包括医务人员的水平、医疗措施、医患关系、医疗条件、社会经济状况等。主要包括以下几个方面：

1. 病人方面的因素

（1）疾病的性质：主要表现在两种情况下：一是病人的病情较轻或症状不明显，导致其不就医或不按医嘱执行；二是对于那些慢性病或恢复期需要长期接受治疗的病人，往往不能坚持或不能按时执行医疗护理措施，从而影响了依从性。

（2）病人的医学知识水平：由于病人缺乏医学知识或一知半解，往往对自己的病情缺乏正确的认识，一方面可能低估自己的病情或预后，表现为就医的积极性不高；另一方面可能高估自己的病情或预后，导致有病乱投医，急于求成，一种治疗方案未结束就自行接受另外一种治疗方案，从而影响了病人的依从性。

（3）病人的个性特点：这也是影响病人依从性的一个因素。如果病人的性格急躁，可因某些症状暂时不能缓解而频繁地用药或频繁地更换治疗方案；如果病人缺乏对医疗护理措施的信心，可能会拒绝治疗；如果病人存在着偏执心理，可能会固执地认为只有某种治疗方案好，而不能随着病情的变化及时调整方案。

2. 医护方面的因素

（1）治疗或研究的方案：治疗或实验研究的过程过于复杂，持续的时间太长，治疗过程中选用的药物有明显的副作用，这些方面均可导致病人的依从性下降。

（2）医护人员的水平：如果医护人员的专业水平低，可导致病人对医疗护理措施是否有效产生怀疑，进而影响到病人的依从性。

（3）医患关系：医患关系的好坏决定着病人对医护人员的信任程度，影响着病人的依从性。如果医护人员的服务态度差，与病人不能进行有效的沟通，造成医患关系紧张不协调，会导致医疗护理措施难以顺利地执行下去。

3. 其他　可有经济和社会方面的因素，如昂贵的医疗费用、病人的工作或社会环境的限制等方面均有可能导致病人的依从性下降。

（三）不依从的表现

由于内外各种因素的影响，在临床护理研究中，要求病人做到100%的依从是很困难的。作为研究者就要根据病人的具体行为表现来判断病人的依从程度，从而形成正确的研究结论。在研究中不依从的表现形式有以下几种：

1. 被试拒绝接受实验措施　病人由于对医学知识缺乏了解，认识不到所患疾病对生活的有害影响，拒绝接受实验措施，尤其是那些身患慢性疾病的被试，更是不愿意接受较长期的但是必要的治疗措施。

2. 部分地选择医疗护理措施　在疾病影响到病人的身体健康或导致痛苦时，病人会要求积极治疗；一旦症状好转，则不能继续坚持而中途停止治疗。待症状再度出现时又开始治疗，使治疗断断续续地进行。据国外研究依从性的报道，凡慢性疾病需要坚持治疗达一年的病人，大约有50%的病人不能坚持而退出实验。

3. 中途退出　在研究过程中，病人可能由于经济、社会等方面的原因，不能坚持完成治疗，中途退出。

4. 自行换组　被分配至某一实验组或对照组的研究对象在研究的过程中自行换到另一

实验组或对照组，这也是不依从表现的形式。

（四）改善依从性的措施

病人依从性的好坏受到了包括病人及医护人员在内的多方面因素的影响，因此应采取全方位的措施，提高病人的依从性。

1. 加强卫生知识宣教。通过对病人及其家属进行卫生知识的宣传，使之了解积极治疗和依从的意义，正确认识自己所患疾病的医护治疗方案，积极主动地与医护人员配合，接受有效的防治措施。此时，作为医护工作者或研究者也应该实事求是，切忌为了提高病人的依从性而有意夸大疾病的危害性和治疗的效果，造成患者不必要的精神负担和压力。

2. 改善医护服务和实验处理措施的各个环节，力求简单、方便和有效。对于实验检查项目，力求精简而有针对性；对于实验或治疗用药，要认真监测毒副作用，根据需要及时调整方案，为了防止病人因遗忘而造成不规律用药，可鼓励病人将药物同日常生活联系起来，如将药品与洗漱用品放在一起，及时地提醒病人按时服药，长此以往，形成习惯，就可以做到坚持服药，提高依从性。

3. 提高服务质量，方便病人。优良的服务态度，优质的服务水平对病人本身就是一个良性刺激。在有条件的情况下，可以送医送药上门，坚持定期随访，复诊，力求与病人建立良好的关系，进一步改善病人的依从性。

4. 改善周围环境，完善病人的支持系统。病人的家庭、工作及社会环境会对病人的依从性产生影响。社会、家庭的支持和帮助，是病人获得战胜疾病信心和力量的巨大动力，是提高病人依从性的有效途径。

小　结

1. 量性研究是一种按照预先设计的研究方案进行研究，通过观察指标获得数据资料，用科学方法来验证模式或理论，用数字资料来描述结果的研究方法。

2. 量性研究的设计主要包括确定研究对象、设对照、控制干扰因素、确定研究变量和研究指标、选择研究时间和场所、确定资料收集和统计分析的方法等内容。

3. 量性研究可以有多种划分方法，按设计内容的不同可分为实验性研究、类实验性研究和非实验性研究，每种研究又包括多种类型。

4. 影响科研质量的常见因素有偏倚和依从性。

（厉萍）

第六章　质性研究

第一节　概述

科学研究按照性质的不同通常分为质性研究和量性研究两大类，两者间既有区别又有联系。由于护理研究常常面对的是护理的服务对象，即人或者人群，因此质性研究这一社会学研究方法也非常适用于护理研究。

一、概念

近年来，国外曾出版了很多有关质性研究方法的专著，对质性研究展开了深入的探讨，但对质性研究的定义尚无统一、明确的陈述，本书引用陈向明对质性研究定义的描述。

陈向明在综述有关文献和个人理解的基础上，对质性研究的定义描述如下：质性研究（qualitative research）是以研究者本人作为研究工具，在自然情境下采用多种资料收集方法对社会现象进行整体性探究，使用归纳法分析资料和形成理论，通过与研究对象互动，对其行为和意义建构获得解释性理解的一种活动。

对这一定义的理解：

1. 研究者本人既是研究者又是研究工具，通过长期深入实地体验生活从事研究，研究者本人的素质对研究的实施和质量十分重要。

2. 研究是在自然的环境而非人工控制的环境中进行。

3. 采用多种资料收集方法，如开放型访谈、参与或非参与型观察和实物分析等方法收集资料，一般不使用量表或其他测量工具。

4. 采用归纳的方法对资料进行整理，在此基础上提炼出分析类别和理论假设。

5. 研究者与被研究者之间是一种互动的关系。通过研究者与被研究者之间的互动理解后者的行为及其意义；在研究中要考虑研究者本人及其与被研究者的关系对研究的影响，要反思有关的伦理道德问题。

二、特点

与量性研究相比较，质性研究具有以下特点：

1. 质性研究以整体观为指导。质性研究属于探索性和叙述性的研究，是从实际观察的资料中发现共性问题的过程。该类研究强调对事物的认识只有在特定和整体的情形下才有意义，并在具体的研究过程中倾向于将片断整合，以整体观分析事物；认为理解一个问题的最佳途径是去经历和体验这一过程，而且从不同的角度去分析一个问题时，会产生新的发现，即不仅有一个事实，而且相信多个事实的存在。

而量性研究是以逻辑的实证论（positivism）为基础，它讲究严密、客观和控制，认为所有的行为都是客观、可测量的，测量的过程和结果不能受到个人的感受或观点等主观因素的影响。

2. 质性研究的设计灵活，可在研究的过程中随时调整。质性研究设计又称发生性设计（emergent design），是指研究的具体实施方案可在资料收集的过程中，根据需要随时进行调整。如在对住院病人出院后服药计划执行情况的研究中，可随研究的进展将研究的场所从医院变换到社区或家庭中。

量性研究则是一种正式、客观、系统的过程，必须事先设计严密的方案，并严格按照这一方案进行，如必须严格按照事先规定的场所和研究条件进行研究，不能随便更换研究的场所，否则将导致错误的结论。

3. 质性研究采用非概率抽样的方法选取研究对象。在质性研究中，研究者往往需要根据对研究对象的判断和资料收集的需要有目的地选择研究对象，常用的方法包括立意取样、理论抽样、方便抽样等。而量性研究则要求尽可能地选用概率抽样方法，以保证样本的代表性。

4. 质性研究属于非干预性研究。质性研究是在自然的场景中进行研究，其目的是深入了解事物或现象的本质，不进行控制和改变。

5. 质性研究以归纳法为基本推理方法。在质性研究中，研究者必须具备的基本能力就是归纳思维能力，即能够从个别到普遍，从特殊到一般，通过对各种不同背景下社会现象的理解，归纳为理论。而量性研究通常是用演绎推理将一般原理推论到个别情况。

6. 质性研究要求研究人员深入研究情景，并在此情景中生活或工作相当长的时间。在此过程中，研究人员本身就是一种资料收集的工具，研究人员的个性、个人价值观、研究人员溶入研究对象经历的深度、研究对象参与研究的程度等方面都会影响资料的质量。而量性研究要尽可能地减少研究者对测量对象的影响，避免偏差。

7. 质性研究无特定的资料收集工具，一般综合多种资料收集方法，如观察、访谈、录音、录像、记录等方法。而量性研究为获取数字资料，常采用结构完整、格式严格的问卷或生物物理测量技术来收集资料。

8. 质性研究资料的整理和分析与资料的收集是同步的，推理过程始终指导资料的缩减、分类、理解和诠释。

9. 质性研究以丰富的文字形式报告结果。研究结果是参与者的经历，必须从他们自身的感受出发，用个人回答来报告，结果是叙述性的文字，包括对这些经历的引述、评论和故事等。而量性研究则以数字报告结果。

目前，随着现代护理的不断深入发展，出现了一些新的理论和未知的现象，对这些理论和现象的探讨用以实证论为基础的量性研究无法深入进行，甚至可能导致相反的结论。而质性研究特别适合于探讨对某种现象知之甚少，怀疑目前的理论和知识有偏倚，或者需要了解某一事件的意义，发展新理论的情形。对于现代护理中病人生活环境、价值观、文化观等方面的研究，质性研究的方法就非常适合。

质性研究和量性研究有各自的特点，不可片面地看待两者。目前在护理领域也有一些学者将质性研究和量性研究应用于同一研究中，这利于从不同的侧面对研究问题进行探讨。

第二节　研究设计

一、研究设计的主要内容

与量性研究相比，质性研究的设计既非要不可，又必须十分灵活。这就意味着质性研究的设计虽然不需要像量性研究那样一次定终身，但是研究者对研究的整体计划及原则性问题必须事先深思熟虑，然后根据具体情况，在研究过程中做出相应的调整和修改。研究设计的主要内容一般包括以下几个部分：①研究的现象和问题；②研究的目的和意义；③研究的背景；④研究的对象；⑤研究的方法；⑥研究的评估和检测手段。在设计阶段，对研究问题、目的和背景进行讨论是最重要的，其他部分则比较依赖于研究的具体进程。

（一）界定研究现象和确定研究问题

1. 界定研究现象　“研究现象”是指研究者希望集中了解的人、事件、行为、过程和意义的总和，是研究者在研究中将要涉及的领域范围。因为研究的问题来源于特定的现象，因此在确立研究问题之前首先要界定研究现象的范围。

到底如何选择和确定研究的现象呢？这里引用陈向明的一些经验，她认为在选择研究现象之前研究者需要特意为自己留出一段或数段比较长的时间，认真细致地对如下问题进行思考：“我的研究兴趣究竟在哪里？哪些方面的问题能使我兴奋起来，一想起来就激动不已？为什么我会对这些问题如此感兴趣？这些问题与其他哪些方面的问题有关系？它们之间是什么关系？在这些问题之上和之外是否存在我更加关心的问题？我提出这些问题是否与我自己有关系？有什么关系？”

找到了自己的研究兴趣之后，研究者便可以界定研究现象的范围。研究现象的范围应相对宽泛，以免漏掉一些可能的重要事件。随着研究的不断深入，可以逐渐缩小研究现象的范围，这也体现了质性研究不断聚焦的过程。如研究者对护理专业女大学生的自我意识感兴趣，就可以暂时将研究限定在这个范围，随着研究的进展，研究者又对这一群体自我意识中自信心的建立和发展特别感兴趣，此时可将研究的范围进一步缩小到自信心的研究上来。

在这一阶段，还需要考虑的一个问题就是该研究现象是否具有现实可行性。

2. 确定研究的问题　界定了研究现象的范围之后，下一步要做的工作就是确定研究的问题。在质性研究中，研究问题的确定也是一个不断推进和聚焦的过程。确定研究的问题主要从以下三个方面进行。

首先，寻找有意义的研究问题。所谓有意义的问题，一方面对研究者而言，是研究者确实不了解，而又有兴趣去了解的问题；另一方面对被研究者而言，是在被研究者的现实生活中存在，与被研究者的切身利益相关的具有现实意义的问题。如下岗职工如何调整其心态的研究，就是一个有意义的问题，既是市场经济下出现的一个新现象，同时与下岗工人的心身健康密切相关。

其次，确定问题的类型。采用什么样的问题类型，如开放式问题还是闭合式问题，与要研究的内容、研究的类型及研究的预期结果密切相关。

最后，界定和表述研究问题。界定研究的问题是指限定问题的范围，研究问题范围大小要根据研究的时间、地点、研究人员组成及研究的经费等现实条件而定。如果超出了现实条件，则研究不可行。如限定3000元和半年的时间进行医院文化的研究，在此条件下，如果要对中国各类医院的文化进行研究就不可行，如果仅对某省级医院护士长的领导风格进行研究就比较可行。

对研究问题进行表述会使其更加清晰、可操作性强。研究问题的表述要与界定的范围相一致，对一些重要的概念要进行定义。如研究的问题是“大学生的心理适应问题研究”，需要研究者表述清楚的内容包括：什么类型的大学，研究的大学局限于国内、某一城市还是具体指某一大学，哪一年级的大学生，是否限定年龄、性别，心理主要包括哪些方面等。

（二）阐述研究的目的和意义

确定了研究问题，研究者还需要阐述本研究的目的和意义，主要包括研究者从事该项研究的原因、动机、预期以及研究结果对社会、团体或个人的现实意义等。通过阐述，可使该研究的目的和意义更加清晰，指导研究者顺利地开展研究。

（三）阐述研究的背景

研究的背景是指对要研究现象或问题的了解情况，主要包括已有的研究成果、研究者的背景和概念框架三个方面。

1. 已有的研究成果　已有的研究成果主要是通过文献查询获得。通过文献查询，研究者可以了解到目前有关这个领域已经进行了哪些研究，本研究在该领域处于什么样的地位，有什么创新之处，已有的研究成果对本研究有什么帮助和指导等，诸如此类的问题可以帮助研究者更加清晰地认识到研究的价值和意义。

2. 研究者的背景　在质性研究中特别强调对研究者的个人背景进行反思。因为研究者的个人经历、文化背景会影响其从事研究的方式，而且对研究本身来说也是十分宝贵的经验性知识，是形成研究问题的一个重要知识来源。

3. 概念框架　研究者在完成上述各个程序后，应该着手构建本研究的概念框架。通过构建概念框架一方面可以将研究者心中隐藏的一些理论假设明朗化，另一方面可以进一步加深研究者对问题的理解，发展自己原有的理论。

（四）确定研究的对象

在确定研究的问题和回顾研究背景的同时，研究者还需要对研究的实施对象进行确定。确定研究对象的过程也就是从欲研究的群体中抽取样本的过程。关于质性研究具体的抽样方法参见本书第七章。

（五）选择研究的方法

质性研究的方法丰富多样。一个质性研究具体选择什么样的研究方法取决于实际要研究的问题，是在研究的过程中确定的，但这并不意味着在设计阶段不进行考虑，相反事先的准备是十分必要的，是在研究过程中随时调整和最终确定研究方法的基础。

对研究方法的选择主要考虑：进入现场的方式、收集资料的方法、整理和分析资料的方法以及研究结果的表述形式。

1. 进入现场的方式　进入现场的方式有很多种，如自然地进入、直接说明意图进入、隐蔽地进入等，选择何种方式进入现场，要考虑可能的影响因素。

（1）研究场所的性质：首先要分析是封闭的还是开放的场所。如是封闭的场所像个人或社会机构，就需要事先征求被研究者或他们的“守门员”（gatekeeper，守门员是指对被抽样的个体具有权威的人，他们可以决定这些个体能否参加研究。如中小学生的家长以及学校的领导和老师就是学生的守门员）的同意；如是开放的场所像商店、广场、饭店等公共场合，研究者则一般不需要获得被研究者的同意而进入现场。

（2）研究者的个人行为：进入现场的方式除了要考虑研究场所的性质外，还需考虑研究者个人的行为特点。如研究者进入食堂和超市等开放的场所观察某种行为，此时研究者需要借助摄像机来收集资料，那么研究者应该事先征求有关工作人员的同意；如只是像一般的消费者去收集资料，则不必获准同意。所以研究者的个人行为特点也是制约进入现场方式的一个因素。

2. 收集资料的方法　质性研究收集资料的方法十分丰富，如访谈、观察、实物分析、口述史、叙事分析、历史法等。在一项质性研究中，研究者通常采用多种方法收集资料。选用哪几种方法主要取决于研究的问题、目的和获得资料的可能来源等方面。

3. 整理和分析资料的方法　由于质性研究强调根据资料本身的特性进行整理和分析，所以很难在设计阶段就下定论，可以根据以往的类似研究预计资料整理和分析的方法。

4. 研究结果的表述形式　虽然很难在设计阶段对研究结果的表述形式进行确定，但是必要的预测有助于研究的进行。如估计研究的结果将以文字的形式表述，那么研究者就应该特别注意访谈资料的收集与整理；如估计研究的结果将结合图片和录像的形式表述，那么研究者就应该注意收集这些方面的资料。

（六）确定研究的评估和检测手段

除了以上的设计外，研究者还需要确定对研究质量进行检测的方法，如研究结果的真实性、可靠性、代表性以及有关伦理道德方面的问题。

以上的设计和设想是设计阶段中最基本的任务，除此之外还需要对研究的时间、人员和经费分配进行合理地安排。

总之，质性研究的设计包括很多方面，虽然有些方面无法在此阶段进行界定，但事先的预测和猜想很有必要，它能使研究者对将要开展的研究事先进行认真的思考，为具体的研究过程打下良好的基础。

二、研究方法

目前质性研究方法存在多种分类方式，按照“传统”（tradition）分类方法，质性研究包括人种学研究法、现象学研究法、根基理论研究法、历史研究法等多种研究方法，下面介绍几种常用的方法。

（一）人种学研究法

1. 概念　人种学研究法（ethnographic research）又称民族志学研究法，是一类对人类文化行为（cultural behavior）进行描述和解释的质性研究方法。这里的文化是指所有人类在后天学到的东西，包括人们的价值观、生活习俗、思维方式及其相应的行为模式等方面。研究者需要实际参与某一文化下人们的日常生活，通过深入观察和会谈，探讨一定时间内他们的生活方式或体验，并对该群体的行为进行描述和解释。

人种学按照研究的规模可分为宏观的人种学研究（macroethnography）和微观的人种学研究（microethnography）。前者倾向于研究某文化的一般性和特殊性现象，如关于内科病人出院计划工作的护理人种学研究；后者重点放在对特定的小范围内的人群进行研究，如山区10位妇女产后的健康照顾行为。人种学研究包括对文化内（emic）和文化外（etic）两个层面的研究，前者主要研究文化的内涵，后者主要比较相似文化的异同。

2. 特点　人种学研究适合研究人类全然无知的现象；适合研究整体的生活方式；适合探讨隐含于周围情形中的含义；可以收集到别的方法无法得到的文化相关情景资料。

3. 在护理学中的应用　护理人种学研究法（ethnonursing）最早由Leiniger在1985年提出，该方法着重对人们习以为常的生活方式或某种特定的文化进行系统地观察、描述、记录和分析，以研究文化对护理行为及其中的观点、信念、方法的影响，探讨护理本身的文化特性、临床过程以及护患关系等内容。护理人种学研究的目的在于发掘护理知识，促进护理专业的发展。目前，该方法已得到很好地应用，如Leiniger（1991）对人类的照顾与关怀这一复杂现象进行了人种学的研究，提出了陌生人-朋友模式、观察-参与-反应模式等。

（二）现象学研究法

现象学研究法（phenomenological research）是用来揭示人们生活经验的一种研究方法。研究者通过观察特定的现象，分析和提炼该现象中的本质要素，探讨各要素之间及其与周围情景之间的关系，对现象进行描述或解释。深入会谈法（intensive interview）是现象学研究法收集资料常用的手段。

现象学研究法最初是由 Husserl 和 Herdegger 提出，认为人类是有意识的，对存在的现象是有感知的，因此人类的任何经历和体验都具有深远意义。

现象学研究法已应用于护理研究，用来描述和解释护理现象，如 Benner（1984）对“从新护士到护理专家的实践经历”进行了研究，通过深入会谈、观察，Benner 将护理人员的发展途径分为五级，分别是新护士、入门护士、称职护士、熟练护士和护理专家，并对每阶段的特征进行了描述。

（三）根基理论研究法

根基理论研究法（grounded theory approach）是研究社会过程、社会结构以及社会发展和演化过程，通过寻找研究问题的影响因素和相关因素，对现实中的现象进行深入解释，并产生理论的一种研究方法。

该理论由社会学家 Glaser 和 Strauss 在 20 世纪 60 年代提出，以社会学中符号关联理论为基础，重视现象的关联性，注重事物的过程而不只看事物的静态情况。

采用持续比较法（constant comparative method）发展和提炼理论是根基理论研究法分析资料的独特方法。持续比较法是将观察到的行为单元反复进行比较，发掘和归纳共同的性质并提炼不同的类别，再通过不断地对照，逐渐澄清类别的范畴、定义及其类别之间的关系，直至呈现出理论。

目前，根基理论研究已成为研究护理现象的重要方法，并推动了某些现代护理理论的产生。如 Fagerhaugh 和 Strauss（1977）进行了关于疼痛管理的根基理论研究，通过研究寻求疼痛管理的新方法，并发展了医院疼痛管理的根基理论。

（四）历史研究法

历史研究法（historical research）是对过去有关资料进行系统的收集、批判性的评价，并进行综合和解释的一种研究方法。在研究的过程中，研究者力求回答与过去历史事件有关问题的原因、影响及去向，这里的历史事件是指可能对当前人类的行为及实践产生影响的过去事件。资料的收集主要是质性的，有时也会是量性的。在现代护理的发展中，历史研究法也得到了一定程度地应用，借助对过去某一特定历史片断的研究，有助于对现代护理理论、实践及其观点的理解。

历史研究法可以采用多种具体的研究方式。研究者可以采用传记的方式研究某一个体的经验或贡献；也可以研究普通人群的历史和经验，如性别、人种、阶层的历史发展；还可以对社会问题或现象的历史进行研究，如在某一特定时期流行的价值观和信念及对后来的影响。Mackintosh 曾做过有关男性在护理中地位的历史研究，研究追溯了英国男性护士存在的历史，显示男性在护理中占有一席之地，但是他们的贡献被感觉是微不足道的，这主要是由于 19 世纪女性护理运动主导地位的影响。研究指出在历史上男性有平等的历史角色，当考虑男性在护理专业中的位置时应该意识到这一点。再如 Hektor 和 Touhy 研究洗澡的历史，提出在护理患者中洗澡是否已经从艺术变为了任务。从南丁格尔时代洗澡就是日常护理的一部分，但目前发现的问题是洗澡已经只被认作是工作任务，而不再是评估患者、与患者进行交流的机会，甚至专业护士已经不做这项工作了。洗澡变成了常规的、失去个性的活动，不再是治疗性的过程。历史上护理实践中的艺术性能够帮助我们重新发现洗澡的艺术和技巧。

需要注意的是，历史研究不是文献回顾，它有特定的研究目标和研究假设，通过研究来解决问题，也就是研究过去以解释现在和未来。

第三节　影响质性研究质量的因素

与量性研究不同，影响质性研究质量的主要因素包括研究者个人因素、研究者和被研究者的关系两大方面。

一、研究者个人因素对研究的影响

研究者个人因素对研究的影响主要包括研究者的个人身份（如性别、年龄、文化背景、社会地位及人格特点等）和研究者的个人倾向（如研究者的角色意识、研究者的生活经历、研究的目的等）两大部分。

（一）研究者的个人身份

1. 性别　性别首先可以影响到研究者的选题，如男性研究者通常对宏观的政治制度和社会问题比较热衷，而女性研究者则对人的平等、人的情感比较感兴趣；其次，性别也会对具体的研究过程产生影响，如有研究表明，女性更适合从事个人访谈，这是因为女性研究者在访谈过程中更容易让人感到亲切、自如；最后，研究者和被研究者之间的性别异同也会对研究产生影响，一般来说同性别之间较容易产生认同感，不同性别之间可以相互吸引，也可以相互排斥。

2. 年龄　年龄对研究的影响也是多方面的，如年龄可以影响到研究的选题，年轻的研究者倾向于选择与青少年有关的问题，年纪大的研究者倾向于选择一些与人生晚年有关的问题；年龄还可以影响研究的具体操作，如研究者和被研究者的年龄相差太大一方面会影响访谈的正常进行，另一方面会使得隐蔽式参与观察无法进行。

3. 文化背景　文化背景对研究的影响不仅仅指一个独特个体的文化背景，还包括研究的双方所代表的国家或民族对研究的影响。如果研究者与研究对象的文化背景差异太大，就会存在研究的障碍；如果两者所处的文化或国家处于敌对状态，则研究就会更加困难，甚者无法进行。

4. 社会地位　社会地位对研究的影响主要是指研究者和被研究者的相对社会地位对研究的影响。相对社会地位主要有如下几种情况：①研究者的地位比对方高，被研究者则会表现得比较重视，并可能会出现紧张情绪；②研究者的地位比对方低，则研究者会感到比较拘谨，会担心自己的角色能否扮演好；③研究者和被研究者的地位平等，虽然双方可能会受到竞争心理的干扰，但是研究者总是希望与被研究者保持平等。

5. 人格特点　在质性研究中，由于研究者本身是一个研究工具，这个工具的内部结构和外部表现形式也会对质的研究产生影响，所以质性研究对研究者的要求较高。如威克斯认为，质性研究者除了需要掌握特定的技能外，还特别需要有耐心和智慧，善于获得对方的信任，并且愿意使自己在对方眼里看起来像一个“傻瓜”。陈向明曾总结说，一个合格的质性研究者应该有一个“简单无知”的大脑和一颗“好奇”的心。一个合格的质性研究者必须具有广博的知识、丰富的阅历、宏大的胸襟、公正的态度、高尚的品格，能够尊重并理解别人，不仅具有严谨认真的态度，还必须对人生有深刻的理解。沃克特曾对不适合做质性研究的人做了如下的描述：有权力欲望的人、期望仰仗自己的专业知识而高人一等的人、希望对他们接触的事情了如指掌的人、喜欢控制别人的人。

（二）研究者的个人倾向

1. 研究者的角色意识　研究者的角色意识是指研究者在研究中对自我形象的设计和塑造。由于研究目的不同，研究者在研究过程中会以不同的角色出现，如“学习者”、“鼓动者”或“研究者”，不同的角色决定了研究者在研究中行为的差异以及对研究结果产生的影响。“学习者”认为被研究者是自己的“老师”，认为对方不仅是一个有意识的个体，而且还是研究所需要信息的提供者；“鼓动者”也认为被研究者是一个有意识的个体，通过与被研究者之间积极、平等的对话，使其参与研究并提供信息；“研究者”则把被研究者看成研究的“对象”或“回答问题的人”，被研究者的行为受到研究者客观的不带感情色彩的研究，其作用比较被动。

2. 研究者的生活经历　主要是指与研究问题有关的生活经历及研究者对此的体验和解释。在研究的过程中，研究者往往会将自己有关的个人经历及感受带入研究中，将自己的经验与研究对象进行比较。因此研究者的生活经历会对质性研究产生影响。另外研究者在研究过程中的经历如愉快的心情、不愉快的心情也会影响研究的进行及对研究结果的解释和评价。

3. 研究者的研究目的　研究者不同的研究目的会对研究的各个环节产生影响。

总之，研究者的个人因素会对研究产生一定的影响，但是这种影响不是孤立和固定的，在对研究者的个人因素进行分析时，要从多个侧面综合地进行。

二、研究关系对研究的影响

质性研究不仅受到研究者个人因素的影响，同时也受到研究者与被研究者之间关系的影响。在质性研究中，研究的问题和方法都是从研究者与被研究者的关系中演化而来，研究的结果也依赖于双方互动的方式。在研究的过程中，研究的双方可能同时或在不同的时刻拥有不同的角色或多重角色，不同的角色可导致不同的互动方式。研究者相对于被研究者来说是“局内人”还是“局外人”，在研究关系中占有重要地位。

1. 局内人（insiders）　局内人是指那些与研究对象同属于一个文化群体的人，他们享有共同的或类似的价值观念、生活习惯或行为方式。

一般来说，研究者作为局内人，可以比较容易地理解当地人的思维方式、行为意义以及情感的表达方式。对很多事情，被研究者不需要进行详细的描述和解释，研究者就能心领神会。但局内人的情景也会对研究产生不利的影响，如研究者因与被研究者拥有同一文化而看不到本文化的特点，失去了研究所需要的距离，可能会对一些常用的语言或行为习以为常，对其中隐含的意义失去敏感，同时可能会对被研究者个体的独特之处视而不见。

2. 局外人（outsiders）　局外人是指那些处在某一文化群体之外的人，他们与这一群体有不同的生活体验，只能通过外部观察和倾听来了解他们的行为和想法。作为局外人可以在研究中与研究现象保持一定的距离，比作为局内人的研究者更容易看到事情的整体结构和发展脉络。出于文化上的差异，局外人可能会对一些局内人认为理所当然的事情产生好奇，进而进行探究。另外作为局外人，通常不会对局内发生的事情过分冲动，因而容易在研究中保持一种相对客观的心态，有利于研究。但是作为局外人也有其难处，由于没有长期在本地文化中生活的经历，所以就很难对当地的社会结构、行为规则及社会事件中隐含的微妙意义有深刻的理解。

总之，不论作为局内人还是局外人，都有其利弊，并且还会受到研究关系的公开程度、亲疏程度的影响。

质性研究和量性研究同属于科学研究，在护理研究领域均有重要地位和作用。在某些研究中，可以同时应用质性研究和量性研究，这样的研究称为合众研究（triangulation）。如Morse曾用这一方法研究不同文化背景下女性所经历的分娩痛苦的研究，先用质性研究理解分娩文化，然后用量性研究测量痛苦的程度，验证假设。

这两种研究方法相结合有很多的好处：首先，在同一研究中使用这两种方法，可以同时在不同的层面和角度对同一研究问题进行探讨；其次，如果一个研究中包含一系列子问题，研究者就可以选用不同的方法对它们进行研究；再次，在同一研究中选用不同的研究方法可以更灵活地进行研究设计，解决实际的问题；最后，同时使用这两种方法可以对研究结果进行相关的检验，有利于提高研究结果的可靠性。

由此可以看出，质性研究和量性研究两者既可以独立应用，也可以相互结合，共同促进现代护理专业的发展。

小　结

1. 质性研究同量性研究一样也是一种科学的研究方法，在护理科研中占有重要地位。它是以研究者本人作为研究工具，在自然情境下采用多种资料收集方法对社会现象进行整体性探究，使用归纳法分析资料和形成理论，通过与研究对象互动，对其行为和意义建构获得解释性理解的一种活动。

2. 与量性研究相比，质性研究的设计既非要不可，又必须十分灵活。研究者对研究的整体计划及原则性问题必须事先进行深思熟虑，然后根据研究的具体情况，在研究的过程中进行相应的调整和修改。

3. 常见的质性研究方法包括人种学研究方法、根基理论研究方法、现象学研究方法和历史研究方法。

4. 影响质性研究的常见因素有研究者的个人因素和研究关系。

5. 质性研究和量性研究各有利弊，两者可以取长补短，应用于同一个研究中。

（厉萍）

第七章　抽样设计

抽样是一个复杂的、专业化的过程。质性研究和量性研究的抽样过程不同。在量性研究中，研究者事先制定抽样计划，包括抽样方法和样本含量，目的是使所抽取样本的实验结果能代表总体。在质性研究中，研究者真正关心的是对某一现象的理解，因此应根据理论和信息的需要选取样本，更典型的是其事先无需制定抽样计划，而是在研究的过程中随时决定选取什么样的样本。

第一节　量性研究抽样

量性研究的抽样首先需要确定研究的总体，其次是确定具体的抽样方法和样本含量。常用的抽样方法包括概率抽样和非概率抽样两大类。研究者可以根据研究的需要并结合总体的分布特点，选用不同的抽样方法。

一、概念

（一）总体

任何研究都必须首先确定观察单位，亦称个体，它是研究中最基本的单位。如研究我国本科毕业的护士，那么每个本科毕业的护士就是观察单位。总体（population）就是根据研究目的确定的具有相同性质的个体所构成的全体。如上例，所有的本科毕业的护士组成研究的总体。总体不仅只限于由人组成，还可以是医院的病历、血液标本、学校等等。

总体可以分为可及总体（accessible population）和目标总体（target population）。可及总体是符合规定标准的个体的集合并且可以直接获得，而目标总体是研究者希望能将研究的结果普遍化和推广的总体。研究者一般是从可及总体中获得样本并将研究结果推广到目标总体。

总体还可分为有限总体和无限总体。有限总体是指该总体包含的个体数目是有限的。如调查某社区 5 岁儿童的龋齿情况，那么该总体就是一个有限总体。无限总体是指组成总体的个体数目是无限的，没有时间和空间的限制。如研究糖尿病病人的自我护理能力，组成该总体的糖尿病病人的数目是无限的。

制定总体的标准（eligibility criteria）包括两种形式，一种是规定纳入的标准，如总体包括本科学历以上的护士；另外一种是规定排除的标准，如总体规定不包括中专毕业的护士。在制定总体的标准时，还要结合现实生活中的一些实际情况，如经费、收集资料的困难程度、某些个体是否有能力参与到研究中等方面进行考虑。

（二）样本

一般来说，研究者不可能对总体中的所有个体进行研究，大多是从总体中选取具有代表性的一部分个体进行研究，并希望将研究的结果推论到总体。从总体中抽取的部分个体就是样本（sample）。

（三）抽样

从总体中选取样本的过程就是抽样（sampling）。包括概率抽样和非概率抽样两大类方法。

（四）样本含量

一个样本中可以含有不同的个体数，每个样本所包含的个体数目称为样本含量（sampling size）或样本大小。

（五）层

层的含义是指一个总体以某种特定的标准分为互相不包含的部分，如研究某医院的全部护士，可以根据性别将护士分为男护士和女护士两个层次，还可以根据职称将护士分为高级职称、中级职称和初级职称三个层次。分层是抽样过程中常用的方法，可以提高样本对总体的代表性。

二、抽样方法

（一）概率抽样

概率抽样（probability sampling）是用随机的方法抽取样本，每个研究个体都有相等的概率被抽中。概率抽样的常用方法包括以下五种：单纯随机抽样、系统抽样、分层抽样、整群抽样和多阶段抽样。

1. 单纯随机抽样（simple random sampling）　又称简单随机抽样，是最基本的抽样方法，其他较复杂的抽样方法都具有单纯随机抽样的特点。它是对总体中所有研究对象不进行任何分组、排列，按照完全随机的原则抽取样本，也就是总体中每个研究个体被选入样本的概率完全相同。具体方法是：先将总体的全部研究个体统一编号，再用抽签法或随机数字表法，随机抽取部分个体组成样本。

（1）抽签法：

【例 7-1】欲在某地进行医院护理质量的调查。该地各类医院共有 100 所，拟选用单纯随机抽样方法调查 40 所医院。具体做法是：先将 100 所医院以任意顺序编号为 1～100，并做成签，充分混合后，随机抽取 40 个签，与这 40 个签号相对应的医院就是要调查的医院。抽签法比较简便，随时可用，几乎不需要专门的工具。

（2）随机数字表法：

【例 7-2】要了解某高校护理专业 500 名学生的成就动机，拟选用随机数字表法选取 100 人进行调查。具体做法是：首先将 500 名学生按任意顺序编号为 1～500，然后在随机数字表中任意指定一个数字，以三个数字为一组或选用后三位，向任何一个方向摘录数字，这三位数中凡是大于 500 的均减掉 500，凡后面出现与前面数字相同者弃去，直至选够 100 个为止，这些数字对应的学生就是所要抽取的样本。

随机数字表（见本章附表）是一种由许多随机数字排列起来的表格。它的使用方法很多，正确使用随机数字表能保证抽样的随机性。

单纯随机抽样方法简单易行，但当总体含量较大时，因要对所有的研究对象一一编号，故费时、费力，而且实际工作中往往也难以办到。同时，抽出的样本可能会相对集中，或间隔过大。另外，当总体内差异较大时，样本的代表性难以保证。因此，它只适用于总体含量不大，且研究对象间变异不甚显著的情况。

2. 系统抽样（systematic sampling）　又称等距抽样或机械抽样。它是将总体的各调查对象按照与调查内容无关的某一特征（如时间、空间等）进行排列、编号，按一定的间隔

（即抽样距离K）抽取样本。抽样距离由总体所含个体数（N）除以样本所需单位数（n）而得，即K＝N/n。第1个调查单位k在第1个抽样距离内按照随机原则抽取，以后的调查单位的点依次加上抽样间隔，直至选够规定的样本数。

【例7-3】欲调查某医院护士从业心理。该医院护士总数为350名，欲选取35名护士组成样本。依据系统抽样的方法，可知总体含量N为350，样本含量n为35，推算出抽样距离K为350/35＝10。以任意顺序将所有护士进行编号，先在1～10之间以单纯随机抽样的方法确定一个数字H，如H＝5，则第2个点的编号为5＋10＝15，第3个点的编号为15＋10＝25……依此类推，最后抽出的第35个点的编号为345。

等距抽样是单纯随机抽样的简单变种，同样适用于总体含量不大且内部差异小的调查对象。与单纯随机抽样相比较，它更易实施，且样本分布更为均匀，误差也相对较小。但其前提是总体的个体顺序不能有周期性排列或规律分布，否则会降低样本的代表性，产生一定的偏差。如对学生在校成绩进行抽样调查，现按学号进行系统抽样，若学号是按入学成绩由高到低编制的，由于入学成绩与在校学习成绩有一定的关系，此时的系统抽样就可能产生明显的误差，所得的样本对总体缺乏代表性。因此，在使用等距抽样时，一定要仔细考虑总体的排列状况和抽样距离，若原有的排列次序可能导致抽样失败，应打乱原有次序或改用其他抽样方法。

3. 分层抽样（stratified sampling）　它是将总体按研究的有关因素或某种特征划分为若干组别、类型或区域等（统计学上称之为“层”，strata），然后在各层次中按比例、以随机的方法抽取一定数量的样本。

【例7-4】欲调查某综合医院护理人员的知识结构。该院共有护理人员300名，其中副主任护师及以上10名，主管护师90名，护士200名，取样本含量为60。按照各职称人员在总体中所占的比例抽取样本，则应抽取各层的观察单位数依次为副主任护师及以上2名、主管护师18名、护士40名，由这些不同层次的人员共同组成最终样本。

分层抽样是建立在按标准分组和随机原则相结合的科学基础上，它克服了单纯随机抽样和等距抽样的缺点，按群体特征分配样本数，使样本结构更接近于总体，因而误差小、代表性较强；同时还可深入了解各层次的情况，有利于进行层次间的比较和分析；并可根据层的特点，采用不同的抽样方法。分层抽样适用于总体含量大、构成复杂且内部差异明显的总体研究。

4. 整群抽样（cluster sampling）　又称聚类抽样。它是将调查总体按照某种标准划分为若干个群（又称为初级抽样单位，primary sampling units），每个群作为一个抽样单位，然后将这些群进行编号，再按照单纯随机抽样的方法抽取所需群数，对被抽出的群中所有观察单位组成的样本进行调查。

【例7-5】欲在某地进行“外科手术患者的术前心理反应”的调查，拟抽取6个外科科室的所有患者组成样本。可先在选定的医院中将所有外科手术科室进行编号，然后以随机抽样的方法抽取，所抽取的科室中所有的手术患者组成样本。

整群抽样的优点是被调查的单位集中，易于组织、观察，且较为节省人力、物力和财力。且群间差异越小，抽取的群越多，准确性越好。即使群内的差异明显，但因群内包含了总体中的各种样本，以群为抽样单位时仍能保证其所得样本的代表性。如上例中各科室的整体情况大致相同，而各科室中又同时包含了所要调查的各种类型的患者，如老人、儿童、男性、女性及各种手术类型。因此，所抽取样本的代表性也是可信的。

整群抽样在下面的两种情况下使用：第一种情况是由于时间等问题，不能进行简单随机抽样和分层随机抽样；第二种情况是组成总体的个体不明确，无法获得总体中所有个体的名单。

与其他抽样方法比较，当样本含量相同时，整群抽样的样本分布可能不够均匀，误差也略大，其代表性也会受到影响。尽管有一定的局限性，但由于实施方便，整群抽样在大规模的调查中仍经常被采用。

5. 多阶段抽样（multistage sampling） 前述的四种基本抽样方法都是通过一次抽样产生一个完整的样本，称为单阶段抽样。而在实际研究过程中，往往是面临的总体非常庞大，情况复杂，观察单位很多，而且分布面广，很难通过一次抽样产生完整的样本，因此需要根据实际情况将整个抽样过程分为若干阶段进行。

一般来说，多阶段抽样是在整群抽样的基础上，再用适当的方法在抽出的群中继续抽样，直至抽出最终样本。具体方法为第一阶段采用随机的整群抽样，抽出的样本为初级抽样单位；第二阶段及以后的各阶段根据抽取的群中所含观察单位数目的多少按比例分配样本名额，即采用概率比例抽样的方法进行，抽出的样本即为二级抽样单位；还可进一步进行抽样，直至抽出所需的最终样本。显然，在多阶段抽样中，各阶段的抽样单位是不同的，而后阶段的抽样都要具备一个前阶段抽出单位内、供本阶段抽样使用的具体名单或编号，即抽样框架（frame）。各阶段的抽样都要建立一个完整的抽样框架。

【例 7-6】调查某县农村人口血吸虫的感染率，从全县 30 个乡中随机抽取 10 个乡，对这 10 个乡的全部居民均作调查，这是整群抽样，也就是只作了单一阶段的抽样。如果再从已抽出的 10 个乡中分别随机抽取部分居民作调查，这就是二阶段抽样，这里的每个乡称为一级抽样单位或初级抽样单位，每个居民称为二级单位。推而广之，还可从已抽出的 10 个乡中，随机抽取若干村，再从已抽取的若干村中分别选取若干居民作调查，这就是三阶段抽样。这里的每个乡是一级抽样单位，每个村为二级抽样单位，每个居民称为三级抽样单位。仿此，还可作更多阶段的抽样。

【例 7-7】拟进行某地在校儿童沙眼发病率及病因调查。该地共有小学 78 所，在校学生 46800 名，预计样本含量为 5000 名，分别在 20 所小学抽取。首先将所有小学进行编号，用单纯随机或分层抽样的方法抽取 20 个初级抽样单位；然后根据各小学在校学生数在总体中所占的比例确定欲抽取人数。抽取最终样本可以整群抽样的方法以班为抽样单位进行，也可直接依据学校花名册或学号随机抽取。

在实际工作中经常采用多阶段抽样的方法。首先，由于在客观实际中存在着许多可供多阶段抽样使用的自然分段。如前例中的区—学校—班级—同学；区—医院—科室—患者等；其次，从精确性来看，当样本含量一定后，多阶段抽样的观察单位在总体中较为分散，比抽取较大的整群精确性更高。同时，由于在各个阶段还可根据具体情况灵活选用不同的抽样方法，因而能够综合各种抽样方法的优点，提高样本的质量。因此，特别适用于调查范围大、个体数目多、情况复杂的调查总体。缺点是由于在每一阶段的抽样中都有可能产生误差，增加了产生误差的机会，在实际应用中应注意避免。

概率抽样是唯一能获得对总体具有代表性样本的方法。由于每个个体都有相等的机会被抽取，因此通过样本所得到的结果能很好地代表总体。此外研究者还可借此估计抽样误差的大小。

概率抽样最大的缺点是它的不方便性和复杂性。除非总体被局限在一个很小的范围，否则研究者要采用概率抽样的方法是很困难的。总而言之，概率抽样是最好、最独特的获取样本的方法，但在某些情况下是不实用的。

（二）非概率抽样

非概率抽样（nonprobability sampling）是指抽样时没有采取随机的方法，也就是说每个研究个体进入样本的几率是不均等的。显然非概率抽样在抽样的正确性和样本的代表性方面不如概率抽样，但是许多专业包括护理专业仍较多地应用非概率抽样。非概率抽样主要有以下四种方法：方便抽样、配额抽样、主观抽样和网络抽样。

1. 方便抽样（convenience sampling）　是指用最容易找到的人或物作为研究对象，如教师用本校的学生，护士调查本病房的患者等。方便抽样的样本并非必须是研究者熟悉的个体，比如在街道的拐角碰到一个陌生人做访谈也是方便抽样。有些时候研究者通过报纸、医院、超市、聊天室等方式寻找具有某些特征的样本，也属方便抽样。方便抽样的优点是简便、易行。其缺点是抽到的样本不一定能代表总体，会造成较大的偏差。方便抽样是准确性和代表性最差的一种抽样方法，应尽量避免使用。如果只能使用这种方法，在分析结果时，应特别慎重。

2. 配额抽样（quota sampling）　是指研究者根据总体具有层的特性，利用各层的构成比抽取与总体相似的样本。

【例 7-8】研究者想调查护生对护士角色的看法，准备抽取 40 人的样本。某护理学院的学生共 200 人，一、二、三、四年级分别占 20％ 、25％、30％、25％，进行配额抽样，从一、二、三、四年级分别抽取 8 人、10 人、12 人、10 人，至于选谁不是随机的。

配额抽样是在方便抽样的基础上增加了分层配额的抽样策略，确保在方便抽样中被排除在外的个体能进入样本。除此之外，配额抽样的过程与方便抽样是相同的，没有采取随机的方法抽样，所以它的缺点与方便抽样相同。

3. 主观抽样（purposive sampling，judgmental sampling）　是指研究者依据自己的专业知识和经验以及对调查总体的了解，有意识地选择研究对象。护理研究中经常运用这种方法，如调查冠心病患者接受冠状动脉搭桥术的情况，可以从开展该项手术的医院中选择调查对象。

这种方法虽然没有采取随机抽样，但仍有很强的实用性，适合检验某种新的技术措施，在探索性、前瞻性研究中比较常用。其缺点是没有客观的指标来判断所抽的样本是否真的具有代表性。

4. 网络抽样（network sampling）　也称滚雪球抽样（snowball sampling），是指利用社会网络的优势和朋友间具有共性的特点进行抽样。具体方法是：先访问具有代表性的某人，然后由被访者推荐，访问第二人，访问第二人后，由第二人推荐，再访问第三人，如此继续下去，像滚雪球一样，逐渐增加样本人数，从而达到研究目的。

网络抽样在寻找某些特殊总体中的个体时非常有用，如酗酒者、药物滥用者、离婚者、丧偶者等，因为这些个体一般不愿意让人们了解他们，很难找到。

在抽样调查的实际工作中，往往根据具体情况灵活地选择抽样方法，并把它们巧妙地结合起来，以达到提高样本代表性的目的。

三、样本含量的估计

在某项科研中到底需要多大的样本含量才合适呢？这是研究者在设计时需要慎重考虑的

问题。一般来说，样本含量太少，所得的指标不够稳定，结论也缺乏充分的证据；而样本含量太大，会增加实际工作的难度，不易做到对研究条件的严格控制，还造成不必要的人力物力浪费。

样本含量的估计不是一个简单的公式就能解决问题，涉及比较复杂的方法和原理，在本节中省略，读者可参阅相关的统计书籍，但是对样本含量进行估计时首先要确定以下四个指标：

1. 检验水平 α　即研究中允许的第一类错误的概率。α 值越小，所需要的样本含量越大，α 通常取 0.05 或 0.01，并应明确是单侧还是双侧检验。

2. 检验效能（$1-\beta$）　β 为第二类错误的概率，是指可能发生的假阴性错误的概率。$1-\beta$ 是在特定的 α 水准下，若总体间确实存在差异，该项研究能发现此差异的概率。$1-\beta$ 越大，所需的样本含量越大，如果取 β 为 0.2，此时检验效能为 0.8，一般检验效能不应低于 0.75，β 通常取 0.05 或 0.10。

3. 容许误差 δ　即样本均数与总体均数的差值所容许的程度，常取可信区间长度之半。在其他条件确定的情况下，容许误差越小，样本含量越大；反之，容许误差越大，样本含量越小。

4. 总体标准差 σ　α、β 和 δ 根据需要由研究者规定，总体标准差则由研究者事先做出估计，可从以下几种途径中获取：①前人所做的类似研究资料。②自己做的预试验。③在研究工作进行的过程中做出相应的估计。一般来说，在其他条件相同的情况下，σ 越大，所需样本含量越大；反之 σ 越小，所需样本含量越小。

第二节　质性研究抽样

一、意义

质性研究一般选用小样本和非随机的样本，但这并不意味着研究者不关心样本的质量，相反，他们是选用不同于量性研究的标准去选择研究的个体。

在量性研究中，研究者关心测量工具的属性及总体内的相互关系，目的是确保测量的准确性和样本对总体的代表性。而在质性研究中，主要目的是为了透过事物的外在，深入认识事物，揭示事物的内涵。因此，质性研究者在各种类型的抽样过程中都会首先考虑以下几个问题：谁能为本研究提供最丰富的信息来源？为了能扩大和加深研究者对某一现象的理解，谁是访谈和观察的首要对象？此外选择研究的场所以提供丰富的潜在信息也是重要的不可缺少的一步。

在研究过程中，还会出现新的抽样问题，如谁能证实、确认研究者的理解是否正确？谁能挑战、修订或丰富研究者的理解？由此可见，抽样设计贯穿于整个质性研究过程。

二、抽样方法

质性研究者通常不选用概率抽样。一个随机选取的样本不能满足研究的真正需要，质性研究需要的是能提供丰富信息、有知识、有思想并且能随时沟通的个体。

质性研究常选用的抽样方法包括：方便抽样、滚雪球抽样、主观抽样和理论抽样。

1. 方便抽样（convenience sampling）　质性研究经常会从方便抽样入手，这些个体常被称为志愿者样本（volunteer sample）。如欲研究夜里经常做噩梦的人的体验，研究者常常很难获得这类群体的总体。在这样的情形下，研究者会通过海报、报纸或网络联系这类患者。

方便抽样虽然容易、有效，但总的来说不能作为一种很好的质性研究的抽样方法。质性研究的关键是从少量的样本中获得尽可能多的信息，而方便抽样可能达不到这一要求。尽管这样，方便抽样仍可以作为一种经济和容易的方式应用于研究的起始阶段，在资料收集的过程中可以选用其他的抽样方法。

2. 滚雪球抽样（snowball sampling）　质性研究者也常选用滚雪球抽样，让早期的已参与研究的被试提供新的被试。这种抽样方法有时也称为提名抽样，因为它是依靠已进入研究的个体去提名还未进入研究的其他个体。研究者通过这种方法可以很容易地得到那些难以寻找和鉴别的个体。

与方便抽样相比，滚雪球抽样具有明显的优势。首先是它的有效和实用性；其次，因为有了被试的推荐和介绍，研究者可以在很短的时间内与新的被试建立信任关系；最后，研究者可以很容易地界定新被试的入选条件。如对做噩梦的群体的研究中，研究者可以让被试按照不同的标准加入不同的小组，如年龄、人种、社会地位等等。

采用滚雪球抽样的方法，可能会使提名的被试局限在一个很小的熟人范围内；另外，被试的质量如何还取决于被试是否对研究者信任以及是否愿意合作等，这就是滚雪球抽样的不足之处，在应用时应力求克服。

3. 主观抽样（purposive sampling）　主观抽样也称立意取样。正如前面所言质性研究的抽样一般开始于志愿者，随后会采用滚雪球的方法来补充新的被试，但是大多数的质性研究最终会有目的地选取研究对象，因为这样对研究最有益。这种有目的地选取研究对象的过程就是主观抽样。

在主观抽样过程中，研究者需要借用一些抽样策略：①尽可能扩大抽样范围。一方面确保使抽取的样本代表不同的背景，如性别、贫富等；另一方面，可以选到具有不同观点的个体，有利于研究者对已有的观念进行质疑。②选用同质的样本。研究者规定具体的纳入标准，主要用于对某一特定群体的研究。在小组访谈过程中也常考虑到这一点。③极端的或反常个体的抽样过程。通过这种抽样可以深入了解这些极端个体（如取得突出成绩的人、遭到惨败的人）。当然，有些个体可以加深我们对某一现象的理解，但有些个体会对我们深入理解某一现象造成破坏。

4. 理论抽样（theoretical sampling）　理论抽样是经常应用于根基理论研究的一种抽样方法。Glaser（1978）对理论抽样的定义是：理论抽样是在为建立理论而进行资料收集的过程中进行的，分析者通过对资料的收集、编码和分析来决定下一步要收集的资料以及如何去获得这些样本，目的是进一步发展这一理论。理论抽样的过程受到理论建立过程的控制，理论抽样不是单一和单向的，而是一种复杂的抽样技术，需要研究者在反复分析资料的过程中通过多种线路和方向进行，直到某一理论的出现。

Glaser 强调理论抽样不同于主观抽样。理论抽样的目的是为了揭示各种独立理论的种类及其各自的特征，在此基础上探索其相互关系。在理论抽样过程中一个最基本的问题是：哪一个群体或子群体首先被抽样以及后续的抽样顺序。这些群体不是在研究之前就选好的，而是在发展理论的过程中根据需要而定的，此过程体现了研究者的水平，同时也决定了该研究中理论发展的水准。

三、样本含量的估计

在质性研究中，对样本的含量没有统一的标准，样本含量的大小主要取决于研究的目的、信息提供者的质量和不同的抽样策略。如在总体变异较大的情况下所需要的样本含量要多于对典型个案的研究。

总之，在质性研究中，样本含量取决于研究者希望获得信息的多少。一个基本规则就是达到资料饱和（data saturation）。所谓资料饱和就是抽样过程一直持续到没有新的信息可以获得并且出现了重复信息的一种情形。Morse 认为达到资料饱和所需要的样本含量取决于一些因素，如，研究问题的范围越广，需要的参与者就会越多；同时资料的质量也影响到样本含量，如参与者能很好地提供信息，所需要的样本含量相对就会减少。

四、评价

在质性研究中，对抽样计划的评价主要包括两个方面，即充分性和正确性。充分性是指样本所提供的资料是否充分和有效，有没有漏洞或薄弱点；正确性主要是指选取样本的方法是否合适。一个好的样本是能够根据研究的要求提供丰富的信息，假如选取的样本中包括不一致甚至矛盾的个体将不能满足研究的要求。

小　结

1. 质性研究和量性研究存在着不同的抽样过程。在量性研究中，研究者事先制定抽样计划，然后按照抽样计划选取样本；在质性研究中，研究者根据理论和信息的需要选取样本，在研究过程中随时决定选取什么样的样本。

2. 量性研究的抽样方法包括概率抽样和非概率抽样两大类。概率抽样包括单纯随机抽样、系统抽样、分层抽样、整群抽样和多阶段抽样，非概率抽样包括方便抽样、配额抽样、主观抽样和网络抽样。

3. 质性研究的抽样主要是非概率抽样，主要包括方便抽样、滚雪球抽样、主观抽样和理论抽样。

（厉萍）

附表　随机数字表

03 47 43 73	36 96 47 36	46 96 63 71	33 26 16 80	60 11 14 10
97 74 24 67	42 81 14 57	42 53 32 37	27 07 36 08	24 51 79 89
55 59 36 64	89 99 63 58	32 09 06 07	23 51 48 78	12 20 03 06
14 18 52 63	01 36 54 21	54 78 89 56	12 32 56 87	54 78 85 25
19 18 25 56	44 39 52 38	27 88 97 54	59 56 78 06	90 96 23 70
84 75 95 65	08 02 73 42	55 41 87 85	52 91 05 70	00 88 75 18
07 41 25 65	21 76 33 50	82 97 77 77	90 96 59 87	91 25 38 05
25 68 95 35	87 35 20 96	87 59 36 22	15 29 39 39	72 23 63 46
14 90 84 45	00 23 52 84	39 00 03 06	07 19 00 71	64 05 71 95
66 67 40 67	56 54 52 01	74 94 80 04	04 33 46 09	04 33 46 09
11 27 94 06	08 96 56 45	09 79 13 77	44 22 78 89	97 60 49 04
11 05 65 09	23 20 25 45	17 53 77 58	16 64 36 16	86 20 50 90
33 96 02 75	05 07 30 52	37 35 99 49	37 00 49 52	13 70 27 14
19 06 09 19	10 45 65 04	57 22 77 16	85 66 60 44	59 56 78 06
68 49 60 10	70 29 17 12	00 45 59 34	38 63 88 11	40 78 33 89
10 45 65 04	13 56 62 18	68 49 20 15	80 68 34 30	48 51 84 08
13 07 51 49	56 02 42 51	51 21 30 02	64 19 87 82	27 55 26 80
58 69 52 35	02 03 99 87	54 84 95 02	02 23 22 65	32 51 44 08
48 78 52 02	01 11 51 48	02 55 87 98	74 85 98 66	47 05 09 36
30 20 51 85	89 63 54 21	63 25 16 45	21 54 84 78	54 65 87 06
58 45 96 82	31 65 82 02	07 60 63 92	22 35 85 15	31 99 73 68
25 36 11 84	12 14 54 28	88 47 22 66	13 09 98 42	90 35 57 29
69 35 01 30	06 35 15 84	24 30 12 48	61 76 62 99	35 80 07 31
08 05 32 21	81 91 72 83	60 58 22 66	59 65 78 52	05 06 27 54
35 26 15 47	59 35 19 18	20 40 10 98	88 75 22 04	16 04 61 78
23 52 07 09	91 80 76 37	04 05 20 10	95 09 72 87	48 51 74 65
65 32 15 29	47 71 70 07	66 33 54 41	90 16 04 97	57 19 02 85
29 38 19 24	25 02 09 06	20 40 10 98	96 93 52 44	76 58 25 02

第八章　科研资料收集的方法

在护理研究过程中，根据研究目的，研究者应用科学和系统的方法进行资料的收集和整理，以便对资料进行深入的分析，从中获得相应的科研结论。收集资料是一个经周密设计通过不同方法从研究对象处取得数据和资料的过程，是整个研究过程中很具体的工作环节。对所收集到的资料进行处理，并经综合分析，可以从中得出某些理性的认识。资料的真实和准确与否直接关系到研究结果的真实性和科学性，所以应严格按照设计方案规定的方法和要求，进行资料的收集。

第一节　问卷调查法

问卷调查法是研究者将所需的信息以问卷（questionnaire）或表格的方式表达出来，通过询问研究对象或让其自己填写而获得资料的方法。可以采用公认的量表或自行设计的问卷进行资料的收集。在确定研究工具时，根据研究目的先要查询有无与所要研究课题的目的相一致的量表或问卷。如果可能，尽量使用现成的量表或问卷进行数据的收集。

一、量表

量表（scale）是由一组封闭式问题组成的以评分方式衡量人们态度和行为的工具。在护理研究中经常会用到一些公认的量表，如研究癌症患者生活质量的量表，研究焦虑状态的焦虑自评量表等。需要注意的是，在使用公认的量表时，应考虑量表的来源、使用方法、评分标准、在国内外的使用情况以及量表的信度和效度指标等。

二、自设问卷

在没有找到符合研究目的的量表或现存问卷的情况下，则需自行编制新的问卷。一份完整的问卷应包括指导语、填表说明和问题三个部分。

（一）指导语

指导语是指在问卷的首页上给调查对象的简短说明或调查员的自我介绍。它主要包括调查者的身份、调查目的和意义、内容和要求以及匿名保证等内容。通过指导语，可以使被调查对象了解研究的目的和意义，激励其社会责任感；同时，调查者的身份以及联系方式的介绍、匿名保证等，可以增加被调查对象的安全感，使其乐于合作。下面是一个有关指导语的例子：

您好！我是×××单位的工作人员。为了更好地了解哮喘患者居家自我护理的情况，以便对哮喘患者进行更有效的健康教育指导，我们衷心希望能得到您的帮助，请您花一点时间填写这份问卷。希望您能按照题目的要求，做出自己的选择。填写时不必填写姓名。本问卷不会交给任何无关人员，不会影响您的任何治疗和护理，请您消除顾虑。谢谢您的合作！

我们的联系电话是×××，有问题请及时与我们联系！

（二）填表说明

填表说明的作用是解释问卷中某些指标的含义，并指导被调查者或调查者如何填写。有些问卷将此内容写在说明信中。

（三）问题部分

1. 问题的构建　首先要根据自己的研究目的，在查阅大量相关文献并结合自己专业知识及理论框架的基础上，列出想要调查的几个大的方面的问题。例如，想要研究哮喘患者的自理行为，可以将自理行为分为饮食、用药、环境管理、体育锻炼、症状监测等几大方面。然后运用多个具体的小问题进一步说明每个方面的内容。如环境管理方面的内容，就可以用询问患者扫地的方式、扫床的方式、是否养宠物、是否经常晾晒被褥等小问题进行进一步的展开。开始时不用考虑用词是否恰当，是否类似或重复等，尽可能写下每个大题目下可能包含的小题目。题目越具体、周全，结果判断就越准确和有说服力，就越易于深入分析。最后对问题进行组合、整理和精选，根据研究目的和相关理论框架，将问题分为重要的和次要的，必须问的和可以删减的及需要补充的问题等，如此就可逐步组成问卷初稿。将问卷初稿用于小规模的预调查，以发现问卷中存在的问题以及在实际应用中可能遇到的问题等，并根据反馈的信息来修改问卷。

2. 问题的类型

(1) 开放式问题（open-ended question）：是指只提出问题，不设立备选答案，被调查对象根据自己的情况进行自由的回答。例如："您如何看待艾滋病?"开放式问题适用于探索性研究。由于让被调查对象自由回答，其可充分发挥自己的看法，能提供较深入的信息，有时可得到研究者意想不到的答案。但是由于被调查对象文化水平、知识层次不同，对问题的认知存在较大的差异，调查结果不易标准化，不便于进行统计学分析，需要研究者对资料进行进一步的整理和归纳。开放式问题的回答，花费时间相对较多，且易产生拒答现象。

(2) 闭合式问题（close-ended question）：是指在每个问题的后面附设备选答案，被调查对象可根据自己的情况选择填写。

【例 8-1】您认为吸烟对身体有害吗? A. 有危害　B. 无危害　C. 无所谓

闭合式问题的编写格式又可分为多种：

①两分制式：又称是非式或二项式，答案以"是"、"否"的回答方式表示。此种类型的问题往往适合收集事实性信息，也适合收集小儿的资料。

【例 8-2】艾滋病可以通过握手的方式传染　　是　　否

②单选式：被调查者只能选择一个备选答案。

【例 8-3】你对于目前的护理质量满意吗?

A. 非常满意　B. 满意　C. 一般　D. 不满意　E. 非常不满意

③多选式：被调查者可以选择一个或多个备选答案，适合于收集态度和意见方面的资料。

【例 8-4】您希望通过下列哪些途径获得哮喘疾病的相关信息?（可选多项）

A. 宣传手册　B. 电话咨询　C. 定期家访　D. 专家门诊

E. 电视、广播　F. 其他__________

④排序式：要求被调查者对所列的选择项目按某种程度排序。

【例 8-5】目前有很多种对病人进行宣教的方式，请你按自己的观点将下列方式从最喜欢到最不喜欢排序：

（ ）一对一讲解

（ ）3～5 个病人坐在一起共同讲解

（ ）用录像带等电化媒介进行宣教

（ ）用书本等宣教资料自学

⑤等级式：要求研究对象在一个有序排列的等级上进行选择，一般分为 7、9、11 个奇数项的等级，以便有中位点。

【例 8-6】以下从 0～10 表示护士对其工作的满意程度。0 为最不满意，10 为最满意，请问您对目前工作的满意程度处于哪一点上：

0 1 2 3 4 5 6 7 8 9 10

工作环境 |----|----|----|----|----|----|----|----|----|----|

人际关系 |----|----|----|----|----|----|----|----|----|----|

收入 |----|----|----|----|----|----|----|----|----|----|

学习机会 |----|----|----|----|----|----|----|----|----|----|

闭合式问题由于回答是标准化的，因此易于统计分析。又因为回答相对简单，问卷应答率高。对于某些敏感性问题，如收入、性生活情况等，闭合式问题更容易获得较为真实的答案。然而由于闭合式问题的答案较为固定，被调查者的创造性被限制了，不利于发现新问题。当其对所列举的问题或答案不理解或不完全理解，或者答案中没有一个符合研究对象的意愿，而又必须在其中选择某一个时，可能就会盲目填写，易使资料产生偏倚。

总之，在选择具体问题形式时，应根据问题的性质和敏感程度、研究对象的表达能力、资料收集的时间等因素选择合适的形式，开放式问题和闭合式问题应该互为补充。

3. 问题的数目　问卷中问题的数目不能一概而论，根据心理学知识，一般以回答者在 30 分钟左右能够答完为度，最长不能超过 45 分钟。儿童问卷一般不超过 15 分钟。如果调查时间过长，被调查者会感觉疲劳，出现烦躁、焦虑等心理改变，不能继续客观准确地回答问题，这将大大影响调查资料的质量。在预调查中可以对调查问卷的长度是否合适进行检验。

4. 问题的排列顺序　问卷中问题排列的顺序也有一定的规则，其目的是便于回答者思考，减少拒答的可能性。①容易回答的问题在前，如年龄、性别、学历、职业等；难回答的问题在后，如对于某些事物的看法、对于某种知识的掌握等。②问题按一定的逻辑顺序排列，同类问题、有关联的问题放在一起；时间也应按一定顺序排列，或由远至近，或由近至远。③敏感问题排在后面，如有关个人隐私的问题，如果此类问题放在前面，回答者可能会产生反感，因而拒绝回答。④封闭式问题相对容易回答，多放在前面。而开放式问题则需要思考和组织语言，必然要花费较多的时间，因此多放在后面，并留出足够的填写空间。

在编排问题顺序的同时，还要考虑问题的排版情况。问题排列得不要过于拥挤，卷面尽量整齐清楚，根据被调查者的特点，进行字号大小的调整。如果被调查对象为老年人，字体相应要大些，便于他们进行阅读和填写。另外，对于某些排列有跳跃问题的情况时，应明确标明如何填写。

【例 8-7】①插 PICC 导管的病人是否可以淋浴？

A. 可以　B. 不可以　（答 B 选项者请跳过第 2 题，直接回答第 3 题）

②如果病人可以淋浴，您认为：

A. 病人不做任何准备可直接淋浴

B. 用塑料保鲜膜缠绕好手臂，上下用胶布粘好，防止进水

C. 淋浴时应抬高有穿刺点的胳膊

③您对 PICC 技术有何看法？

A. 非常愿意接受此项技术

B. 因为医生和护士劝我使用，所以才用的，内心里不太接受此项技术

C. 用不用此项技术对我来讲都无所谓

5. 问卷中所使用的语言　对问卷问题的理解和回答取决于问题的语言，设计时应加以注意。①语言清楚明白，要适于文化程度较低的患者理解。对于非医学专业人士，要避免使用专业术语，如“造瘘口是否有渗血”就过于专业，可改为“伤口是否有出血”；②问题的提法应肯定和具有客观性，不应带有倾向性或暗示性，如“您是否认为护士在病人康复过程中起到很重要的作用?”其中“很重要”几个字就带有一定的暗示作用；③一个问题中不要询问两件事或一个事情的两个方面，如“您是否喜欢分发健康宣教资料和进行集体讲座的宣教方式?”这一问题对于喜欢集体讲座的宣教方式而不喜欢分发宣教资料方式的人来讲，就无法回答；④某些敏感性问题采用第三人称的方法更能让人接受，如“我接受乳房切除手术后使我感到外出参加社交活动很尴尬”可改为“接受乳房切除手术后会让人感到外出参加社交活动很尴尬”。

三、问卷调查法收集资料的方式

1. 面对面访谈　对一些自己不能填写问卷者如文盲等可采用此方式，也可适用于对一些复杂问题的问卷调查。在访谈中可以深入并获得更多细节问题，也能补充问卷设计中的不足之处。这类问卷中的问题设计最好与调查员询问的导语一致，以保证询问问题语句的一致性，避免不一致时所带来的误差。但面对面访谈时所花费的时间和人力较多，而且需要一定的访谈技巧。

2. 电话访谈　通过电话的方式收集资料，效率相对比面对面访谈法高，但花费较大。

3. 邮寄问卷　邮寄法问卷发放的范围较广，但回收率低，常需重复邮寄。一般回收率在60%以上是比较满意的结果。邮寄法回收率低与问卷的内容、研究对象是否有时间和有兴趣答卷、问卷的排版、印刷质量等因素有关。标准的邮寄问卷应包括首页、问卷正文、写明回寄地址并贴足邮票的信封三部分组成。对在一定时间内尚未收回问卷者（2～3 周左右），可再次寄信或电话提醒研究对象，有条件时可再寄一份问卷以防研究对象遗失前一次的问卷。

4. 小组问卷　有条件的地方可以把部分研究对象组织起来，同时填写问卷。研究者可以事先把研究目的、填写方法及填写时的注意事项等加以说明，然后由研究对象自己填写，填写后当场统一收回，如有遗漏之处还可及时返回，请研究对象给予补全。此种方式花费时间少，效率高，问卷回收率也高，但是资料填写的深度可能会受到限制。

四、问卷调查法的优缺点

1. 优点　调查范围广，在经费、时间、人力的花费上比较少，适用性大；适用于不便于面对面交谈的问题的调查；不受样本大小的限制，可以从几十例到几千例；便于调查对象思考，自由表述意见；易于控制调查项目及内容，且资料便于进行统计学分析。

2. 缺点　不适宜文化程度过低的人使用；在问卷使用后一旦发现有遗漏或设计有错的地方，则很难纠正；可能会遇到回收率偏低的问题，特别是使用邮寄问卷的方式时，并且对未收回问卷的原因也很难查询。

第二节　观察法

观察法（observation）是由研究者通过对事物或现象进行系统的观察，直接从研究对象处获得资料的方法。由于在护理研究的过程中，有部分护理问题是很难测量的，如被观察对象的特征、活动型态、语言和非语言的沟通行为、护理技术熟练程度、环境特点等，所以观察法是护理研究中常用的收集资料的方法之一。

一、观察法的分类

（一）按照观察的情形分类

1．自然观察法（natural observation）　是在日常工作或生活情形中对调查对象行为的观察。例如，观察护理人员在日常护理工作中的洗手行为。

2．标准情形观察法（standard observation）　是在特殊的实验环境下观察调查对象对特定刺激的反应。例如，观察老年痴呆患者在灯照的情况下发生徘徊行为的情况。

（二）按照观察的结构分类

1．非结构式观察法（unstructured observation）　无正式的记录格式，研究人员参与到被观察者的活动中，观察和记录人们的行为和经历的自然发生、发展过程，通过观察者的解释、分析和综合，从中整理出其中的条理，领会或悟出其中的意义。如对护理人员与患者进行交流过程中的非语言行为的观察。非结构式观察法记录的方式常为现场笔记或日记的方式，将情景过程记录下来，或通过事后回忆记录有关资料，同时进行相应的整理和分析。一般是边观察边记录，但由于可能影响观察对象的行为和表现，可先在头脑中将所要记录的要点记忆下来，然后找时间速记下来，最后进行整理。非结构式观察法可提供较深入的、系统的和全面的资料，适合于探索性的研究以及某些定性研究。但资料的深度取决于观察人员进入观察情景的能力和程度、本身的价值观等主观因素的影响，对资料的分析也可能会带有主观偏差。

2．结构式观察法（structured observation）　是指观察者事先确定观察项目和观察对象，按照所设计的现成的、正式的记录格式进行观察。结构式观察法规定了研究人员要观察哪些现象和特征，用哪一种方式进行记录。因此，结构式观察法往往建立在对所观察的事物的深入了解基础上。

【例 8-8】使用下面的观察表对痴呆患者异常行为进行观察。

异常行为	次/天
反复讲话或问问题	
发出奇怪声音（奇怪哭声/笑声）	
尖叫	
藏东西	
咬人	
打人或打自己	

二、观察者与被观察者的关系

由于护理研究的对象主要是人，在进行观察的过程中，当被观察对象意识到他们正在被观察时，则可能或多或少地改变自己的行为和反应状态，这种现象称为霍桑效应，往往会影响资料的真实性，所以观察者以何种角色出现对收集资料的质量有很大影响。社会学家Raymond Gold将观察者和被观察者之间的关系分为以下四类：

1. 完全观察者（complete observer） 亦称局外观察者。观察者经正式介绍后进入观察领域，但不参与被观察者的活动。观察者也可以采取隐蔽的方式进行观察，如隔着单面透视玻璃、用录像等方法进行观察，此时被观察者由于不知道在被观察而表现出的表情和行为较为自然，但是要注意应事先告知被研究对象观察的目的，否则会因触犯隐私权引起伦理方面的问题。

2. 参与性观察者（observer-as-participant） 是指观察者作为参与者进入观察领域，但其活动以观察为主，参与为辅。例如研究人员在参与护理工作的过程中观察护士的洗手行为，因被观察者知道自己在被观察而会不自然，可能会刻意改变自身行为，影响观察结果的真实性。

3. 观察性参与者（participant-as-observer） 是指观察者作为参与者进入观察领域，其活动以参与为主，观察为辅。例如护理人员在实施护理活动的过程中观察病人的行为表现，病人不会觉得是在被观察，因此能达到接近自然情景的效果。但由于观察者是“外来者”，而不是被观察群体中的一员，所以仍不易得到完全真实的资料。

4. 完全参与者（complete participant） 是指观察者完全以参与者的身份进入观察领域。观察者本身就是被观察群体中的一员，所以可以获得一些局外人所不能获得的资料，但也会因此忽视某些现象或因习以为常而忽略很多应记录的内容，同时也可能因身处其境而不能客观地分析现象。

三、观察法的优缺点

1. 优点 能提供深入具体的资料；适合于对行为和活动等复杂的和不容易测量的现象的研究；对一些不能直接访问或不便访谈的对象，尤其是婴儿、昏迷者、精神病患者等的行为和病情，也适合通过观察法直接或间接获取资料，但必须是在取得他们监护人同意的前提下进行，以免触犯伦理原则。

2. 缺点

（1）观察结果易受观察者主观判断和分析能力的影响。尤其是非结构式观察法，更具有相当大的主观性。因此应对观察者进行有关研究目的、记录工具的应用和观察内容的培训，以便统一观察标准，避免人为因素造成的偏差。

（2）在观察过程中易出现“霍桑效应”，人为造成“不自然”状况的发生。所以应尽量选择观察性的参与者和完全参与者的角色为好；同时，研究人员都应该在正式观察和记录之前，用一定的时间与研究对象在一起，以使双方尽量熟悉，建立一个自然的互动关系，从而获得真实自然的资料。

（3）可能会因侵犯隐私权而引起伦理问题，所以事先要取得被研究对象本人或家属、监护人的同意。

第三节　访谈法

在与人文社会学密切相关的护理研究中，访谈法（interview）也是收集资料的一种重要方法。在量性研究和质性研究中均会应用到此种方法进行资料的收集。

一、访谈法的概念

访谈法是一种研究性的交谈，是研究者通过口头谈话的方式从被研究者那里收集第一手资料的一种研究方法。通过访谈法所收集的资料可以作为量性研究前期探索性工作的一部分，为量性研究结果的解释与分析提供重要的背景资料。

从被研究者的角度看，访谈法有时看起来像是一种一般的、随意式的闲聊，但实际上它却与日常谈话有着明显的区别。访谈法一般有特定的目的，以友好的方式开始，由访谈者向对方发问。访谈者须向对方表示热情并频繁表示对所谈内容的不熟悉和感兴趣，挑起新话题，要求被访谈者详细说明，一般不会有长时间的沉默；日常谈话则一般没有明显的目的性，常以更亲密、友好的方式开始，有意避免重复，谈话双方相互提问并相互解答，交谈中常用一些简略语，也允许有较长时间的沉默。

二、访谈法的类型

访谈法可按访谈问题的明确程度分为结构式访谈、半结构式访谈和非结构式访谈。按照访谈对象的数量，又可分为个人访谈和小组访谈。

（一）结构式访谈、半结构式访谈和非结构式访谈

1. 结构式访谈（structured interview）　是指研究者按照自己事先设计好的、具有固定结构的统一问卷进行访谈。访谈前需确定入选对象的标准、明确所提问题及提问的顺序，有一定的记录方式，研究者对所有的受访者按同样的程序、同样的问题进行提问。即结构式访谈在访谈过程、内容和方式等方面尽可能地统一，做到标准化。

2. 半结构式访谈（semi-structured interview）　是指研究者事先准备好访谈提纲，根据自己的研究设计对受访者提出问题。但访谈提纲只作为一种提示，在提问的同时，鼓励受访者提出自己的问题，并可根据访谈的具体情况对访谈程序和内容进行灵活的调整。

3. 非结构式访谈（unstructured interview）　也称深入访谈或自由访谈，是一种非标准化的访谈，它是依据事先设计好的访谈主题或范围，由访谈员与受访者围绕主题或范围进行自由交谈。非结构式访谈可获得访谈对象丰富的资料，总结出概况性的结论。在非结构式访谈中，鼓励受访者根据自己的思路用自己的语言发表看法，且没有固定的谈话形式，访谈者可以根据当时的情景随机应变。

（二）个人访谈和小组访谈

1. 个人访谈　是指一个访谈者与一个受访者面对面地进行交谈，受访者有时也称为重要知情人，因此个人访谈也称为重要知情人访谈。个人访谈可以是结构式的，也可以是非结构式的。访谈的内容和过程都可以规范化。研究者可以用一份事先拟好的访谈提纲或写有开放式问题的问卷进行访谈。访谈的问题最多不超过5～6个，20分钟左右完成。在访谈中可以笔录，也可以用录音机录音，但要事先征得受访者的同意。个人访谈实施起来相对方便，不受时间、地点的限制。访谈中可以达到人际沟通的较好效果，特别适合于敏感问题的调查。如在有关艾滋病的社会行为研究中，很多学者经常使用个人访谈的方法，为研究提供丰富而深入的资料，也为日后的预防干预提供重要信息。

2. 小组访谈　又可以分为专题小组访谈和选题小组访谈两种方法。

（1）专题小组访谈：又称为焦点小组访谈，是指为了了解有关人们行为的信念、态度以及经历等信息，将一组人聚集在一起，就某一特定的问题进行深入的讨论。它多在一个项目

开始以前，或实施以后用于收集基线调查资料或者评价项目的进程和结果。如在有关艾滋病的预防干预研究项目中，很多学者使用专题小组访谈来了解项目地区人们对艾滋病性病的知识、艾滋病的传播、性伴的情况以及安全套的使用等问题，为后来的知识态度和行为调查结果的解释提供了有用的信息。一般而言，典型的专题小组讨论应由5～7人参加，小组成员的选择取决于研究计划的性质和目的。总的原则是参加者要来源于那些能最大限度提供与研究内容有关信息的人群。可以采用目的抽样或方便抽样的方法选择小组成员，而不必是随机抽样。专题小组访谈应由一名受过训练的主持人主持，有时可以有一位助手参加，帮助记录讨论的内容以及负责录音。会场安排环形座位，以便交流。理想的讨论时间是1～2小时。专题小组访谈主要用于探索对项目有用的、但研究者并不了解的经验、情感和信念等方面的问题。它通过对一系列问题的讨论，使研究者了解人们支持、反对以及是否关心等态度问题。专题小组访谈中的参加者所发表的意见并不仅仅是反映了他们个人的意见，而是代表了与他们相似的一类人的观点、态度和行为。专题小组访谈所需进行的次数一般按照不同的专题来确定，当同一个专题的访谈不能发现新的线索或者不能再提供新的信息时，对这一个专题的访谈将不再进行。

（2）选题小组访谈：是一种经过改良的小组讨论方式，也是一种程序化的小组讨论，其目的是为了寻找问题，并把所发现的问题按其重要程度排序。选题小组往往由年龄、文化和社会阶层背景相似的6～10人组成。首先由主持人给出要讨论的问题，然后小组成员间互不交谈，每个人在一张纸上列出自己认为重要的几项内容，写好后当场上交所写的内容，由一个人统一写在黑板或者大白纸上，然后由每个小组成员向大家解释自己所写的每一项内容。经过此步骤之后，主持人再发给每个小组成员一张纸，让小组成员从所有项目中选出自己认为最重要的几条，排出先后顺序，并将每个项目按照重要性大小分别打分，分值为1～10分之间，最重要的给10分，其次给9分，最不重要的给1分。每个小组成员上交自己的结果，主持人将每个项目的打分结果进行相加统计并按分数排序，排序在前的则代表小组共同的意见。

三、访谈法的优缺点

1. 优点

（1）使用访谈法可以使研究者从受访者的角度对所要研究的现象或问题进行深入的了解，为研究者全面、客观地了解事件或问题真相提供了较为广阔的视角。

（2）在访谈中，可以对某些不清楚的问题进行及时的追问、复述，这样可以使研究者与受访者对所研究的问题在一定程度上达成共识，避免出现理解上的偏差。

（3）访谈法的应答率较高，大多数人对该方法均有反应。

（4）适合于不会填写问卷的对象，例如文化程度较差或受客观条件限制，无法填写问卷者。

2. 缺点

（1）费时，花费大。

（2）受访者可能因为知道参与研究而有意地改变自己的行为或者描述的语句，导致研究结果的偏差。

（3）人际之间的互动关系会妨碍资料的收集以及所收集的资料的质量，如研究对象的年龄、性别、种族、社会地位等，以及研究人员与受访者的关系等。

第四节　生物医学测量法及其他方法

一、生物医学测量法

在护理研究过程中，应综合应用各种方法和手段进行资料的收集。除了上面所介绍的问卷法、观察法和访谈法之外，还可借助特别的仪器设备和技术进行测量，以获得准确的客观数据。在护理研究过程中，可以根据研究问题的性质选用相应的仪器设备或先进技术等测量数据和收集资料。测量的内容可以包括机体的指标，如体温、血压、脉搏、心电图等，也可以包括实验室的一些指标，如动脉血氧分压、二氧化碳分压、细菌培养、病理组织活检等。

使用生物医学测量法获得的数据较为客观、准确，因此可信度较高。但是由于是借助一定的仪器或工具进行测量，因此仪器和工具的精确度和功能会影响测量的结果，所以在使用之前一定要做好仪器或工具的校对工作，以免产生测量偏倚。同时，由于生物医学测量法往往涉及专科基础，因此在进行数据收集时常常要与专业人员合作。另外，在使用生物医学测量法进行测量时，还应该考虑一系列的影响因素，如研究经费是否充足；测量方法对人是有创性的还是无创性的；是否熟练掌握仪器的使用方法；自己能进行测量还是需要专业人员的帮助；是否需要进行测量人员的培训，以减小测量误差等。

二、Delphi 法

Delphi 法实质上是一种向专家进行几轮函询的预测法。组织者先把欲咨询的内容写成若干条含义十分明确的问题，专家们在背靠背、互不通气情况下阐述个人对问题的看法，做出书面回答。组织者把回收到的专家意见进行归纳，再将归纳后的结果反馈给专家们，每个专家根据结果再行修订和发表意见，然后再次送交组织者手中。如此经过 3～4 轮的反馈过程，就可以取得比较集中的意见了。如在护理研究中通过使用 Delphi 法探讨临床护理专家应具备的能力等。Delphi 法具有权威性，资料的说服力强，但耗时，并且专家的选择上存在抽样误差。

在护理研究的收集资料的过程中，还可以应用很多其他的方法进行资料的收集，如档案记录收集法、Q-分类法、投射法等，这些方法在本节就不一一介绍了，感兴趣的读者可以参考其他一些书籍。

小　结

1. 问卷调查法是研究者将所需的信息以问卷或表格的方式表达出来，通过询问研究对象或让其自己填写而获得资料的方法。可以采用公认的量表或自行设计的问卷进行资料的收集。

2. 观察法是由研究者通过对事物或现象进行系统的观察，直接从研究对象处获得资料的方法，是护理研究中常用的收集资料的方法之一。按照观察的情形分类，可分为自然观察法和标准情形观察法；按照观察的结构分类，可分为非结构式观察法和结构式观察法。观察者与被观察者的关系可分为完全观察者、参与性观察者、观察性参与者和完全参与者。

3. 访谈法也是收集资料的一种重要的研究方法。按访谈问题的明确程度分为无结构式访谈、半结构式访谈和结构式访谈。按照访谈对象的数量，又可分为个人访谈和小组访谈。

4. 各种资料收集的方法均有其适用性及相应的优缺点，研究者应根据自己的研究目的及研究课题的特点，选用相应的收集资料的方法。

（刘宇）

第九章　研究工具性能的测定

在收集资料的过程中，要使用到各种各样的研究工具，如收集资料所用的问卷或仪器等。评价一个研究工作的科学性，应包括对其所使用的研究工具的质量进行评价。不合格的研究工具，将影响所收集资料的真实性和可靠性。信度和效度是用来反映研究工具质量高低的两个指标，有高信度和高效度的研究工具是良好科研的必备条件。

第一节　信度

一、信度的概念

信度（reliability）是指使用某研究工具所获得结果的一致程度或准确程度。当使用同一研究工具重复测量某一研究对象时所得结果的一致程度越高，则该工具的信度就越高。同时，越能准确反映研究对象真实情况的工具，其信度也就越高。稳定性、内在一致性和等同性是信度的三个主要特征。不同的特征对应着不同的信度测量方法，研究者可以根据自己所关注的研究工具的信度特征选择相应的信度计算方法。

二、信度的测量

（一）重测信度

1. 定义　重测信度（test-retest reliability）是指用同一工具两次或多次测定同一研究对象所得结果的一致程度，常用来表示研究工具稳定性的大小。一致程度越高，则说明研究工具的稳定性越好，重测信度也就越高。

2. 计算方法　重测信度用重测相关系数来表示，相关系数越趋近于 1，则重测信度越高。具体做法是使用研究工具对研究对象进行第一次测试，隔一段时间以后对同一研究对象再使用同一研究工具进行测量，然后计算两次测量结果的相关系数，这个系数反映了研究工具重测信度的高低。

【例 9-1】下面是一项有关人格问卷的研究，对 10 人在使用人格问卷第一次测试一周后进行第二次测试，两次测试得分如表 9-1 所示：

该问卷的重测信度即为两列数据间的相关系数。具体计算公式为：

$$r=\frac{\sum(\bar{X}-X)(\bar{Y}-Y)}{\sqrt{\sum(\bar{X}-X)^2\sum(Y-\bar{Y})^2}}=\frac{\sum\times Y-\frac{\sum X\cdot\sum Y}{n}}{\sqrt{\left[\sum X^2-\frac{(\sum X^2)}{n}\right]\left[\sum Y^2-\frac{(\sum Y^2)}{n}\right]}}$$

$\sum X$：第一次测试 10 名研究对象各得分之和；

$\sum Y$：第二次测试 10 名研究对象各得分之和；

$\sum X^2$：第一次测试 10 名研究对象各得分平方之和；

$\sum Y^2$：第二次测试 10 名研究对象各得分平方之和。

表 9-1　人格问卷重测值

研究对象	第一次测试	第二次测试
1	23	27
2	44	38
3	35	37
4	53	49
5	44	46
6	26	28
7	32	34
8	28	25
9	38	34
10	39	36

最后计算结果为 r＝0.93，即人格问卷的重测信度为 0.93。重测信度的计算也可使用计算机软件进行，如目前较为流行的 SPSS 统计分析软件，将各个研究对象的两次重测数值输入计算机后，即可通过计算机运算求得重测相关系数。在使用重测信度时，需考虑以下几个问题：

（1）两次测量之间的间隔时间：总的原则是时间的间隔要足够长到使第一次的测量对第二次的测量结果不会产生影响，但是也不能太长以免客观情况发生改变。有的研究在对研究对象进行第一次测量后紧接着就可进行第二次测量，也有的研究则需相隔半年甚至一年再测量第二次。这就需要研究者根据具体情况确定间隔时间。如要考护生会不会药物的剂量换算，可在刚考完收回考卷后立刻再考一次同样的考卷，只需将两次题目的次序颠倒打乱，使学生不容易将两次题目互相比较。通过这两次考试分数所得的相关系数，也可反映考卷这一研究工具的重测信度的大小。相反，假如研究工具是用来了解病人的人格类型，刚刚询问完的问卷立刻再问一次就没有多大意义，因为病人会记得他刚才的答案，这时得到的研究工具的信度会非常高，但这可能只代表病人记忆力的好坏，在这种情况下可间隔一周后再进行第二次测量。

（2）研究工具所测量的变量的性质：由于重测信度的计算需要间隔一段时间进行再次测量，因此当研究工具用于评估性质相对稳定的问题，如个性、价值观、自尊、生活质量、体重等变量时，可用重测信度来表示研究工具的信度。而诸如测量态度、行为、情感、知识等性质不稳定变量的工具，则不宜使用重测信度来反映其稳定性的高低。例如，某护士用一问卷对病人进行测量以了解病人对护理工作的满意程度，经过一周后她再次使用该问卷对同一群研究对象进行测量，以了解该问卷的重测信度如何。这时可能会发生病人第二次的答案与第一次有很大的不同，这不能说明研究工具的信度低、不可信，极有可能是这一星期病房里发生了一些事情使病人对护理工作的认识发生了改变。因此，在使用重测信度以表示研究工具的稳定性时，应考虑此研究工具用来测量的变量性质如何。

（3）测量环境的一致：在进行重测时，应尽量保证第二次测量的环境与第一次测量的环境相同，以减少外变量的干扰。如保持相同的测试者、相同的测量程序、相同的测量时间以及相似的周围环境。

（二）折半信度、Cronbach'α 系数与 KR-20 值

此三种方法均可用来反映研究工具的内在一致性这一特征。内在一致性（internal consistency）是指组成研究工具的各项目之间的同质性或内在相关性。内在相关性越大或同质性越好，说明组成研究工具的各项目都在一致地测量同一个问题或指标，也说明工具的内在一致性越好，信度越高。如某问卷用于测量护士对病人的同情心的情况，如果组成这个问卷的所有问题都是与同情心相关的，则说明此问卷的内在一致性好，信度高；如果其中有一道或几道问题是用来测量护士的病情诊断能力的，则此问卷的内在一致性就差，信度就低。内在一致性的测量是信度测量中应用最多的，因为它与重测信度相比，不仅经济（只需测量一次），而且更适合于心理社会方面的研究工具。

1. 折半信度　折半信度（split-half reliability）是测定内在一致性的最古老的方法之一。具体做法是将组成研究工具的各项目（如组成一份问卷中的各个题目）分成两部分，分别加以计分，对这两个部分的数值进行相关分析，然后采用 Spearman-Brown 公式计算信度。折半方法常用的有前后折半法、奇偶折半法。如一个关于护理人员工作态度的调查问卷，由 100 题组成，已对 10 名护士进行了预调查。奇偶折半法即指从每个护士所答的问卷中可以得到两个数值，一个数值是 50 道奇数题的得分（即 1、3、5、7、9……99 题各题分数之和），另一个数值是 50 道偶数题的得分（即 2、4、6、8、10……100 题各题分数之和）。前后折半法则是从第 1 题到第 50 题得到第一个总分，从第 51 题到第 100 题得到第二个总分。目前常用折半方法为奇偶折半。

【例 9-2】计算人格问卷的折半信度。10 名调查对象的总分、奇数项题目得分和偶数项题目的得分如表 9-2 所示：

表 9-2　人格问卷的折半情况

研究对象	总分	奇数项得分	偶数项得分
1	55	28	27
2	49	26	23
3	76	34	42
4	37	18	19
5	44	23	21
6	50	30	20
7	57	30	27
8	62	33	29
9	48	23	25
10	66	28	38

根据在重测信度中所列的相关系数 r 的计算公式得出奇数项题目得分与偶数项题目得分的相关系数为 0.64。此时应使用 Spearman-Brown 公式计算折半信度：$r_{xx}=2r_{hh}/(1+r_{hh})$。其中，$r_{xx}$代表研究工具的信度，$r_{hh}$代表两折半组间的相关系数。此题中，$r_{hh}=0.64$，所以 $r_{xx}=(2\times0.64)\div(1+0.64)=0.78$，即该人格问卷的折半信度为 0.78。

2. Cronbach'α 系数与 KR-20 值（Kuder-Richardson formula 20）　折半信度的主要不足是不同的折半方法会导致不同的结果。如按奇偶项进行折半与按前后项进行折半计算所得的信度就很可能不同。而 Cronbach'α 系数与 KR-20 值法所计算的是工具中所有项目间的平均相关程度，避免了折半信度计算的缺点。KR-20 值是 Cronbach'α 系数的一种特殊形式，适用于二分制的研究工具，例如回答“是”或“否”、“正确”或“错误”的研究工具。两者的计算较为复杂，可通过计算机来进行，如目前流行的 SPSS 统计分析软件都有 Cronbach'α

系数与 KR-20 值的计算程序。

（三）评定者间信度和复本信度

评定者间信度（interrater reliability）和复本信度（alternate forms reliability）均用来表示研究工具的等同性这一特征。研究工具的等同性（equivalence）常在以下两种情况下考虑：

1. 不同评定者使用相同工具，同时测量相同对象时，需计算评定者间一致程度。一致程度越高，则该测量工具等同性越好，信度越高。如使用观察法收集资料时，不同观察者使用同一研究工具进行观察时会产生观察者偏倚。因此这种情况下的研究工具应包括两部分，即所使用的观察表及进行观察的观察者们。在计算评定者间信度时，可以用评定者间的评定结果的一致程度来表示。如两个观察者使用同一评定工具同时观察某护士在进行护理操作中的洗手情况，可用两个观察者最后所得的两份评定表中取得的一致结果的项目数，除以一致结果和不一致结果的项目的总数来简单估算信度。如果观察结果是用数字表示的，则可计算观察者们的观察结果之间的相关系数，用此系数可以表示评定者间信度的高低。

2. 两个大致相同的研究工具若同时被用于研究对象，需计算复本信度。这种情况在护理研究中比较少见，除了进行某些方法学研究或有关教育方面的研究。如教师想使用两份形式不同但考核内容相同的试卷，测量学生学完某课程后在知识方面的掌握情况。这两份试卷的得分所反映的学生掌握知识的情况是否一致则需要用复本信度来表示。可让学生连续回答这两份试卷，两份试卷被回答的先后顺序是随机确定的，然后计算出两份试卷得分的相关系数，即复本信度的大小。如果相关系数越趋近于 1，则试卷的等同性就越好，复本信度就越高，即两份试卷的得分所反映的学生掌握知识的情况是一致的。

在进行预试验时，一般选取 10～20 例样本进行研究工具信度的测试。相关系数达到多少可认为信度好呢？很多人会提出这个问题。目前尚未有一个适用于各种不同情况下的统一的信度标准。一般认为相关系数高于 0.7 时工具的信度才理想。当信度不够理想时，则需要对研究工具进行完善和修改。介绍研究工具的信度时，最重要的是要报告出工具的信度数值，并说明它是怎么计算出来的。这样，别的读者就能自己判断该工具的适当性并根据自己的具体情况进行使用。

第二节　效度

一、效度的概念

效度（validity）是指某一研究工具能真正反映它所期望研究的概念的程度。反映期望研究的概念的程度越高，效度越好。可以用表面效度、内容效度、结构效度、效标关联效度等来反映一个研究工具的效度。但是效度的好坏并不像信度那样易于评价，一些测量效度的方法也没有数字的依据。

二、效度的测量

（一）表面效度

表面效度（face validity）是由评估人根据自己对所要测量的概念的理解，尽其判断能力之所及来断定工具是否适当。例如有一个 30 道题的问卷是问护生对护理专业的认识态度的，假如测表面效度，则可以一题题仔细推敲是否都与护生对护理专业的认识态度有关。假如是，这个问卷就有了表面效度，即从表面上看来，这份工具确实在测量护生对护理专业的态度。因为表面效度是一种直觉判断，它对研究工具的效度的评价是用“有或无”来反映的，而未体现效度在程度上的高低问题，因此一般不能作为工具质量的有力证据。

（二）内容效度

内容效度（content validity）是根据理论基础及实际经验来对工具是否包括足够的项目而且有恰当的内容分配比例所做出的判断。内容效度需建立在大量文献查阅、工作经验以及综合分析、判断的基础之上，多由有关专家委员会进行评议。专家人数最低不少于 3 人，最多不超过 10 人，5 人较为合适。专家的选择应与研究工具所涉及的领域相关。如某研究工具是用来评定糖尿病患者自我护理行为的，则所请专家应对糖尿病护理或 Orem 的自理理论较为熟悉。专家们应对研究工具中的各项目是否与所要测量的概念有关做出评价。然后研究者必须依照专家意见对研究工具进行修改，修改后邀请这些专家再次给以评议。但应注意两次评议时间最好间隔 10～14 天，以免由于时间过近，专家们对第一次的评议结果尚有印象，而影响第二次评议结果。

（三）效标关联效度

效标关联效度（criterion-related validity）侧重反映的是研究工具与其他测量标准之间的相关关系，而未体现研究工具与其所测量概念的相符程度。相关系数越高，表示研究工具的效度越好。效标关联效度可分为同时效度（concurrent validity）和预测效度（predictive validity）两种。同时效度是指研究工具与现有标准之间的相关。如要验证测量“腋温”是否是测量体温的有效方法，已知测量口温是有效的测量体温的方法，可以用口温数据作为参考标准，计算腋温与口温数值之间的相关程度，若相关系数高，则表示同时效度高。显然，在这种情况下，被选作标准工具的性能影响着研究工具的效度。预测效度是指测量工具作为未来情况预测指标的有效程度。例如，研究者用人的应激控制能力来预测其未来的健康状况。这个应激控制量表的效度即可用预测效度来表示。研究者可选择一群目前健康的人群做测试，让他们填写应激控制量表，然后根据填写的结果做出预测，哪些人将来会得病，哪些人将来依旧健康。等到数年后研究者根据这群研究对象的实际健康状况与预测的结果进行比较，即可得出预测效度。同时效度和预测效度的主要区别是时间上的差异。

（四）结构效度

结构效度（construct validity）重点是了解工具的内在属性，而不是关心使用工具后所测得的结果。它主要回答“该工具到底在测量什么?”“使用该工具能否测量出想研究的抽象概念?”这类问题，结构效度反映的是工具与其所依据的理论或概念框架的相结合程度，概念越抽象就越难建立结构效度，同时也越不适宜使用效标关联效度进行评价。结构效度的建立最为复杂，目前有关结构效度的数字计算，应用最多的是因子分析。

只要研究工具存在，就势必有它的信度和效度。研究工具的信度和效度不是“有”或“无”的问题，而是程度上“高”或“低”的问题。一个研究工具的信度和效度并不是截然孤立的，二者存在一定的关系。信度低的工具效度肯定不高，试想该研究工具都不能准确地反映被研究对象的情况，又怎能奢望它能真正达到研究者所要研究的目的呢？但信度高的工具也仅能说明有效度高的可能性。如用校正好的体温计测量病人体温以反映其焦虑水平，校正好的体温计信度高，因其能较准确地反映病人的体温情况，但其效度不高，因“焦虑”的概念不能简单地用体温数值来表示。

第三节 国外量表的翻译与性能测定

在护理研究领域，有很多量表是由国外护理研究人员或其他领域的研究人员编制的。近年来，国内越来越多的护理人员在研究中引进国外的量表进行使用，这就存在着如何对国外量表进行翻译的问题。翻译后的量表既要适合中国的文化特点，又不偏离原文的原意，同时要保证翻译后的量表具有较好的信度和效度。一般情况下，国外量表的翻译可以按照以下几个步骤进行。

一、翻译

首先将国外量表翻译成中文。最好选择两个或多个有经验的翻译者，彼此独立地将外国语言的量表翻译成汉语。这就要求翻译者能够准确地用通俗的词语表达源量表想要表达的意思。然后这些翻译者对他们所翻译出来的版本进行讨论，最后形成一个大家达成共识的中文版本的量表。在翻译过程中，由于语言表达方式上的文化差异会直接影响译文的可读性和可理解性，因此主张直译与意译相结合，以使翻译后的量表适合中国文化习俗。

二、回译

回译（back-translation）就是请语言功底好，对源量表不知情的一位或多位翻译者将翻译成中文的量表再翻译回去。请双语专家对源量表与回译后的“源量表”进行细致的比较、分析，找出表面上看来不同的部分，对其中文版本中的对应内容进行相应的修改。反复使用回译技术，直到两个源量表在内容、语义、格式和应用上相一致。此时，应请有关专家对修改后的中文版量表的表面效度进行评判。

三、性能测定

应寻找一定数量的双语样本（既懂中文又懂源语言的样本）进行两量表之间的等同性检验。让这些研究样本对两种语言版本的量表进行做答，随后比较源量表与中文版量表所得总分之间的相关性以及各项目得分的相关性。相关程度越高，表示两版本量表的等同性越好。但有时在研究中获取双语样本的难度较大，也可选取一定数量的只懂中文的研究样本进行预试验，以检测量表的内部一致性。同时，通过预试验，也可以进一步了解中文版量表的文字是否通俗易懂，是否符合中国人的表达习惯等。

小　结

1. 信度是指使用某研究工具所获得结果的一致程度或准确程度。稳定性、内在一致性和等同性是信度的三个主要特征。

2. 效度是指某一研究工具能真正反映它所期望研究的概念的程度。可以用表面效度、内容效度、结构效度、效标关联效度等来反映一个研究工具的效度。

3. 信度和效度是用来反映研究工具质量高低的两个指标。只要研究工具存在，就势必有它的信度和效度。研究工具的信度和效度不是“有”或“无”的问题，而是程度上“高”或“低”的问题。信度低的工具效度肯定不高，但信度高的工具也仅能说明有效度高的可能性。

4. 国外量表的翻译可以按照翻译、回译和性能测定几个步骤进行。

（刘宇）

第十章　科研资料的整理与分析

在资料收集过程结束之后，应对所收集到的原始资料和数据进行科学合理的整理和归纳，并根据资料的性质和研究目的选用合适的统计学方法进行数据分析，最后针对分析结果进行讨论。

第一节　科研资料的整理

资料的整理就是利用科学的方法，将调查所得的原始资料按照调查目的进行审核、补充、评价、分类与汇总，从而使原始资料系统化、条理化，能完整地、科学地反映事实。科研资料整理的内容主要包括审核资料、设计分组、拟定整理表或归纳汇总三个步骤。

一、审核资料

审核是指对需要整理的原始资料进行认真审查与核实的过程，实际上它与资料的收集是同步进行的。其目的在于保证资料的及时性、准确性和完整性。

1. 及时性是保证资料完整性的先决条件。应着重检查未能在规定期限内完成资料收集任务的原因，提出改进和解决的办法。

2. 完整性主要是检查原始资料有无遗漏或重复、内容是否齐全。剔除不符合要求、不完整的调查表，如检查调查表中是否有缺项，即对某些问题未作回答。例如，查对是否在问卷上写了患病的时间，或观察者是否填写了观察日期，填写的资料形式是否合乎规定等。这个步骤有时在调查现场就可进行。如使用问卷法调查病人的某方面情况，病人填好问卷交给调查者时，调查者即可当时检查问卷中有无缺项、漏项、填写不符合要求处，如有这些情况存在可及时返回给病人，请病人修改、补全，以保证问卷的有效性。

如果缺的项目是十分重要的，甚至是必不可少的，那么这部分调查表就成了废表。如研究有关糖尿病病人自理行为与患病时间长短的关系时，未填写患病时间的问卷就不能使用了。有时，虽然所缺项目的内容也十分重要，但为了避免因此而剔除问卷过多，就作为单项漏失处理。例如调查1000名正常10岁儿童的身高、体重情况，其中有4人体重未填入，那么在统计身高平均值时，可以1000人计算，而统计体重的平均值时则以996人计算。为了避免缺项的出现，应对填写人做好填写前的解释工作。

3. 除了对资料的完整性进行审核之外，及时发现原始资料中的错误并作适当的处理也是十分重要的。因此，应该对已经获得的原始资料作必要的检查，以保证资料的准确性。

（1）专业检查：从专业的角度来发现和纠正错误。如在某些调查表中出现女性病人患了前列腺癌，妇女产后10天月经恢复来潮，7岁的孩子有大学文化程度等明显错误的情况。因为这些情况可以肯定是不可能的，所以这些数据应该作废。

（2）统计检查：即按统计学要求，发现和纠正错误。许多数据都有统计学规律，如某些指标的数值必须大于或小于某一指标，某几个指标之和应小于或等于总和等。再比如数据的结尾，如果要求身高数据精确到毫米单位，那么从0～9都有同等的机会出现在身高数值的毫米位置上，不应该都是0和5结尾的。如进行有关1000名10岁儿童的身高的测量时，有多数数值均以0和5结尾，那么至少可以说是测量及记录都比较粗糙。

（3）人工检查和计算机检查：传统的方法是对调查表或调查问卷逐份作检查，这样做工作量很大，如果要检查的数量很多，难免查得不够仔细。人工地对每一份资料作检查的优点是可以运用人的专业知识和各方面的知识对资料作全面的检查。

随着护理科研的日趋复杂，计算机在数据处理中的应用日益增加。将原始数据录入计算机后，可通过计算机对全部资料进行检错。可依一个变量的数值分布特点来检错，即可找出超出规定变量上、下界的数据。例如“性别”这个变量，只能有1（代表男性）、2（代表女性）、3（代表未填）三个数字来表示，如果出现了数字4，必然有错。另外也可通过两变量间的关系来进行检错，即检查数据内违背一致性的记录和变量值。例如性别为男，却有分娩记录，说明有错误出现。有时，为了避免数据在录入过程中产生差错，常常采用双机输入法，然后用计算机对两个相同数据集的各条记录或每个变量值逐条进行对比，以减少录入误差。

二、设计分组

经全面核查无误的资料，首先应根据所要研究的问题，按某些本质特征重新排列，进行分组。其目的就是使资料进一步系统化，将同质者集合在一起，不同质者分开，把组内的共性、组间的差异性或相似性显示出来，从而认识它们之间的矛盾，表明事物的本质与规律。例如在临床护理研究中，也可按病人的性别、年龄、职业、民族、疾病种类等分组。经过分组，使原始数据更为清晰、条理化，有利于下一步的统计分析。分组在统计方法中占有重要地位，只有在同质的基础上进行分组，才能得出正确的结论。

1. 合理分组的要素

（1）研究目的：例如研究目的是比较男女之间某项指标有无差异，则应按性别进行分组整理；若研究目的是探讨不同年龄间某指标有无差异，则应按年龄分组进行整理。

（2）资料性质：通常计量资料按量的大小分组，计数资料按事物属性分组，等级资料则按等级级别分组。

（3）样本含量大小：大样本的类别划分宜细，小样本宜粗。

（4）统计分析方法：例如研究术前患者焦虑状况与年龄间的关系，若其统计方法拟采用相关分析，则年龄和焦虑状况可按实测值进行整理；若拟采用列联表检验，焦虑状况可按“不焦虑”、“焦虑”分成两类进行统计。

2. 分组方法　一般有两种分组方法：

（1）按标志的不同表现形式分组：可分为类型分组和数量分组。类型分组即将同质的研究对象按其性质、特征或类别进行归类分组，如按性别、职业、民族、婚姻状况、病情的轻重、疾病类别、病因等分组。数量分组是按被研究对象的数量大小来分组，从量的变化分析事物的差别和规律。如按观察对象的年龄大小、工作年限的长短、血压的高低等分组。分组的粗细和组数的多少以能说明资料的规律性为准。为便于资料间的相互比较，还必须注意习惯分组方法，如成人的年龄分组习惯为每5岁或10岁为一组。

（2）按分组标志的个数分组：可分为简单分组和复合分组。简单分组是只按一个标志分组，如为了检验某种健康教育方法的效果，可以按照接受健康教育患者的年龄、性别、文化程度等单一标志进行分组。简单分组的优点是简单明了、便于分析理解，不足的是仅能从某一方面说明一定的问题。复合分组则是采用两个或两个以上标志结合起来分组。其优点是能够从多方面综合说明问题，可以反映事物间的依存关系。但是，过多的标志结合，可使组数成倍增加而各组中的观察单位相应减少，反而不易揭示事物的本质特征。表 10-1 为分析某医院不同年资的护士对其工作的满意情况，将工作年资分组与满意程度分组结合起来进行使用的例子：

表 10-1　某医院不同年资护士对其工作的满意情况

年资（年）	工作满意程度			合　计
	满意	一般	不满意	
<1				
1～				
5～				
10～				
15～				
≥20				
合计				

根据表 10-1，既可了解某医院护士对其工作的满意程度是否随工作年限的变化而变化，又可分析同一年资组的护士对其工作满意度有无差别。

3. 分组的程序　分组的一般程序为：

（1）选择分组标志。

（2）选择分组方法。

（3）确定组数：组数亦称组段数，符号为 k。组数的多少取决于研究目的、资料性质和观察单位的多少。对于数量分组，通常以 7～15 个组段为宜。组数过少时易掩盖组内不同观察单位的本质差异，并使计算结果的误差增大；组数过多时则各组的观察单位数相对变少，不易看清研究现象的变化规律，并增加计算负担。适宜的组数标准可参见表 10-2。

表 10-2　适宜组数的参考标准

数据个数	组段数
30～ 59	5～ 8
60～ 99	7～10
100～199	9～12
≥200	11～16

（4）划分组距：组距（class interval）即各组的上限与下限之差，符号为 i。各组的起点数值称为下限（lower limit），符号为 L，各组的终点数值称为上限（upper limit），符号为 U。根据资料的分布类型，组距分为相等与不等两种：相等组距适用于观测值呈正态或近似正态分布的资料，如年龄、脉搏、血压的分组；不等组距适用于观测值呈偏态分布的资料，例如按病程或疗程分组时，由于个别病人的病程或疗程较长，用等距分组会出现某些组段数值为零的情况，此时按不等组距分组可有效避免数值为零的组段与相邻组段失去内在联系而得出错误的结论。采用相等组距分组时，其组距大小可按下式确定：

$$i=\frac{R}{k-1}$$

式中：i 为组距；k 为组段数；R 为全距（range），为最大值（x_{max}）与最小值（x_{min}）之差，公式见下式：

$$R=x_{max}-x_{min}$$

（5）确定组限：组限（class limit）是上、下限的统称。当组数和组距确定后，应取整数值或方便数表明各组的组限，以利于分组。规范的表示方法是采用半开半闭区间（右开左闭区间）的形式，各组段只写明下限值，而不标出上限值，如 0～，15～，30～……

三、拟定整理表

整理表是用于原始资料归组的表格，也是提供分析资料的过渡性表格，它是按一定分组要求设计的，可表达资料的分配情况和内部结构，是初步显示各项目间的联系的一种统计表，例如表 10-3 就是一个整理表。整理表设计好后，应将大量的原始数据以对号入座的形式分配到各组中去，分散的资料就集中起来了，此过程称为资料的归纳汇总。它是对数据资料进行简化的一个过程，资料归纳汇总的方法有手工归纳和计算机归纳等。常用的手工归纳方法有划记法和分卡法。计算机归纳则是利用电子计算机进行数据的整理和汇总。

1. 划记法　就是用划“正”字或“＋＋＋”将原始资料逐个记入整理表中汇总归组。此法简单易行，但需小心细致，一般需两人同时划或划两遍以便核对。划记法一般用于观察单位数量不多、项目较少资料的归纳与汇总。例如，表 10-3 为表 10-1 汇总后的情况：

表 10-3　某医院不同年资护士对其工作满意情况的划记表

年资（年）	满意		一般		不满意		合计
	划记	频数	划记	频数	划记	频数	
<1	正正一	11	正下	8	正正	10	29
1～	正正𠄟	14	正正正𠄟	19	正正正一	16	49
5～	正正下	13	正下	8	正正	10	31
10～	正一	6	正𠄟	9	正一	6	21
15～	正	5	下	3	𠄟	4	12
≥20	一	1	𠄟	4	下	3	8
合计		50		51		49	150

2. 分卡法　就是将原始记录表或记录卡直接归入各组，经过核对，然后清点每组记录表或卡片的张数，就是该组的观察单位数。如果调查表中调查项目较多时，可先将原始资料按分析项目转抄到“记录卡片”上，然后再用分卡法汇总。此法多用于资料数量较多的归纳汇总。

3. 电子计算机汇总法　当调查对象或调查项目较多，分析计算复杂时，手工归纳汇总难以进行，此时可应用电子计算机来进行归纳汇总。其一般过程是：先将原始资料编码输入计算机，并运用计算机中有关统计软件的若干功能进行资料数据的逻辑检查和计算检查，审核原始资料。然后根据所研究现象的内在特点和统计分析的需要，把相应的分组标志和分组界线输入计算机，计算机即可依靠其识别和计算功能把具有相同标识的研究对象归在一起并记数（即归纳汇总），还可绘制出相应的统计整理表和统计图。

在资料归纳汇总后，需对结果进行检查，各行合计之和、各列合计之和都应等于总的合计值，各分析表间的有关数据应相吻合。

第二节　科研资料的统计学分析

一、统计学中的几个基本概念

运用统计学知识进行统计分析时，应首先了解几个统计学中的基本概念，以便对所应用的统计方法有更深刻的了解。

1. 变异　性质相同的事物，称为同质的事物。但是即使是同质的事物，各个体也不是完全相同的，各个体之间的差异，称为变异。例如，同一年龄、同一性别的儿童有高有矮，各不相同，称为身高的变异，这就是个体的变异。

同质（性质相同）观察单位之间的个体变异，是生物的重要特征，是偶然性的表现，是由于生物体内外环境中多种因素的综合影响造成的，其中许多因素是未知的，也是难以控制的。然而在这些变异性的现象中却蕴藏着必然的规律性。统计的任务就是在同质分组的基础上，通过对个体变异的研究，透过偶然现象，反映同质事物的本质特征和规律。

2. 概率　是描述随机事件发生可能性大小的一个度量，也称几率（probability），统计学上用符号 P 表示。必然发生事件的概率为 1，不可能发生事件的概率为 0。故 P 值范围在 0～1 之间。$P \leqslant 0.05$ 和 $P \leqslant 0.01$ 常被称为小概率事件，前者表示事件发生的可能性等于或小于 5%，后者表示事件发生的可能性等于或小于 1%，二者均说明某事件发生的可能性很小。统计学中根据概率的原理将 $P \leqslant 0.05$ 和 $P \leqslant 0.01$ 看做是事物差别有统计学意义和高度统计学意义的界限。

3. 假设检验　在实际抽样研究中，当由两抽样群体所计算得到的某指标的均数发生差异时，要明确这种差异是由于抽样误差所致还是由于两者有本质差异，即是否来自于同一总体，还是来自两个不同的总体，就需通过假设检验来回答这个问题。如研究湿扫与干扫两种扫床法哪种更能减少空气中的菌落数，研究者分别获得了两组均值，一个是干扫后空气中菌落数的均值，一个是湿扫后空气中菌落数的均值，从数字表面上看，干扫后空气中菌落数的均值高于湿扫后空气中菌落数的均值，此时我们不能下结论说湿扫法比干扫法更能减少空气中的菌落数，而需通过运用统计学方法即假设检验来判断这两个均值之间的差异是由于抽样误差所致，还是本身就有差异，即湿扫法比干扫法要好。

因此，假设检验（又称显著性检验）就是应用统计学的原理由样本之间的差别去推断样本所代表的总体之间是否有差别的一个重要推断方法。假设检验有一定步骤：

（1）建立假设：建立两种假设，一种是“无效假设”，用 H_0 表示，另一种是“备择假设”，用 H_1 表示。如上面所举有关湿扫与干扫两种扫床法的研究，H_0 可假设为两种扫床方法扫床后所致的空气中菌落数无差别；H_1 是与 H_0 相反的假设，即假设为两种扫床方法扫床后所致的空气中菌落数有差别。

（2）确定显著性水平：显著性水平（常用 α 表示）是用来判断小概率事件是否发生的标准，是人为规定的。当某事件发生的概率不大于 α 时，则认为该事件为小概率事件，即发生的可能性较小。通常取 α 为 0.05（5%）或 0.01（1%）。

（3）计算统计量：根据资料类型或研究目的，选择适当的公式计算统计量，如计算 t 值或 χ^2 值。

（4）确定概率值 P：计算出统计量后查相应的工具表可得出概率 P 与 α 大小的关系。

（5）做出推断结论：如果 $P>\alpha$，我们认为发生 H_0 假设的可能性较大，差别无统计学意义，即认为两种扫床法无差别；如果 $P<\alpha$，则认为发生 H_1 假设的可能性较大，拒绝 H_0，接受 H_1，差别有统计学意义，可认为两种扫床方法扫床后所致的空气中菌落数不同，结合专业进一步认为湿扫法比干扫法好，可降低空气中的菌落数。

另外，总体、样本及抽样误差等其他统计学的基本概念可参考相关章节。

二、科研资料的类型

对所收集到的资料进行整理后，首先遇到的一个问题就是需要分辨资料的类型。资料的类型不同，所采用的统计学方法也不同。常见的资料可分为计量资料和计数资料两大类，此外，还有介于二者之间的等级资料。具体内容可参照相关章节。

根据统计分析的需要，计量资料、计数资料和等级资料可以相互转化。例如，年龄（岁）是一个计量资料，若按年岁大小分为成年人与非成年人，就转化成了计数资料；若再分为婴儿、幼儿、儿童、少年、青年、壮年和老年，就转化成了等级资料。

三、各类型资料常用的统计分析方法

下面列出了三张表格（表 10-4、表 10-5、表 10-6），根据不同的资料类型对常用的统计学方法进行了归纳。统计学中将统计分析方法分为两大类，即统计描述和统计推断。统计描述是指用统计指标、统计表、统计图等方法，对资料的数量特征及其分布规律进行测定和描述，不涉及由样本推论总体问题。统计推断是指如何由样本信息推断总体特征问题。在对所获取的资料进行统计分析时，一定要先明确资料的类型，然后根据资料的类型和研究目的选用相应的统计学方法。更多的有关统计方面的知识可参阅《卫生统计学》教材。

表 10-4　计量资料常用的统计学分析方法

统计分析的类型	分析目的	可采用的指标或方法
统计描述	了解变量值的平均水平或集中趋势	均数、几何均数、中位数、众数
	了解变量值的变异情况或离散趋势	极差、标准差、方差、变异系数
	了解客观事物或现象间相互关系的密切程度与方向	相关分析
	了解某一变量随其他变量的变化而变化的数量关系	回归分析
统计推断	估计总体均数的大小	点值估计、可信区间估计
	样本均数与总体均数的比较	t 检验、u 检验
	两个样本均数的比较	t 检验、u 检验（秩和检验 *）
	配对样本均数的比较	配对 t 检验（秩和检验 *）
	两个以上样本均数的比较	F 检验（秩和检验 *）
	两个以上样本均数间的两两比较	q 检验（秩和检验 *）

* 当总体分布类型不确定或为非正态分布时，可选用非参数统计法。

四、统计表和统计图

统计表和统计图在护理研究论文中应用普遍。一个编制合理的统计表或统计图可以替代冗长的文字叙述，不仅便于阅读，而且利于数据的分析比较。

表 10-5 计数资料常用的统计学分析方法

统计分析的类型	分析目的	可采用的指标或方法
统计描述	反映某种随机事件发生的频繁程度	率
	反映某一个指标是另一个指标的多少倍或百分之几	相对比
	反映某一事物内部各组成部分所占的比重或分布	构成比
	了解分类变量间有无联系	四格表或行×列表 χ^2 检验
统计推断	由样本率推断总体率	点值估计、区间估计
	样本率与总体率的比较	u 检验，二项分布或泊松分布的直接概率法
	两个样本率的比较	u 检验、四格表 χ^2 检验
	多个样本率或构成比的比较	行×列表 χ^2 检验
	配对样本的比较	配对 χ^2 检验
	两个以上样本均数间的两两比较	q 检验（秩和检验）

表 10-6 等级资料常用的统计学分析方法

统计分析的类型	分析目的	可采用的指标或方法
统计描述	反映各等级所占比重	构成比
	反映某一等级的数量是其余等级数量的多少倍或百分之几	相对比
	了解按等级分类的两变量间的关联程度	等级相关系数 r_s
统计推断	比较单向等级资料的内部构成有无差别	行×列表 χ^2 检验
	等级资料的两样本比较	两样本比较的秩和检验
	等级资料的多个样本比较	多个样本比较的秩和检验

（一）统计表

1. 结构 统计表就是以表格的形式，表达被研究对象的特征、内部构成及研究项目分组之间的数量关系。统计表由文字、数字和线条等组成，表上边的文字为标题，表内的文字是标目，又有纵标目、横标目之分，横、纵标目相交叉的右下方，占表的绝大部分是数字，表的线条以三条线为主，即顶线、底线与分界线，具体例子见表 10-7。

表 10-7 1984～1989 年 4 种杂志论文分布情况 ←表号、表题

←顶线

杂志名	篇数	甲类		乙类	
		篇数	占总数%	篇数	占总数%
中华护理	222	102	12.1	120	14.3
实用护理	456	129	15.3	336	39.9
护士进修	75	35	4.2	40	4.8
护理学	80	55	6.5	25	3.0

←分层线
←分界线
←底线

统计表分为两类，一种是简单表，一种是组合表。简单表是按一种特征分类的统计表，如表 10-8。而组合表则是将两种或两种以上的特征结合起来作为分组的标志的统计表，如表 10-9，它将药物疗效和慢性气管炎种类结合起来，对数据进行描述。

2. 编制要求 统计表在绘制过程中也有一定要求，总的原则是以最少的篇幅，显示出最多的信息。因此绘制统计表一是要重点突出，简单明了，每一表格说明一个中心问题为宜，避免绘制企图包罗万象的大表，使表格臃肿；二是要层次清楚，表内项目排列合理，便于阅读和分析比较。

表 10-8　引文的来源构成

引文来源	篇数	构成比（%）
期　　刊	221	55.95
书　　籍	162	41.01
内部资料	12	3.04
合　　计	395	100.00

表 10-9　某医院某年用复方猪胆治疗慢性气管炎的近期疗效

近期疗效	单纯型慢性气管炎		哮喘型慢性气管炎	
	例数	%	例数	%
临床治愈	60	27.15	23	12.64
显效	98	44.34	82	45.06
有效	51	23.08	66	36.26
无效	12	5.43	11	6.04
合计	221	100.00	182	100.00

编制统计表的具体要求如下：

（1）表号和表题：每个表均应有相应的表号和表题，写在表的上方中央，表题应扼要说明表的主要内容。

（2）标目：无论横标目还是纵标目，凡内容有计量单位者均应注明，同时要注意法定计量单位的正确使用。标目应循顺序排列。横标目的内容一般自上而下、从小到大排列，如年龄组。纵标目的内容一般从左向右由小到大排列。

（3）线条：统计表中只有横线，无竖线和斜线。简单表一般是三线表，而组合表在总标目和各纵标目之间，以及最后一行数字和合计之间，应该有一条横线。

（4）数字：一律用阿拉伯数字表示，同一列的数字位数应一致，位次对齐。表格中不应有空格，暂无记录或未记录用“…”表示，若实际不存在该现象时用“-”表示，数字是“0”则应填“0”。

（5）备注：不列入表内，特殊情况须用备注说明时，可用“*”等符号标出，写在表的下面。

下面举一个统计表绘制不当的例子，并加以修改：

治疗组	治疗休克例数	治疗效果	
		良好	死亡
西药组	13	6	7
中西药结合组	10	10	6

此表不正确之处是无表号和表题，且不应有竖线，修改后如下：

表 10-10　急性心肌梗死并发休克患者的疗效比较

治疗组	治疗休克例数	治疗效果	
		良好	死亡
西药组	13	6	7
中西药结合组	10	10	6

（二）统计图

统计图是用图形将统计资料形象化，利用线条高低、面积大小来代表数量，通俗易懂，比统计表更便于理解与比较。因此统计图应用也很广，但从统计图中不能获得确切数字，所以不能完全代替统计表，必要时可将统计表一起列出。

1. 绘制统计图的要求

（1）根据资料性质和分析目的决定适当图形。

（2）每个统计图均应有图号和图题，写在图的下方，图题应扼要地说明图的内容。

（3）在横轴下方和纵轴外侧必须用文字标明纵横轴各自代表的含义，如有单位应注明。

（4）纵轴和横轴上要有刻度和单位，刻度要均匀等距（半对数线图的纵坐标除外），并标明数值。

（5）横轴尺度自左至右，纵轴尺度自下而上，数值一律由小到大。一般纵轴尺度必须从0点起始（对数图、点图等除外）。

（6）图中用不同线条或色调代表不同事物时，需用图例说明。

（7）图的长宽比例一般以7∶5左右较合适，比例太大或太小都是不合适的。

2. 举例　统计图的种类很多，常选用的几种如下：

（1）百分条图与圆图：此两种图形都用于计数资料以构成比的形式出现，而且组数又不太多的情况。①圆图是以一个圆面积为100%，用圆内各扇形面积所占的百分比来表示各部分所占的构成比例。圆图绘制较复杂，必须先把各构成比分别乘3.6°以求得各部分应占的圆心角度数，再用圆规和量角器绘制；②百分条图绘制简单，只要先绘制一个标尺，尺度分成10格，每格代表10%，总尺度为100%，再将要绘制的事物用直条表示，直条总长等于标尺的100%，宽度可以任意选择。下面以表10-11为例，绘制圆图和百分条图。

表10-11　某医院护士学历构成情况

学历	人数	百分比（%）
中专	150	30.00
大专	250	50.00
本科	90	18.00
研究生	10	2.00
合计	500	100.00

a. 圆图

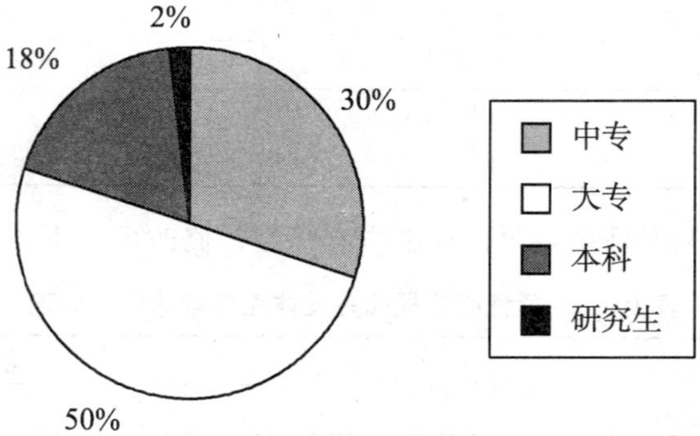

图10-1　某医院护士学历构成情况

b. 百分条图

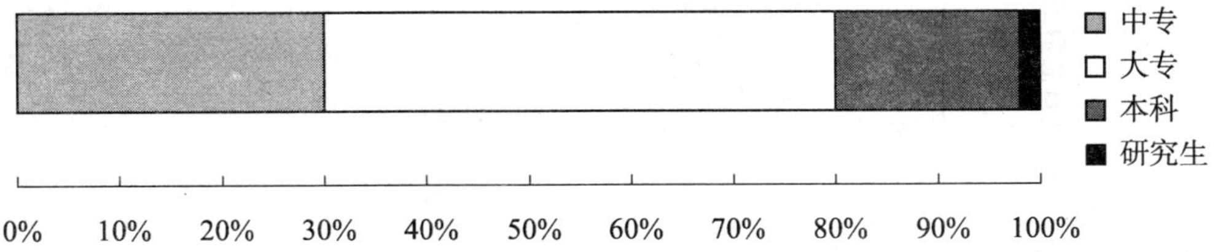

图 10-2 **某医院护士学历构成情况**

（2）条图：用等宽直条表示相互独立的指标，直条长短表示指标的大小。直条图分单式直条图（见图 10-3）和复式直条图（见图 10-4）两种。

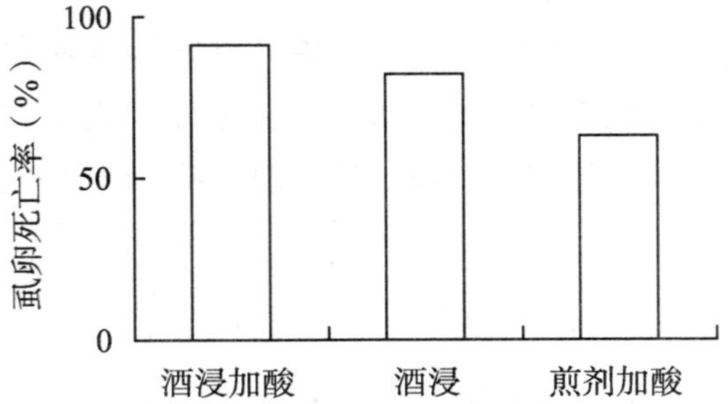

图 10-3 **不同剂型百部灭虱卵效果**

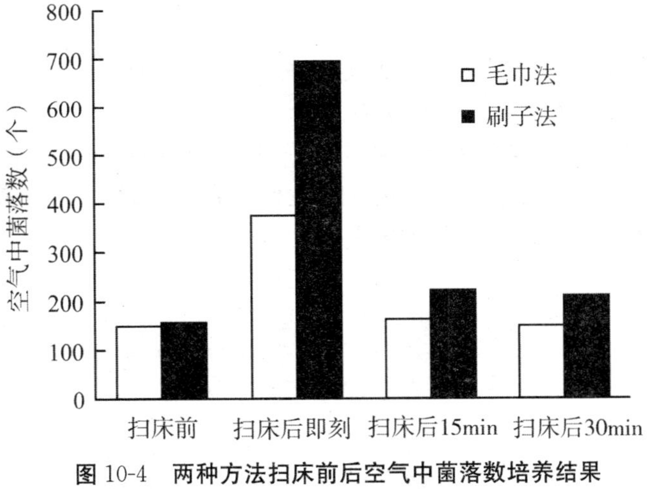

图 10-4 **两种方法扫床前后空气中菌落数培养结果**

注意在绘制条图时，各直条宽度应相等，各条之间的间隙也应相等，间隙的宽度与直条的宽度相等或为直条宽度的 1/2。在复式直条图中，同一组的直条间不留空隙。

（3）线图：以线段的上升或下降来表示事物在时间上的发展变化或一种现象随另一种现象变迁的情况。适用于连续性资料，见图 10-5。

注意在绘制线图时，相邻的点用直线连接，不要用平滑的曲线连接。直线不能任意外延。同一图内不宜有太多的曲线，如有几条线做对比，则应用不同的线型来区别，并用不同图例来说明。

（4）其他：①直方图：由一些紧密相连的直条组成，主要用于表示连续变量的频率分布，不是以条的高度而是以各矩形的面积代表各组段的频数和数量的大小，适用于连续性数量资料。②散点图：是以点的密集程度和趋势来表示两种现象的相互关系。如用于反映身高和体重的关系，血压与年龄的关系等。

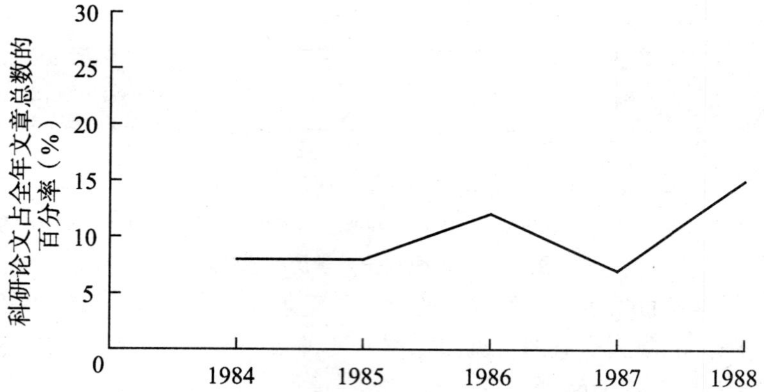

图 10-5　1984～1989 年在《中华护理杂志》发表的科研论文

根据资料整理和分析工作的需要，可选择和绘制恰当的统计表和统计图。它们可以代替冗长的文字描述，给人以清晰的概念，也便于分析和比较，故研究论文中常被选用。

小　结

1. 资料的整理就是利用科学的方法，将调查所得的原始资料按照调查目的进行审核、补充、评价、分类与汇总，从而使原始资料系统化、条理化，能完整地、科学地反映事实。科研资料整理的内容主要包括审核资料、设计分组、拟定整理表或归纳汇总三个步骤。

2. 统计学中将统计分析方法分为两大类，即统计描述和统计推断。计量资料、计数资料和等级资料分别对应着不同的统计学方法。

3. 统计表和统计图在护理研究论文中应用普遍。一个编制合理的统计表或统计图可以替代冗长的文字叙述，不仅便于阅读，而且利于数据的分析比较。统计表和统计图均有相应的绘制要求，一定要根据绘制要求进行绘制。

（刘宇）

第十一章　统计软件 SPSS 在护理科研中的运用

SPSS（Statistics Package for Social Science）是功能强大的统计软件，在护理统计分析中应用很广泛。它的优点是简单易学、实用。本书讲述的是 SPSS 11.5 在护理科研中的运用。

第一节　数据的录入与编辑

一、直接录入

【例 11-1】birthweight. sav 建立出生记录数据库。

以数据 birthweight. sav 为例建数据库。启动 SPSS 程序，出现 SPSS 的数据编辑窗口。在该窗口的下方有两个标签，一个是数据视图（Data View）标签，另一个是变量视图（Variable View）标签。单击 Variable View 标签，就可以定义新变量了。

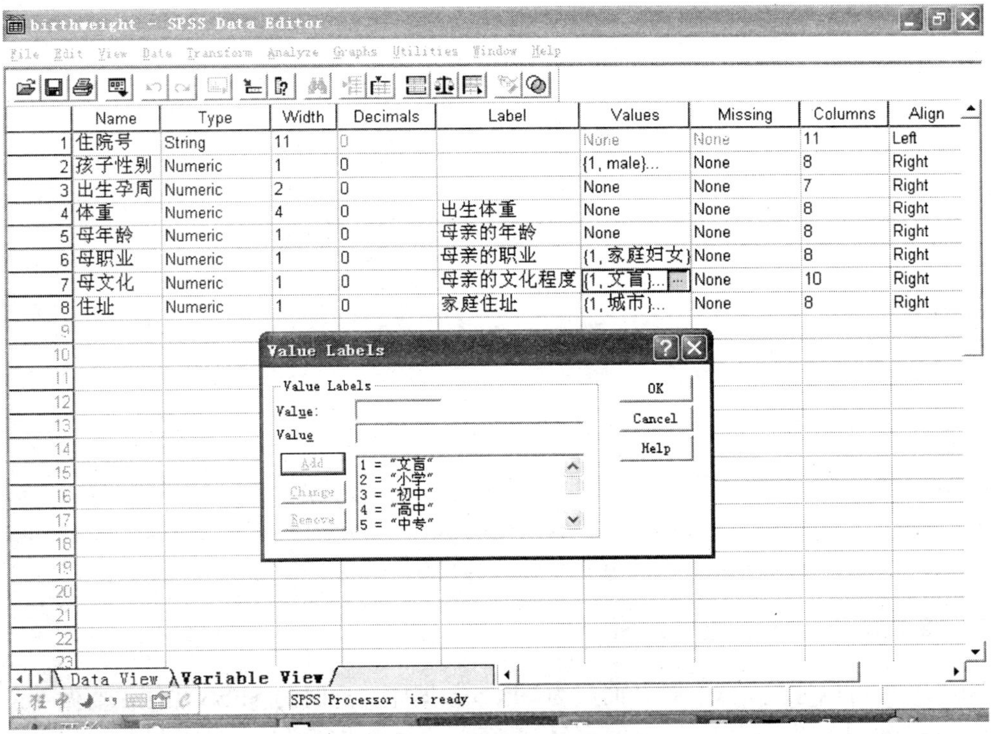

图 11-1　birthweight. sav **数据库建立界面**（Variable View）

如图 11-1，在 Name 栏里写上变量的名称。变量只能由 8 个以内的字符组成，如果名称太长，就在 Name 栏里写个简称或代码，而将完整的名称写在 Label 栏里。住院号相当于姓名，不具备数字的性质，属于字符型变量，因此，在 Type 栏里选字符型——String。孩子性别是用数字代替的，即 1 代表男，2 代表女，因此在变量类型上选择数字型——

Numeric。出生孕周、体重、母亲年龄为连续变量，选数字型——Numeric。母亲的文化、职业和住址也是用数字代表，同样选择 Numeric。不过，使用代码的变量要在 Values 栏中把数字代表的内容（标签）写清楚。例如，母亲的文化程度，1 代表文盲，2 代表小学等。具体操作是：单击 Values 框右半部的省略号，会弹出 Value Labels 对话框，上部的两个文本框分别为变量值（数字）输入框和变量值标签输入框，分别在其中输入“1”和“文盲”，此时下方的 Add 钮变黑，单击它，该变量值标签就会被加入下方的标签框内。与此类似定义变量值“2”为“小学”，最后按 OK，就完成了变量值标签的设置。此时做任何分析，在结果中都有相应的标签出现。Width 为变量的长度；Missing 用于定义变量缺失值；Columns 定义变量的显示列宽；Align 定义变量显示的对齐方式；Measure 为该变量的资料性质。

变量输入完成后，单击 Data View 变换窗口，便可以输入数据了。图 11-2 中输入了 20 例数据。

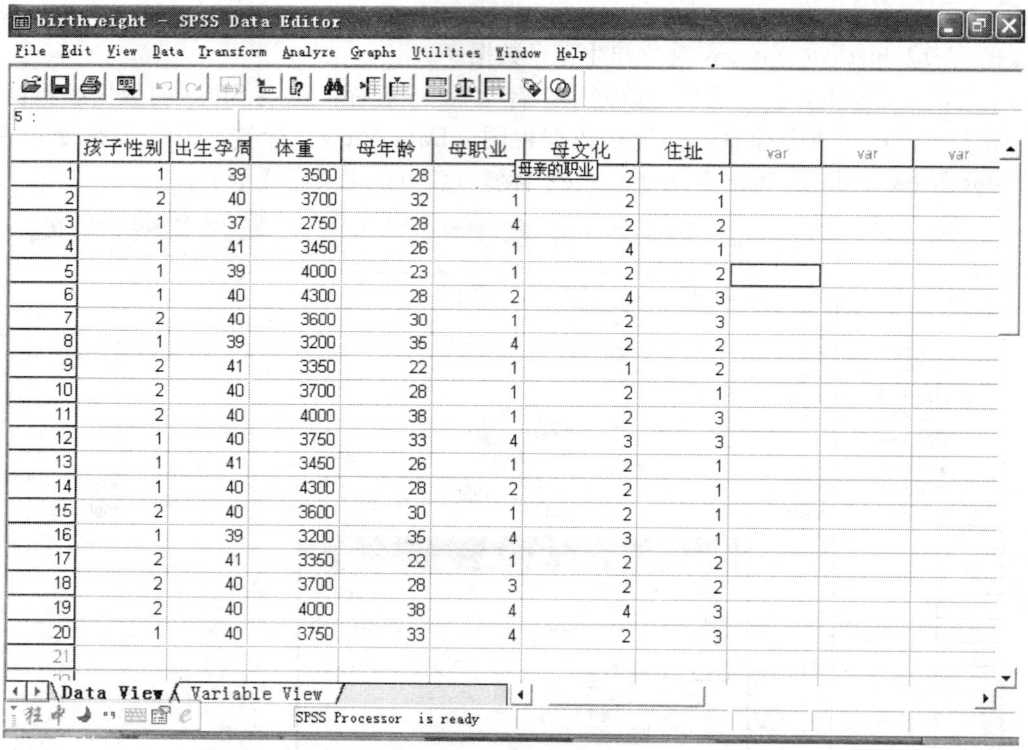

	孩子性别	出生孕周	体重	母年龄	母职业	母文化	住址	var	var	var
1	1	39	3500	28	1	2	1			
2	2	40	3700	32	1	2	1			
3	1	37	2750	28	4	2	2			
4	1	41	3450	26	1	4	1			
5	1	39	4000	23	1	2	2			
6	1	40	4300	28	2	4	3			
7	2	40	3600	30	1	2	3			
8	1	39	3200	35	4	2	2			
9	2	41	3350	22	1	1	2			
10	2	40	3700	28	1	2	1			
11	2	40	4000	38	1	2	3			
12	1	40	3750	33	4	3	3			
13	1	41	3450	26	1	2	1			
14	1	40	4300	28	2	2	1			
15	2	40	3600	30	1	2	1			
16	1	39	3200	35	4	3	1			
17	2	41	3350	22	1	2	2			
18	2	40	3700	28	3	2	2			
19	2	40	4000	38	4	4	3			
20	1	40	3750	33	4	2	3			
21										

图 11-2　birthweight. sav 数据输入界面（Data View）

二、将 EXCEL 数据直接引入 SPSS

Excel 文件可以通过 SPSS 打开而成为 SPSS 数据库。这时的 SPSS 往往需要做一定的修改，例如在 Label 项里写上具体的变量名称，在 Value 项里定义代码的意思。数据量较少的时候，可以直接用拷贝粘贴的方法将数据引入 SPSS。

三、数据编辑

【Sort Cases 对话框】

如欲对数据集 birthweight. sav 按体重升序的次序排列，选择菜单 Data▶Sort Cases，系统弹出 Sort Cases 对话框，下方的 Sort Order 单选钮中有升序和降序两种选择。该单选钮是和上方的 Sort By 框一起使用的，具体方法如下：确认升序单选钮 Ascending 被选择，将“体重”选入 Sort By 框，点击 OK 完成操作。降序单选钮为 Descending，可实现按体重降序次序排列数据，操作类似升序排列。

【Select Cases 对话框】

如果不需要分析全部的数据，而是选择其中的一部分（比如只分析男孩的体重），则执行以下操作：选择菜单 Data ▶ Select Cases，系统弹出 Select Cases 对话框，如果选中 All cases 单选钮，SPSS 会分析所有的记录；如果选中 If condition is satisfied 单选钮，则只分析满足条件的记录。例如将“性别”选入框中，设条件为性别＝1，则表示只对男性的资料进行分析。

有几个符号需要注意：~＝代表不等于（≠）；& 代表和（And）；| 代表或（Or）；* 代表乘（×）；~ 代表非（Not）。

【Weight Cases 对话框】

如果需要计算一个四格表卡方，就需要用到 Weight Cases 对话框。界面上有两个单选钮，分别是不权重记录（Do not weight cases）和用某变量权重记录（Weight cases by），如果选择后者，则需要选中一个权重变量。请参照卡方检验（Cross tables）。

【Data 菜单中的其余对话框】

例如 Insert Variable 命令：在当前列插入新变量。Insert cases 命令：在当前行插入新记录。

第二节　资料的描述

一、实例

【例 11-2】serumprotein. sav 绘制频数表、直方图，计算均数、标准差、变异系数 CV、中位数 M、$P_{2.5}$和 $P_{97.5}$。变量名为 X，数据见表 11-1。

（一）分析过程

1. Analyze ▶ Descriptive Statistics ▶ Frequencies。
2. Variables 框：选入 X。
3. 单击 Statistics 钮，选中 Mean、Std. Deviation、Median。
4. 单击 Percentiles，输入 2. 5，单击 Add；输入 97. 5，单击 Add。
5. 单击 Continue 钮。
6. 单击 Charts 钮，选中 Bar charts。
7. 单击 Continue 钮，单击 OK。
8. 得出结果后手工计算出 CV。

（二）结果解释

分析的部分结果见表 11-2。有效样本量 N 为 100 例（Valid），缺失值 0 例（Missing），均数 Mean＝73. 64，中位数 Median＝73. 5，标准差 Std＝3. 95487，$P_{2.5}$＝65，$P_{97.5}$＝81. 6。

表 11-1 **serumprotein. sav 血清蛋白值（X）**

X	X	X	X	X
74.3	71.6	70.4	77.2	72.0
75.0	67.3	73.5	71.2	74.7
73.5	71.2	78.8	75.0	72.7
76.5	73.5	70.4	74.3	74.3
65.0	73.5	68.8	75.8	72.0
67.3	79.5	69.7	75.0	70.3
81.6	70.4	73.5	76.5	75.6
70.0	75.8	72.7	77.2	68.8
79.5	77.6	73.5	80.5	70.4
75.8	72.7	79.5	74.3	80.5
72.7	71.2	74.3	72.7	69.7
70.4	68.0	76.5	70.0	75.4
80.3	75.8	73.5	73.5	76.5
81.6	76.5	74.3	78.8	73.5
75.0	78.0	70.4	74.3	76.5
68.0	76.5	72.7	72.0	72.7
75.0	84.3	67.2	75.0	72.0
72.0	69.7	68.8	67.3	81.2
75.0	75.8	64.3	73.5	67.3
72.0	74.3	65.0	78.8	73.5

表 11-2 **serumprotein. sav 分析结果**

Statistics

血清总蛋白

N	Valid	100
	Missing	0
Mean		73.6400
Median		73.5000
Std. Deviation		3.95487
Percentiles	2.5	65.0000
	97.5	81.6000

（三）将连续变量分组

X 为连续变量，要将其分组也很简单。如果要将血清总蛋白分成 11 组，如表所示，其过程如下：

选择菜单 Transform▶Record▶Into Different Variables。在 Into Different Variables 对话框中进行如下操作：

将血清总蛋白（X）选入 Numeric Variable▶Output 框中，此时 Output Variable 框变黑，在其中键入新变量名 serump1 并单击 Change，可见原来的 X▶？变成了 X▶serump1。

现在单击“Old and New Values”，系统弹出变量值定义对话框如下：按照题目的要求，选择 Range：Lowest through，在右侧框中键入 63.9，然后在右上方的 Value 右侧框中键入对应的新变量值 1，此时下方 Add 键变黑，单击它，Old▶New 框中就会加入 Lowest thru 63.9▶1；选择 Range：through ___，在 through 左边键入 64，在 through 右边键入 65.9，然后在右上方的 Value 右侧框中键入对应的新变量值 2，单击下方变黑的 Add 键，加入 64 thru 65.9▶2，按照类似的方法依次加入其他转换规则，最终 Old▶New 框中共有 Lowest thru 63.9▶1、64 thru 65.9▶2……84 thru 86▶11，现在单击 Continue，再单击 OK，系统就会按要求生成新变量 serump1。

表 11-3 serumprotein.sav 分组结果

SERUMP1

		Frequency	Percent	Valid Percent	Cumulative Percent
Valid	64.0-	3	3.0	3.0	3.0
	66.0-	5	5.0	5.0	8.0
	68.0-	8	8.0	8.0	16.0
	70.0-	13	13.0	13.0	29.0
	72.0-	24	24.0	24.0	53.0
	74.0-	23	23.0	23.0	76.0
	76.0-	10	10.0	10.0	86.0
	78.0-	7	7.0	7.0	93.0
	80.0-	6	6.0	6.0	99.0
	84-86	1	1.0	1.0	100.0
	Total	100	100.0	100.0	

进入 Variable View 窗口，会发现新变量 serump1。在 Value 里加上变量值的标签：1 代表＜ 64；2 代表 64～65.9；3 代表 66～67.9……

分析新变量 serump1 的频数分布，操作如下：

Analyze▶Descriptive Statistics▶Frequencies，在 Variables 框选入 serump1，单击 OK。

（四）界面说明

【Display frequency tables 复选框】 确定是否在结果中输出频数表。

【Statistics 钮】 单击后弹出 Statistics 对话框，用于选择需要计算的其他描述统计量。Percentile Values 复选框组：定义需要输出的百分位数，可计算四分位数（Quartiles）、指定等距分组数（Cut points for ___ equal groups）或直接指定某个百分位数（Percentiles），如直接指定输出 $P_{2.5}$ 和 $P_{97.5}$。Central tendency 复选框组：包含描述集中趋势的一组指标：均数（Mean）、中位数（Median）、众数（Mode）、总和（Sum）。Dispersion 复选框组：包含描述离散趋势的一组指标：标准差（Std. deviation）、方差（Variance）、全距（Range）、最小值（Minimum）、最大值（Maximum）、标准误（S. E. mean）。Distribution 复选框组：包含描述分布特征的两个指标：偏度系数（Skewness）和峰度系数（Kurtosis）。Values are group midpoints 复选框：当输出的数据是分组频数数据，并且具体数值是组中值时，选中该复选框。

【Charts 钮】 弹出 Charts 对话框，用于设定统计图。Chart type 单选钮组：定义统计图类型，有四种选择：无、条图（Bar chart）、圆图（Pie chart）、直方图（Histogram），其中直方图还可以选择是否加上正态曲线（With normal curve）。Chart Values 单选钮组：选择是按照频数还是按百分比做图。

二、Descriptive-Explore 过程和正态性检验

Descriptive 过程，用于连续性资料的统计描述（如例 11-2）、正态检验和率的比较即 χ^2

检验。

（一）过程

1. Analyze▶Descriptive Statistics▶Explore。

2. Dependent list 框：选入 X。

3. 单击 Plots 钮：选中 Normality plots with test，选中 Histogram，单击 Continue 钮，单击 OK。

输出结果见表 11-4：

表 11-4　serumprotein. sav 正态分布检验

Tests of Normality

	Kolmogorov-Smirno[a] v			Shapiro-Wilk		
	Statistic	df	Sig.	Statistic	df	Sig.
血清总蛋白	.066	100	.200 *	.991	100	.723

*. This is a lower bound of the true significance.

a. Lilliefors Significance Correction.

（二）结果解释

Kolmogorov-Smirnov 的统计量 statistic ＝0.066，$P>0.05$，可以认为血清总蛋白浓度的分布符合正态分布规律。如果 $P<0.05$，则不能认为是正态分布。在样本含量小于 50 时，还应参考 Shapiro-Wilk 的检验结果。

（三）界面说明

【Display 单选钮组】　用于选择输出结果中是否包含统计描述（statistics）、统计图（plots）或两者均包括（both）。

【Dependent List 框】　用于选入需要分析的变量。

【Factor List 框】　如果想让所分析的变量按某种因素取值分组分析，则在这里选入分组变量。

【Statistics 钮】　弹出 Statistics 对话框，用于选择所需要的描述统计量：Descriptives 复选框：输出均数、中位数等。M-estimators 复选框：作中心趋势的粗略最大似然确定，输出四个不同权重的最大似然确定数。Outliers 复选框：输出五个最大值与五个最小值。Percentiles 复选框：输出第 5％、10％、25％、50％、75％、90％、95％位数。

【Plot 钮】　弹出 Plot 对话框，用于选择所需要的统计图：Boxplots 单选框组：确定箱式图的绘制方式，可以是按组别分组绘制（Factor levels together），也可以不分组一起绘制（Dependents together），或者不绘制（None）。Descriptive 复选框组：可以选择绘制茎叶图（Stem-and-leaf）和直方图（Histogram）。Normality plots with test 复选框：绘制正态分布图并进行变量是否符合正态分布的检验。Spread vs. Level with Levene Test 单选框组：当选择了分组变量时，绘制 spread-versus-level 图，设置绘图时变量的转换方式，并进行组间方差齐性检验。

【Options 钮】　用于选择对缺失值的处理方式，可以是缺失值不参加分析（exclude cases listwise）、有缺失值的整条记录不参加分析（exclude cases listwise），或报告缺失值（report values）。

三、Descriptive-Crosstabs 过程和卡方检验

Crosstabs 过程用于分类资料的描述和简单的统计推断。计算相应的比率，并进行相应

的比较例如 χ^2 检验、Kappa 值计算，分层 χ^2（χ^2M－H）。还可计算确切概率（Fisher's Exact Test）值。

（一）实例

【例 11-3】drawway. sav 数据有 3 个变量：拔针方式 way，血管淤血 gore，例数 number。数据集结构如图 11-3。

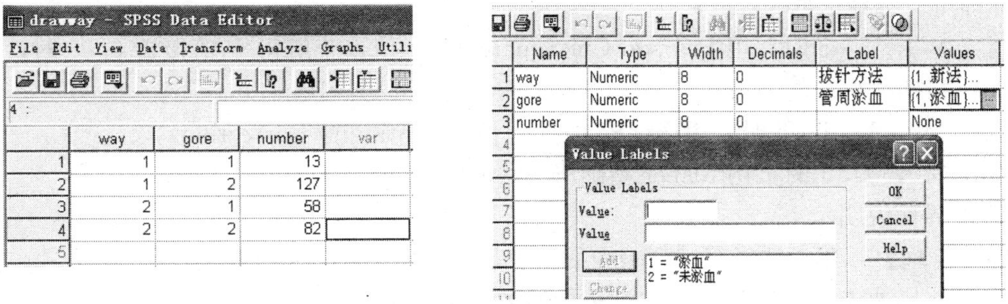

图 11-3　drawway. sav 数据集

卡方检验的步骤如下：

1. Data ▶ Weight Cases，选中 Weight Cases by 单选框，选择变量 number 进入 Frequency Variable 框内，单击 OK 钮。

2. Analyze ▶ Descriptive Statistics ▶ Crosstabs。Rows 框内选入变量 way，Columns 框内选入变量 gore。

3. 打开 Statistics 钮，选中 Chi-square 复选框，单击 Continue 钮。

4. 打开 Cells 钮：在 Counts 选项中选中 observe 复选框，Percentages 选项中选择 Row，单击 Continue 钮，单击 OK 钮。

输出结果见表 11-5：

表 11-5　drawway. sav 分析结果

Chi-Square Tests

	Value	df	Asymp. Sig. (2-sided)	Exact Sig. (2-sided)	Exact Sig. (1-sided)
Pearson Chi-Square	38. 210[b]	1	. 000		
Continuity Correction[a]	36. 531	1	. 000		
Likelihood Ratio	40. 592	1	. 000		
Fisher's Exact Test				. 000	. 000
Linear-by-Linear	38. 074	1	. 000		
N of Valid Cases	280				

a. Computed only for a 2 * 2 table.

b. 0 cells (. 0%) have expected count less than 5. The minimum expected count is 35. 50.

（二）结果解释

输出结果从左到右为：检验统计量值（Value）、自由度（df）、双侧近似概率（Asymp. Sig. 2-sided）、双侧精确概率（Exact Sig. 2-sided）、单侧精确概率（Exact Sig. 1-sided）；从上到下为：Pearson 卡方（Pearson Chi-Square，即常用的卡方检验）、连续性校正的卡方值（Continuity Correction）、对数似然比方法计算的卡方（Likelihood Ratio）、Fisher's 确切概率法（Fisher's Exact Test）、线性相关的卡方值（Linear by Linear Association)、有效记录数（N of Valid Cases）。另外，Continuity Correction 和 Pearson 卡方值处分别标注有 a 和 b，表格下方为相应的注解：a. 只为 2＊2 表计算；b. 0%个格子的期望频数小于 5，最小的期望频数为 35.50。因此，这里无须校正，直接采用第一行的检验结果，即 $\chi^2=38.21$，$P=0.000$。

在上面众多的统计结果中，我们只需要在未校正卡方、校正卡方和确切概率法三种方法中选择即可。选择依据为：

当 n≥40，T≥5 时，用 Pearson Chi-Square 的 χ^2 值。若所得 P 值接近 0.05 时，可参考 Fisher 精确概率法的结果。

当 n≥40，1≤T<5 时，用连续校正的 χ^2 值（Continuity Correction）。

当 n<40，T≤1 时，用 Fisher 精确概率法的结果。

（三）界面说明

【Rows 框】　用于选择行＊列表中的行变量。

【Columns 框】　用于选择行＊列表中的列变量。

【Display clustered bar charts 复选框】　显示重叠条图。

【Exact 钮】　针对 2＊2 以上的行＊列表设定计算确切概率的方法，可以选不计算（Asymptotic only）、蒙特卡罗模拟（Monte Carlo）或确切计算（Exact）。

【Statistics 钮】　弹出 Statistics 对话框，用于定义所需计算的统计量。

Chi-square 复选框：计算 χ^2 值。Correlations 复选框：计算行、列两变量的 Pearson 相关系数和 Spearman 等级相关系数。Kappa 复选框：计算 Kappa 值，即内部一致性系数。Risk 复选框：计算比数比 OR 值；McNemanr 复选框：进行 McNemanr 检验（一种非参检验）；Cochran's and Mantel-Haenszel statistics 复选框：计算 χ^2M－H 统计量（分层 χ^2，也有写为 χ^2CMH 的），可在下方输出 H_0 假设的 OR 值，默认为 1。

【Cells 钮】　弹出 Cells 对话框：Counts 复选框组：输出实际观察数（Observed）和理论数（Expected）；Percentages 复选框组：计算输出行百分数（Row）、列百分数（Column）以及合计百分数（Total）；Residuals 复选框组：选择残差的显示方式，可以是实际数与理论数的差值（Unstandardized）、标化后的差值（Standardized，实际数与理论数的差值除以理论数），或者由标准误确立的单元格残差（Adj. Standardized）。

第三节　均数间的比较——Compare Means

均数间的比较包括：①One-Sample T Test 过程：进行样本均数与已知总体均数的比较。②Independent-Samples T Test 过程：进行两样本均数差别的比较，即通常所说的两组资料的 t 检验。③Paired-Samples T Test 过程：进行配对资料的显著性检验，即配对 t 检验。④One-Way ANOVA 过程：进行两组以上样本均数的比较，即成组设计的方差分析，还可进行随后的两两比较。

Means 过程的界面说明：

【Dependent List 框】　用于选入需要分析的变量。

【Independent List 框】　用于选入分组变量。

【Options 钮】　弹出 Options 对话框。Statistics 框包含的计算指标：Sum，总和；Number of cases，记录数；Mean，均数；Geometric mean，几何均数；Harmonic mean，修

正均数；Standard deviation，标准差；Variance，方差；Standard error of the mean，均数的标准误；Median，中位数；Grouped median，频数表资料中位数；Minimum，最小值；Maximum，最大值；Range，全距；Kurtosis，峰度系数；Standard error of kurtosis，峰度系数的标准误；Skewness，偏度系数；Standard error of skewness，偏度系数的标准误；Percentage of total sum，总和的百分比；Percentage of total N，样本例数的百分比。

Cell Statistics 框：从上述列表中选择要分析的描述统计量。

Statistics for First layer 复选框组：Anova table and eta 对第一层次的分组变量进行单因素方差分析，并计算用于度量变量相关程度的 eta 值。Test for linearity 检验第一层次的线性相关性。

一、两独立样本 t 检验：Independent-Samples T Test 过程

（一）实例

【例 11-4】poisoning. sav 检验方差齐性，并计算 t 值。

数据如图 11-4，变量名分别为 Group 和 C，其中 Group 为分组变量，C 为因变量。

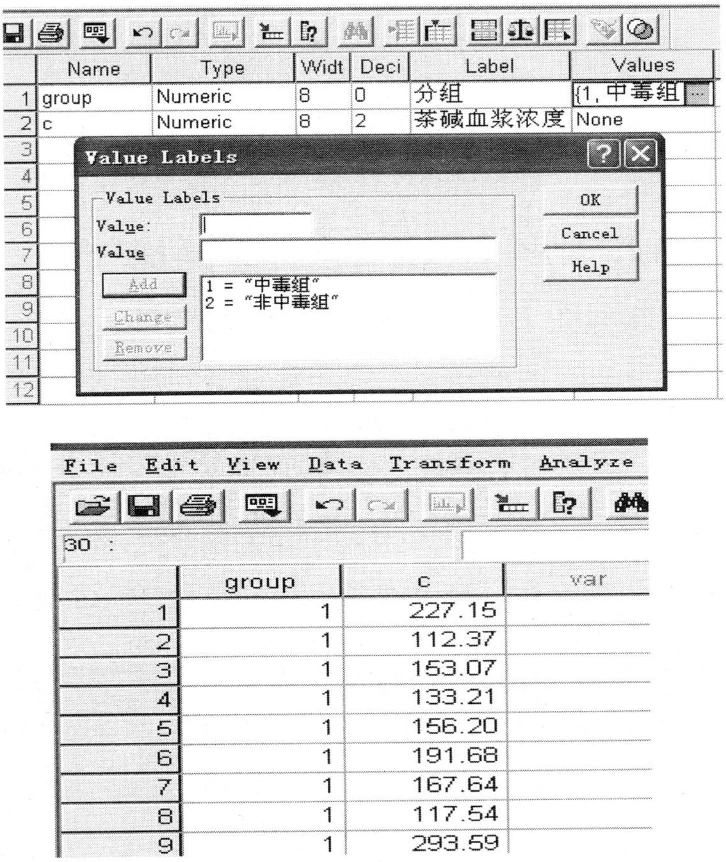

图 11-4 **poisoning. sav 数据集**

操作过程如下：

1. Analyze▶Compare means▶Independent samples T test。
2. Test Variables 框内选入 C，Grouping Variables 框内选入 group。
3. Define groups：Group 1 为 1，Group2 为 2，单击 Continue 钮，单击 OK。

输出结果见表 11-6：

表 11-6　poisoning. sav 统计结果

Independent Samples Test

Levene's Test for Equality of Variances		t-test for Equality of Means					
F	Sig.	t	df	Sig. (2-tailed)	Std. Error Difference	95% Confidence Interval of the Difference	
						Lower	Upper
3.460	.073	6.165	28	.000	18.13798	74.66604	148.9740
		6.165	23.662	.000	18.13798	74.35674	149.2833

（二）结果解释和界面说明

该结果分为两大部分：第一部分为 Levene's 方差齐性检验，用于判断两总体方差是否齐，这里 $F=3.460$，$P=0.073$，可见在本例中方差是齐性的。第二部分则为 t 检验结果，由于前面的方差齐性检验结果为方差齐性，t 检验结果选上面一行列出的 t= 6.165，df=28，$P=0.000$。从而最终的统计结论为按 $\alpha=0.05$ 水准，拒绝 H_0，认为中毒组的血浆茶碱浓度与非中毒组在统计学上存在显著差异，从样本均数来看，中毒组的血浆茶碱浓度高于非中毒组。

界面说明：

【Test Variables 框】　用于选入需要分析的变量。

【Grouping Variable 框】　用于选入分组变量。

【Define Groups 框】　用于定义需要相互比较的两组的分组变量值。

二、配对资料的均数比较：Paired-Samples T Test 过程

（一）实例

【例 11-5】vitamin E. sav　某单位研究饮食中缺乏维生素 E 与肝中维生素 A 含量的关系，将同种属的大白鼠按性别相同，年龄、体重相近配成对子，共 8 对，并将每对中的两只动物随机分到正常饲料组和维生素 E 缺乏组，过一定时期将大白鼠杀死，测得其肝中维生素 A 的含量，问不同饲料喂养的大白鼠肝中维生素 A 含量有无差别。数据见图 11-5。正常饲料组变量名为 control，维生素 E 缺乏组变量名为 interven。Paired-Samples T Test 过程使用的数据输入格式和前面的统计方法不同。

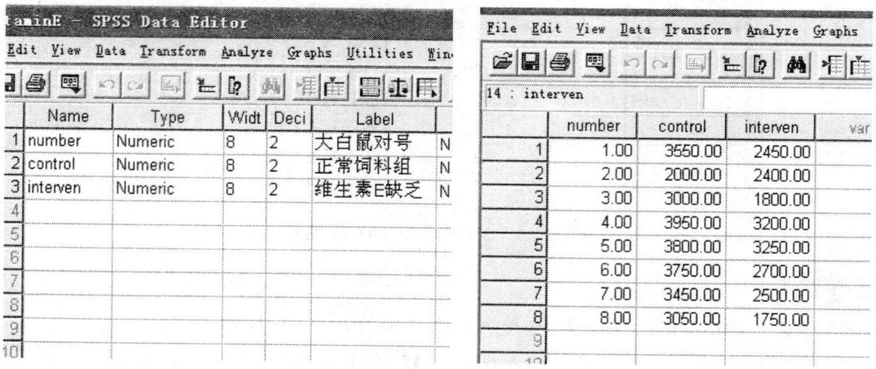

图 11-5　vitamin E . sav 数据集

操作步骤如下：

Analyze▶Compare means▶Paired samples T test。

Paired variables 框同时选入 control 和 interven 两个变量，单击 OK。

输出结果见表 11-7：

表 11-7　vitamin E 的统计结果

	Paired Differences					t	df	Sig. (2-tailed)
	Mean	Std. Deviation	Std. Error Mean	95% Confidence Interval of the Difference				
				Lower	Upper			
Pair 1 正常饲料组 维生素 E 缺乏组	812.5000	546.2535	193.1298	355.8207	1269.1793	4.207	7	.004

（二）结果解释

统计结果为配对 t 检验表，给出最终的检验结果，由结果可见 $t=4.207$，$P=0.004$，故可认为两种饲料所得肝中维生素 A 的含量在统计学上存在显著差别，即维生素 E 缺乏对大白鼠肝中维生素 A 含量有显著影响。

三、两组及多组样本均数的比较：One -Way ANOVA 过程（单因素方差分析）

One -Way ANOVA 过程用于成组设计的方差分析，还可进行随后的两两比较。

（一）实例

【例 11-6】oxygen. sav　比较 4 种吸氧方法含氧量有无差别。数据见图 11-6。分组变量为 group，四组取值分别为 1、2、3、4，结果变量为 oxygen。此处先进行单因素方差分析，然后进行两两比较。

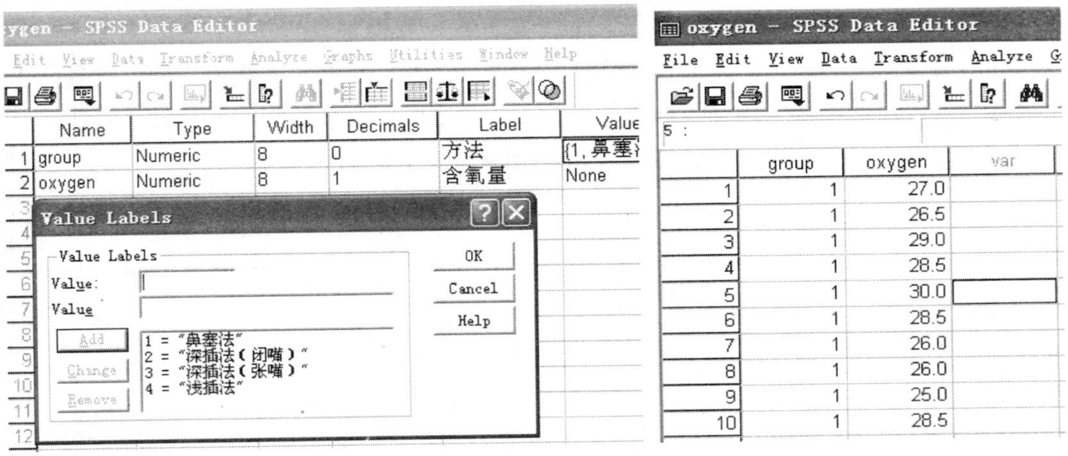

图 11-6　oxygen. sav 数据集

操作步骤如下：

1. Analyze▶Compare means▶One -Way ANOVA。
2. Dependent List 框内选入 oxygen，Factor 框内选入 group。
3. Options 钮：选中 Descriptive，Homogeneity of variance test，单击 Continue 钮。
4. Post Hoc 钮：选中 S-N-K 复选框，单击 Continue 钮，单击 OK 钮。

输出结果见表 11-8、表 11-9：

表 11-8　方差齐性检验结果

Test of Homogeneity of Variances

含氧量

Levene Statistic	df1	df2	Sig.
1.564	3	96	.203

表 11-8 为 Homogeneity 方差齐性检验结果：$\chi^2=1.564$，$P=0.203$，可以认为方差具备齐性。

表 11-9　oxygen. sav 的统计结果

ANOVA

含氧量

	Sum of Squares	df	Mean Square	F	Sig.
Between Groups	73.148	3	24.383	9.297	.000
Within Groups	251.780	96	2.623		
Total	324.928	99			

表 11-9 是方差分析的结果：t=9.297，Sig=0.000，所以四组吸氧方法的含氧量在统计学意义上存在显著差异。

S-N-K 法两两比较结果见表 11-10。在表格的纵向上各组均数按大小排序，然后在表格的横向上被分成了若干个亚组，不同亚组间的 P 值小于 0.05，而同一亚组内的各组均数比较的 P 值则大于 0.05。从上表可见，浅插法一个亚组，深插法（张嘴）和深插法（闭嘴）为一个亚组，深插法（闭嘴）和鼻插法为一个亚组。最下方的组内两两比较 P 值第一亚组（浅插法）为 1.000（自身比较，当然绝对不会有差异了），第二亚组［深插法（张嘴）和深插法（闭嘴）］为 0.193，第三亚组［深插法（闭嘴）和鼻插法］为 0.092。检验结论为：浅插法的含氧量最低，鼻插法较高，深插法介于两者之间。深插法（张嘴）的含氧量低于鼻插法的含氧量，但深插法（闭嘴）的含氧量介于两者之间，与鼻插法的差异无显著性。

表 11-10　四组吸氧方法的含氧量的 S-N-K 法比较结果

含氧量

Student-Newman-Keuls[a]

方法	N	Subset for alpha=.05		
		1	2	3
浅插法	25	25.920		
深插法（张嘴）	25		26.880	
深插法（闭嘴）	25		27.480	27.480
鼻塞法	25			28.260
Sig.		1.000	.193	.092

Means for groups in homogeneous subsets are displayed.

a. Uses Harmonic Mean Sample Size=25.000.

表 11-11 的 LSD 两两检验结果更加详细些。

（二）界面说明

【Dependent List 框】　选入需要分析的变量，可选入多个结果变量（应变量）。

表 11-11　oxygen. sav LSD 两两检验

Multiple Comparisons

Dependent Variable：含氧量

	(I) 方法	(J) 方法	Mean Difference (I-J)	Std. Error	Sig.
LSD	鼻塞法	深插法（闭嘴）	.780	.4581	.092
		深插法（张嘴）	1.380 *	.4581	.003
		浅插法	2.340 *	.4581	.000
	深插法（闭嘴）	鼻塞法	−.780	.4581	.092
		深插法（张嘴）	.600	.4581	.193
		浅插法	1.560 *	.4581	.001
	深插法（张嘴）	鼻塞法	−1.380 *	.4581	.003
		深插法（闭嘴）	−.600	.4581	.193
		浅插法	.960 *	.4581	.039
	浅插法	鼻塞法	−2.340 *	.4581	.000
		深插法（闭嘴）	−1.560 *	.4581	.001
		深插法（张嘴）	−.960 *	.4581	.039

*. The mean difference is significant at the .05 level.

【Factor 框】　选入需要比较的分组因素，只能选入一个。

【Contrast 钮】　弹出 Contrast 对话框，用于对精细趋势检验和精确两两比较的选项进行定义，由于该对话框太专业，也较少用。Polynomial 复选框，用于在方差分析中的趋势检验。Degree 下拉列表和 Polynomial 复选框配合使用，可从线性趋势一直到最高五次方曲线来进行检验。Coefficients 框，定义精确两两比较的选项。这里按照分组变量升序给每组一个系数值，注意最终所有系数值相加应为 0。

【Post Hoc 钮】　弹出 Post Hoc Multiple Comparisons 对话框，用于选择进行各组间两两比较的方法。在 Equal Variances Assumed 复选框下面是当各组方差齐时可用的两两比较方法，共有 14 种，其中最常用的为 LSD 和 S-N-K 法。Equal Variances Not Assumed 复选框下面是当各组方差不齐时可用的两两比较方法，共有 4 种，其中以 Dunnett's C 法较常用。Significance Level 框，定义两两比较时的显著性水平，默认为 0.05。

【Options 钮】　弹出 Options 对话框，用于定义相关的选项：在 Statistics 复选框组下可以选择一些附加的统计分析项目，有统计描述（Descriptive）和方差齐性检验（Homogeneity-of-variance）。Means plot 复选框，用各组均数做图，以直观地了解它们的差异。

四、两因素方差分析：General Linear Model 菜单

（一）实例

【例 11-7】bloodsugar. sav　比较放置不同时间的血糖浓度变化。数据见图 11-7。

操作步骤如下：

1. Analyze ▶ General Linear model ▶ Univariate。
2. Dependent Variable 框：选入 bs 变量。
3. Fixed Factors 框：选入 group 和 time 两个变量。
4. 点击 Model 钮，打开 Model 选择框，见图 11-8。单击 Custom 单选钮，选中 Build Term 下面的 Main effect Model 框，然后将 group 和 time 两个变量选入 Model 框内，点击 Continue。

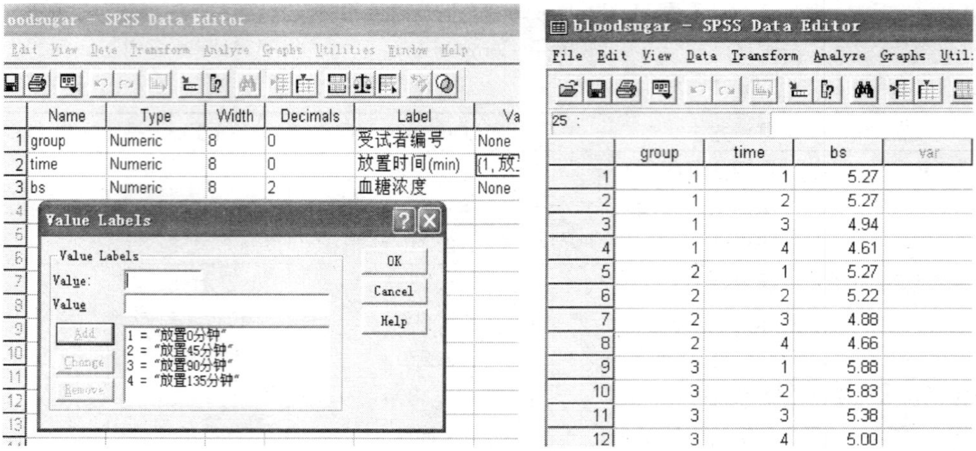

图 11-7 **bloodsugar. sav 数据集**

5. 打开 Post Hoc 钮，在 Post Hoc test for 框内选入 time 变量，选中 SNK 复选框，单击 Continue，点击 OK。

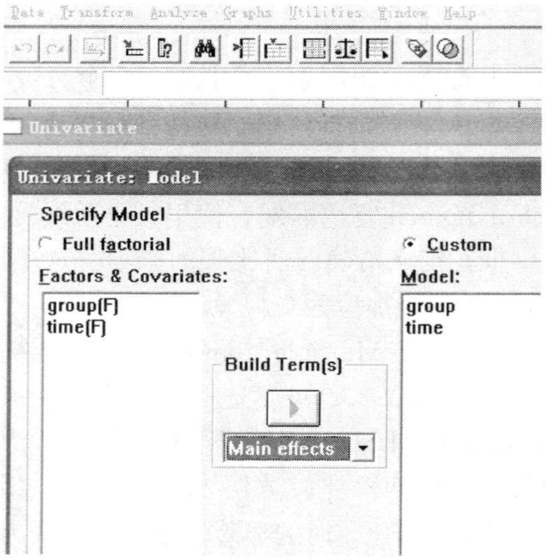

图 11-8 Model 选择框视图

（二）univariate 对话框界面说明

本例结果变量为 bs，要采用 univarate 对话框。最常用的有 Dependent Variable 框、Fixed Factors 框、Model 钮、Post Hoc 钮。

【Dependent Variable 框】 选入需要分析的变量（应变量），只能选入一个。这里我们的应变量为 bs，将其选入即可。

【Fixed Factors 框】 即固定因素，是 group 和 time 两个变量。

【Model 钮】 单击后出现一个对话框，用于设置在模型中包含哪些主效应和交互因子，默认情况为 Full factorial，即分析所有的主效应和交互作用。我们这里没有交互作用可分析，所以要改一下。将按钮切换到右侧的 Custom，这时中部的 Build Term 下拉列表框就变黑可用，该框用于选择进入模型的因素交互作用级别，即是分析主效应、两阶交互、三阶交互还是全部分析。这里我们只能分析主效应：选择 Main effects，再用黑色箭头将 group 和

time 选入右侧的 model 框中。该对话框中还有两个元素：左下方的 Sum of squares 框用于选择方差分析模型类别，有 1 型到 4 型四种，如果搞不清他们之间的区别，使用默认的 3 型即可；中下部有 Include intercept in model 复选框，用于选择是否在模型中包括截距，默认即可。

【Post Hoc 钮】 该按钮弹出的两两比较对话框和单因素方差分析中的一样。本题对 time 作两两比较，方法为 S-N-K 法。

【Options 钮】 可以定义输出哪些指标的估计均数，并做所选择的两两比较，还有其他一些输出，如常用描述指标、方差齐性检验等。

（三）结果解释

输出结果见表 11-12、表 11-13：

表 11-12 bloodsugar. sav 数据的方差分析结果

Tests of Between-Subjects Effects

Dependent Variable：血糖浓度

Source	Type Ⅲ Sum of Squares	df	Mean Square	F	Sig.
Corrected Model	5.402[a]	10	.540	43.141	.000
Intercept	898.456	1	898.456	71746.66	.000
GROUP	2.498	7	.357	28.497	.000
TIME	2.904	3	.968	77.310	.000
Error	.263	21	1.252E-02		
Total	904.121	32			
Corrected Total	5.665	31			

a. R Squared=.954（Adjusted R Squared=.931）

表 11-13 bloodsugar. sav 数据的 S-N-K 法结果检验结果

血糖浓度

Student-Newman-Keuls[a,b]

放置时间（min）	N	Subset		
		1	2	3
放置 135 分钟	8	4.8363		
放置 90 分钟	8		5.2300	
放置 45 分钟	8			5.5238
放置 0 分钟	8			5.6050
Sig.		1.000	1.000	.161

Means for groups in homogeneous subsets are displayed.

Based on Type Ⅲ Sum of Squares.

The error term is Mean Square（Error）=1.252E-02.

a. Uses Harmonic Mean Sample Size=8.000.

b. Alpha=.05.

统计结果见表 11-12。方差分析的结果是，F 值为 43.141，$P<0.05$，因此所用的模型有统计学意义，可以据此判断模型中系数有无统计学意义；第二行是截距，在分析中没有实际意义，忽略即可；第三行是变量 GROUP，也有统计学意义，但不是需要关心的因素；第四行是我们真正要分析的变量 time，它的 P 值为 0.000，有统计学意义。由此得出：放置不同时间的血糖浓度有差著差异。S-N-K 法两两比较的结果见表 11-13。结果表明，放置 135

分钟的血糖值最低；其次是放置 90 分钟；放置 45 分钟和 0 分钟的较高，而且这两组的血糖浓度无显著差异。即放置时间影响血糖水平。

第四节　非参数检验——Nonparametric Tests

当连续资料不符合正态分布时，要做资料比较，就应该使用非参数检验。包括：①One-Sample Kolmogorov-Smirnov Test：检验资料的分布，包括正态分布、均匀分布、Poission 分布和指数分布。②Two-Independent-Samples Tests：检验成组设计的两样本均数的比较。③Tests for Several Independent Samples：成组设计的多个样本均数比较的非参数检验，此处不提供两两比较方法。④Two-Related-Samples Tests：配对设计两样本均数的非参数检验。⑤Tests for Several Related Samples：配伍设计多个样本均数的非参数检验，此处不提供两两比较。本节仅介绍 One-Sample Kolmogorov-Smirnov Test。

【例 11-8】请判断 SPSS 自带数据集 anxity. sav 中 score 的分布是否服从正态分布，并用非参数方法检验 anxity. sav 中第一次和第二次的评分结果是否有差异。

首先，检验 score 的分布是否服从正态分布，操作如下：

1. Analyze▶Nonparametric test▶1-sample K-S。

2. Test variable list 框：选入 score，Test distribution 复选框组选中 normal 复选框，单击 OK。

输出结果见表 11-14：

表 11-14　数据集 anxity. sav 的正态检验结果

One-Sample Kolmogorov-Smirnov Test

		Score
N		48
Normal Parameters[a,b]	Mean	10.00
	Std. Deviation	5.174
Most Extreme Differences	Absolute	.106
	Positive	.088
	Negative	−.106
Kolmogorov-Smirnov Z		.735
Asymp. Sig. (2-tailed)		.652

a. Test distribution is Normal.

b. Calculated from data.

由检验结果可知，Z 值为 0. 735，P 值为 0.652，即 score 是服从正态分布的。

其次，用非参数方法检验 anxity. sav 中第一次和第二次的评分结果是否有差异，分组变量为 trail，操作如下：

1. Analyze▶Nonparametic test▶Two-Independent-Samples。

2. Test variable list 框：选入 score。

3. Grouping variables 框：选入 trial，单击 Define groups 钮，在 group1 框和 group2 框中分别输入 1 和 2，单击 continue 钮。

4. Test type 复选框组：选中 Mann-Whitney U（两样本均数比较的秩和检验）复选

框，单击 OK。

输出结果见表 11-15、表 11-16：

表 11-15　数据集 anxity. sav 的检验结果

Ranks

评分序次		N	Mean Rank	Sum of Ranks
Score	1	12	17.71	212.50
	2	12	7.29	87.50
	Total	24		

表 11-16　数据集 anxity. sav 的检验结果

Test Statistics[b]

	Score
Mann-Whitney U	9.500
Wilcoxon W	87.500
Z	−3.664
Asymp. Sig.（2-tailed）	.000
Exact Sig.［2 *（1-tailed Sig.）］	.000[a]

a. Not corrected for ties.

b. Grouping Variable：评分序次。

由以上分析结果可知，第一次评分的秩次和为 212.5，平均秩次为 17.71。第二次检查的则分别为 87.5 和 7.29，可见，差距较大。Mann-Whitney U 检验值为 9.5，Wilcoxon W 检验值为 87.5，Z 值为−3.664，以及近似 P 值（Asymp. Sig.）为 0.000。可见 P 值远小于 0.05，因此两组的平均秩次存在显著差异。

第五节　相关与回归

一、相关与一元线性回归分析

SPSS 的相关分析功能在 Analyze 菜单的 Correlate 子菜单中。Bivariate 过程是 Correlate 子菜单中最为常用的一个过程，用于进行两个或多个变量间的参数或非参数相关分析，如果是多个变量，则给出两两相关的分析结果。

（一）界面说明

【Variables 框】　用于选入需要进行相关分析的变量，至少选入两个。

【Correlation Coefficients 复选框组】　用于选择需要计算的相关分析指标：Pearson 复选框，进行积矩相关分析，是最常用的参数相关分析。Kendall's tau-b 复选框，计算 Kendall's 等级相关系数。Spearman 复选框，计算 Spearman 相关系数，即最常用的非参数相关分析（秩相关）。

【Test of Significance 单选框组】　选择进行相关系数的单侧（One-tailed）或双侧（Two-tailed）检验，一般选双侧检验。

【Flag significant correlations】　选择是否在结果中用星号标记有统计学意义的相关系数。此时 $P<0.05$ 的系数值旁边会标记一个星号，$P<0.01$ 的则标记两个星号。

【Options 钮】 弹出 Options 对话框，选择需要计算的描述统计量和统计分析：Statistics 复选框组，可选的描述统计量有 Means and standard deviations（每个变量的均数和标准差）和 Cross-product deviations and covariances（叉积离差和协方差）。Missing Values 单选框组，定义对缺失值的处理方法。

（二）实例

【例 11-9】bloodpressure. sav -数据结构见表 11-17。

表 11-17 bloodpressure. sav 水银和电子血压计测得的血压（mmHg）

number	age	HgLSBP	HgLDBP	ELSBP	ELDBP
1	20	110	68	108	70
2	19	108	68	112	68
3	21	118	76	118	72
4	21	108	70	114	78
5	20	104	72	109	67
6	20	100	60	112	74
7	21	110	74	116	80
8	20	98	68	110	78
9	20	120	80	116	73
10	20	106	70	109	76
11	20	118	80	123	90
12	21	110	64	115	70
13	19	90	60	108	67
14	19	114	80	104	71
15	19	110	76	113	76
16	20	100	79	103	67
17	20	104	70	102	66
18	19	100	76	98	70
19	21	120	78	118	69
20	20	108	74	112	71

首先，要比较水银血压计和电子血压计所测收缩压（SBP）的相关性。操作如下：

1. Analyze ▶ Correlate ▶ Bivariate。
2. Variables 框：选入 HgLSBP、ELSBP，选中 Pearson 复选框，单击 OK 钮。

输出结果见表 11-18：

表 11-18 水银血压计和电子血压计所测收缩压的相关统计

Correlations

		HgleftSBP	electricleftSBP
HgleftSBP	Pearson Correlatio	1	.629*
	Sig. (2-tailed)	.	.003
	N	20	20
electricleftSBP	Pearson Correlatio	.629*	1
	Sig. (2-tailed)	.003	.
	N	20	20

*. Correlation is significant at the 0.01 level (2-tailed).

由输出结果可知：相关系数 $r=0.629$，$P<0.01$，所以水银和电子血压计测得的收缩压显著相关。

其次，计算水银血压计和电子血压计所测收缩压之间的线性关系。操作如下：

1. Analyze▶Regression▶Linear。

2. Dependent 框：选 ELSBP。

3. Independent（s）框内选 HgLSBP，Statistics 钮：选中 Estimates，Model fit 和 discriptives 复选框。单击 Continue 钮，单击 OK。

输出结果分别见表 11-19、表 11-20、表 11-21。由表 11-19 可知 R Square（决定系数 R^2）为 0.396，其含义是：应变量 ELSBP 的变化有 39.6%（0.396）可以由自变量 HgLSBP 的变化解释。表 11-20 得到回归方程的 $F=11.778$，$P<0.01$，回归方程成立。根据表 11-21 可得回归方程为：Y（ELSBP）＝ 58.512＋0.487X（HgLSBP）。

表 11-19　一元回归分析的模型拟和结果

Model Summary

Mode	R	R Square	Adjusted R Square	Std. Error of the Estimate
1	.629[a]	.396	.362	4.897

a. Predictors：(Constant)，HgleftSBP

表 11-20　一元回归方程的方差分析表

ANOVA[b]

Model		Sum of Squares	df	Mean Square	F	Sig.
1	Regression	282.404	1	282.404	11.778	.003[a]
	Residual	431.596	18	23.978		
	Total	714.000	19			

a. Predictors：(Constant)，HgleftSBP

b. Dependent Variable：electricleftSBP

表 11-21　一元回归方程的回归系数分析结果

Coefficients[a]

Model		Unstandardized Coefficients		Standardized Coefficients	t	Sig.
		B	Std. Error			
1	(Constant)	58.512	15.333		3.816	.001
	HgleftSBP	.487	.142	.629	3.432	.003

a. Dependent Variable：electricleftSBP

二、多元线性回归——Regression 菜单

回归分析是处理两个及两个以上变量间线性依存关系的统计方法。在医学领域中，此类问题很普遍，如人头发中某种金属元素的含量与血液中该元素含量的关系，人的体表面积与身高、体重之间的关系等。调用此过程可完成二元或多元的线性回归分析。在多元线性回归分析中，可根据需要，选用不同筛选自变量的方法（如：逐步法、进入法、向后法等）。

（一）线性回归（进入法，Enter）实例

【例 11-10】bloodpressure.sav　电子血压计测得的收缩压水平（Y）与电子血压计测得

的舒张压水平、水银血压计测得的收缩压和舒张压水平的关系。电子血压计测得的收缩压水平（Y）是模型中的因变量，根据回归模型的要求，它必须是正态分布的变量，通过 Explore 过程分析，Y 是正态分布，因此，可以进行进一步分析。

1. Analyze ▶ Regression ▶ Linear。

2. Dependent 框内选中入 ELSBP，Independent（s）框内选入 age，HgLSBP，HgLDBP，ELDBP。

3. Statistics 钮：选中 Estimates，Model fit。单击 Continue 钮，单击 OK。

输出结果分别见表 11-22、表 11-23、表 11-24：

表 11-22　多元回归分析的模型拟和结果

Model Summary

Model	R	R Square	Adjusted R Square	Std. Error of the Estimate
1	.862[a]	.742	.674	3.502

a. Predictors：(Constant)，左侧舒张压水平（电子），AGE，左侧舒张压水平（水银），左侧收缩压水平（水银）。

表 11-23　多元回归方程的方差分析表

ANOVA[b]

Model		Sum of Squares	df	Mean Square	F	Sig.
1	Regression	530.038	4	132.509	10.805	.000[a]
	Residual	183.962	15	12.264		
	Total	714.000	19			

a. Predictors：(Constant)，左侧舒张压水平（电子），AGE，左侧舒张压水平（水银），左侧收缩压水平（水银）。

b. Dependent Variable：Y，左侧收缩压水平（电子）。

表 11-24　多元回归方程的回归系数分析结果 1

Coefficients[a]

Model		Unstandardized Coefficients		Standardized Coefficients	t	Sig.
		B	Std. Error	Beta		
1	(Constant)	19.583	24.792		.790	.442
	AGE	1.543	1.292	.183	1.194	.251
	水银：左侧收缩压水平	.538	.154	.695	3.492	.003
	水银：左侧舒张压水平	−.423	.177	−.432	−2.389	.030
	电子：左侧舒张压水平	.455	.147	.430	3.093	.007

a. Dependent Variable：Y，左侧收缩压水平（电子）。

表 11-22 中的 R 为复相关系数，R Square 为回归方程的决定系数（R^2），其含义是：应变量 ELSBP 的变化有 74.2%（0.742）可以由上述自变量的变化解释。R^2 值越大，自变量对应变量的影响越大。表 11-23 中的 F=10.805，$P<0.01$，总的回归方程成立。表 11-24 中，AGE 变量的 t=1.194，$P>0.05$，所以 AGE 对 ELSBP 没有显著影响，应该从自变量里移出，重新做多元回归分析，Dependent 框内不再加入 AGE，其回归系数的统计结果见表 11-25。

由表 11-25 可得多元回归方程为：Y（ELSBP）=44.582+0.627HgLSBP−0.494HgLDBP+0.475ELDBP。

如果要比较哪个自变量对应变量的影响更大，则参照 Beta 值。由表中数据可知水银左侧收缩压的影响最大（0.809），其次是水银左侧舒张压（—0.505），为负相关，电子舒张压的影响较小（0.45）。

表 11-25　多元回归方程的回归系数分析结果 2

Coefficients[a]

Model	Unstandardized Coefficients		Standardized Coefficients	t	Sig.
	B	Std. Error	Beta		
1　(Constant)	44.582	13.460		3.312	.004
水银：左侧收缩压水平	.627	.137	.809	4.570	.000
水银：左侧舒张压水平	—.494	.169	—.505	—2.926	.010
电子：左侧舒张压水平	.475	.148	.450	3.212	.005

a. Dependent Variable：Y，左侧收缩压水平（电子）。

（二）逐步回归（Stepwise）实例

操作步骤如下：

1. Analyze ▶ Regression ▶ Linear。

2. Dependent 框内选入 ELSBP，Independent（s）框内选入 age，HgLSBP，HgLDBP，ELDBP。

3. Method 框选择 Stepwise。

4. Statistics 钮：选 Estimates，Model fit。单击 Continue 钮，单击 OK。

逐步回归的方法是将自变量逐个引入方程。第一步引入 HgLSBP，第二步引入 ELDBP，第三步引入 HgLDBP。其结果以最后出现的 Model 值为准。各指标的含义同上。结果分别见表 11-26、表 11-27、表 11-28。并由表 11-28 得到回归方程为 Y ＝ 44.582＋0.627HgLSBP＋0.475ELDBP—0.494HgLDBP，可见逐步回归法得到的方程与进入法的相同。

表 11-26　多元逐步回归分析的模型拟和结果

Model Summary

Model	R	R Square	Adjusted R Square	Std. Error of the Estimate
1	.629[a]	.396	.362	4.897
2	.753[b]	.567	.516	4.265
3	.847[c]	.718	.665	3.548

a. Predictors：(Constant)，左侧收缩压水平（水银）；

b. Predictors：(Constant)，左侧收缩压水平（水银），左侧舒张压水平（电子）；

c. Predictors：(Constant)，左侧收缩压水平（水银），左侧舒张压水平（电子），左侧舒张压水平（水银）。

表 11-27　多元逐步回归方程的方差分析表

ANOVA[d]

Model	Sum of Squares	df	Mean Square	F	Sig.
1　Regression	282.404	1	282.404	11.778	.003[a]
Residual	431.596	18	23.978		
Total	714.000	19			

续表

Model		Sum of Squares	df	Mean Square	F	Sig.
2	Regression	404.755	2	202.378	11.125	.001[b]
	Residual	309.245	17	18.191		
	Total	714.000	19			
3	Regression	512.546	3	170.849	13.569	.000[c]
	Residual	201.454	16	12.591		
	Total	714.000	19			

a. Predictors：(Constant)，左侧收缩压水平（水银）；

b. Predictors：(Constant)，左侧收缩压水平（水银），左侧舒张压水平（电子）；

c. Predictors：(Constant)，左侧收缩压水平（水银），左侧舒张压水平（电子），左侧舒张压水平（水银）；

d. Dependent Variable：Y，左侧收缩压水平（电子）。

表 11-28 多元逐步回归方程的回归系数分析结果

Coefficients[a]

Model		Unstandardized Coefficients		Standardized Coefficients	t	Sig.
		B	Std. Error	Beta		
1	(Constant)	58.512	15.333		3.816	.001
	水银：左侧收缩压水平	.487	.142	.629	3.432	.003
2	(Constant)	36.467	15.831		2.304	.034
	水银：左侧收缩压水平	.381	.130	.492	2.923	.009
	电子：左侧舒张压水平	.461	.178	.436	2.593	.019
3	(Constant)	44.582	13.460		3.312	.004
	水银：左侧收缩压水平	.627	.137	.809	4.570	.000
	电子：左侧舒张压水平	.475	.148	.450	3.212	.005
	水银：左侧舒张压水平	−.494	.169	−.505	−2.926	.010

a. Dependent Variable：Y，左侧收缩压水平（电子）。

（三）界面说明

【Dependent 框】 用于选入回归分析的应变量。

【Block 按钮组】 由 Previous 和 Next 两个按钮组成，用于将下面 Independent 框中选入的自变量及其相应的选入方式例如前进、后退、逐步等方法加以分组。

【Independent 框】 用于选入回归分析的自变量。

【Method 下拉列表】 用于选择对自变量的选入方法，有 Enter（进入法）、Stepwise（逐步法）、Remove（强制剔除法）、Backward（向后法）、Forward（向前法）五种。该选项对当前 Independent 框中的所有变量均有效。

【Selection Variable 框】 选入一个筛选变量，并利用右侧的 Rules 钮建立一个选择条件，这样，只有满足该条件的记录才会进入回归分析。

【WLS>>钮】 可利用该按钮进行权重最小二乘法的回归分析。单击该按钮会扩展当前对话框，出现 WLS Weight 框，在该框内选入权重变量即可。

【Statistics 钮】 弹出 Statistics 对话框，用于选择所需要的描述统计量。有如下选项：Regression Coefficients 复选框组：定义回归系数的输出情况，选中 Estimates 可输出回归系数 B 及其标准误，t 值和 P 值，还有标准化的回归系数 beta；选中 Confidence intervals 则输出每个回归系数的 95%可信区间；选中 Covariance matrix 则会输出各个自变量的相关矩阵和方差、协方差矩阵。以上选项默认只选中 Estimates。Residuals 复选框组：用于选择输出残差诊断的信息，可选的有 Durbin-Watson 残差序列相关性检验、超出规定的 n 倍标准误的残差列表。Model fit 复选框：模型拟合过程中进入、退出的变量的列表，以及一些有关拟合优度的检验：R、R^2 和调整的 R^2、标准误及方差分析表。R squared change 复选框：显示模型拟合过程中 R^2、F 值和 P 值的改变情况。Discriptives 复选框：提供一些变量描述，如有效例数、均数、标准差等，同时还给出一个自变量间的相关矩阵。Part and partial correlations 复选框：显示自变量间的相关、部分相关和偏相关系数。Collinearity diagnostics 复选框：给出一些用于共线性诊断的统计量，如特征根（Eigenvalues）、方差膨胀因子（VIF）等。

以上各项在默认情况下只有 Estimates 和 Model fit 复选框被选中。

【Plot 钮】　弹出 Plot 对话框，用于选择需要绘制的回归分析诊断或预测图。可绘制的有标准化残差的直方图和正态分布图，应变量、预测值和各自变量残差间两两的散点图等。

【Save 钮】　许多时候我们需要将回归分析的结果存储起来，然后用得到的残差、预测值等做进一步的分析，Save 钮就是用来存储中间结果的。可以存储的有：预测值系列、残差系列、距离（Distances）系列、预测值可信区间系列、波动统计量系列。下方的按钮可以选择将这些新变量存储到一个新的 SPSS 数据文件或 XML 中。

【Options 钮】　设置回归分析的一些选项：Stepping Method Criteria 单选钮组：设置纳入和排除标准，可按 P 值或 F 值来设置。Include constant in equation 复选框：用于决定是否在模型中包括常数项，默认选中。

第六节　Binary Logistic 过程

Logistic 分析中，因变量 Y 是二分类变量，自变量 X 可以是二分类变量、等级变量和连续变量。其回归方程为 Logistic 模型，或 Logistic 回归模型。如果因变量 Y 不是二分类变量，而是有序多分类变量，我们可以使用 Optimal Scaling 过程进行回归分析。

一、实例

【例 11-11】breastfeeding. sav　分析母乳喂养的影响因素。Y：1——母乳喂养，2——人工喂养；X1：几小时喂一次奶；X2：母亲的年龄；X3：1——大力支持，2——支持，3——不在意，4——不支持。数据结构见表 11-29。

1. Analyze▶Regression▶Binary Logistic。

2. Dependent 框：选入 Y；Covariates 框：选入 X1，X2，X3，X4，X5。

3. Method 框：Enter，Options 钮：选 CI for eap（B）95%，单击 Continue，单击 OK。统计结果见表 11-30。由于 X2 的 P 值大于 0.05，所以去除 X2 以后再做回归分析，最后结果见表 11-31。

表 11-29 **breastfeeding.sav 数据集**

Y	X1	X2	X3	Y	X1	X2	X3
1	3	24	1	2	3	36	3
1	2	24	2	2	4	28	2
1	1	28	1	2	4	28	1
1	1	26	1	2	3	30	3
1	1	26	1	2	3	28	1
1	1	23	1	2	3	35	3
1	1	36	1	2	4	29	2
1	1	25	1	2	4	28	1
1	2	22	1	2	2	26	3
1	1	31	1	2	2	31	2
1	1	26	1	2	3	27	4
1	1	26	1	2	3	25	2
1	1	20	2	2	3	31	3
1	1	25	1	2	2	25	3
1	1	29	1	2	2	25	2
1	2	25	3	2	2	28	1
1	3	37	1	2	3	23	2
1	1	26	1	2	3	28	3
1	2	33	1	2	1	35	3
1	2	32	1	2	2	29	1

表 11-30 **Logistic 回归结果 1**

Variables in the Equation

		B	S. E.	Wald	df	Sig.	Exp (B)	95.0% C. I. for EXP (B)	
								Lower	Upper
Step1[a]	X1	1.894	.681	7.738	1	.005	6.648	1.750	25.253
	X2	.083	.122	.467	1	.494	1.087	.856	1.381
	X3	1.776	.709	6.278	1	.012	5.908	1.472	23.710
	Constant	−9.307	4.251	4.793	1	.029	.000		

a. Variable (s) entered on step 1：X1，X2，X3.

表 11-31 **Logistic 回归结果 2**

Variables in the Equation

		B	S. E.	Wald	df	Sig.	Exp (B)	95.0% C. I. for EXP (B)	
								Lower	Upper
Step1[a]	X1	1.882	.656	8.242	1	.004	6.568	1.817	23.739
	X3	1.748	.699	6.253	1	.012	5.745	1.459	22.615
	Constant	−6.898	2.062	11.196	1	.001	.001		

a. Variable (s) entered on step 1：X1，X2，X3.

二、结果解释

表 11-31 显示，X1 的 $P=0.004$，小于 0.01；X3 的 $P=0.012$，小于 0.05。因此，X1

和 X3 对母乳喂养率有影响。而 X2 对母乳喂养率无显著性影响。对于 X1 和 X3 对 Y 的影响程度要看 Exp（B）值。Exp（B）为 OR 值，即发生比率或相对风险比，它表示测量自变量一个单位的增加给原来的发生比所带来的变化。在作判断之前首先要再看一下各分类变量的 Value：Y：1——母乳喂养，2——人工喂养；X1：几小时喂一次奶；X3：1——大力支持，2——支持，3——不在意，4——不支持。Y 指标的 Value 有 1 和 2 两个，解释结果时以较大的 Value 为主语。例如，X1 的 OR＝6.568，意义是喂奶间隔时间每增加一个小时，人工喂养的发生比将比原来扩大 6.568 倍。如果原来人工喂养的发生比为 1∶1，那么现在的发生比就是 6.568∶1。X3 的 OR＝5.745，意义是父亲支持程度从大力支持到不支持每减少一级，人工喂养的发生比将比原来扩大 5.745 倍。如果原来人工喂养的发生比为 1∶1，那么现在的发生比就是 5.745∶1。通常我们把 OR 值大于 1 视为危险因素，小于 1 为保护性因素。即喂养间隔时间长和父亲不支持是导致人工喂养的危险因素。95%C.I. for EXP（B）是 OR 值的 95%的置信区间，如果下限至上限的范围包括 1，则表示该自变量对应变量影响无统计学意义。如果下限至上限的范围在 1 之上或小于 1，则表示该自变量对应变量的影响有统计学意义。其结果与 *P* 值（Sig.）是一致的。此外，B 为变量及常数项的系数，S. E. 为标准误。Wald 为卡方值，用于 *P* 值的判断。

三、界面说明

在菜单上选择 Analyze ▶ Regression ▶ Binary Logistic，系统弹出 Logistic 回归对话框。左侧是候选变量框，右上角是应变量框，选入二分类的应变量，下方的 Covariates 框是用于选入自变量的。两框中间的是 BLOCK 系列按钮。中下部的＞a＊b＞框是用于选入交互作用的，下方的 Method 列表框用于选择变量进入方法，有进入法、前进法和后退法三大类，三类之下又有细分。最下面的四个按钮中，Categorical 钮：用于指定分类变量，也可默认，本例用默认。Save 钮：将中间结果存储起来供以后分析，共有预测值、影响强度因子和残差三大类。Options 钮：可以对模型作精确定义，还可以选择模型预测情况的描述方式，如 Statistics and Plots 中的 Classification plots 就是非常重要的模型预测工具，Correlations of estimates 则是重要的模型诊断工具，Iteration history 可以看到迭代的具体情况，下方则可以确定进入和排除的概率标准，这在逐步回归中是非常有用的。

SPSS 的统计分析功能很强，本章只介绍了护理上常用的基本方法，作为进一步学习的基础。

小　结

1. SPSS 是功能强大的统计软件，在护理统计资料分析中应用很广泛。其优点是简单易学、实用。

2. 数据的录入包括直接录入和将 EXCEL 数据直接引入 SPSS 两种基本方式。

3. 描述统计、均数间比较、相关与回归分析、非参数检验和 Binary Logistic 统计分析是几种常用统计方法。

（新疆医科大学姜明教授为本文的撰写提供了大量的实例，在此表示衷心感谢。）

（许风莲　封丹珺）

第十二章　护理论文的撰写

护理论文是对护理研究工作的书面总结，是学术交流、信息传播、总结推广经验、储存科技知识的基础和有效方式。为了便于护理学术信息更好地交流和传播，促进学科的发展，对护理论文撰写的质量要求越来越高。按照体裁的不同，护理论文可分为护理科研论文、护理经验论文、护理个案论文和护理综述等几种形式，在撰写过程和格式上有所不同。护理论文的书写格式一般由文题、作者署名和单位、摘要、关键词、正文和参考文献等部分组成。

第一节　护理科研论文的撰写

一、护理科研论文的书写格式

在撰写护理科研论文之前，需要作者经过严谨的科研设计、资料收集和处理等过程，然后按照一定的格式将整个研究过程用书面的方式总结出来。各部分的书写内容如下：

（一）文题

文题（title）即论文的题目，是对论文主要内容的高度概括和综合。文题犹如“窗口”，是决定读者是否要看其内容的重要依据。

书写文题时应注意：

1. 明确具体　文题应能体现出论文的研究对象、研究方法、主要评价指标等内容信息。如“信息支持对乳腺癌根治术患者疾病不确定感的影响”就表达出了上述信息，即研究对象是“乳腺癌根治术患者”，研究方法采取干预措施“信息支持”，主要评价指标是“疾病不确定感”，而如果用“信息支持对乳腺癌患者的影响”就不如上述题目明确和具体。

2. 与文章内容相符　文题应能准确概括论文的主要内容，如某文章题目为“颌间固定患者口腔卫生的研究”，而文章内容是设立实验组和对照组，评价健康教育对颌间固定患者口腔卫生状况的效果，因此文题不能将文章内容概括全面，可改为“健康教育对颌间固定患者口腔卫生的效果”。

3. 简洁明了　力求用最精练的文字。文题不能太长，以不超过 20 个汉字为宜，英文题目不超过 10 个英文实词，一般不加标点符号。如果文题非长不可时，可用副标题，用破折号与主题分开。

4. 避免使用同行不熟悉的简称、外文缩写及符号等。

（二）作者署名和单位

作者姓名一般列于文题之下，要求署真实姓名，表明文责自负，其所在单位和作者拥有著作权，也便于文献查阅。作者在 2 位以上时，署名顺序一般按贡献的大小排列，而不是论资排队，不应受职务、职称、资历或其他因素的影响。在导师指导下完成的论文，可在作者署名后注明指导者的姓名。作者姓名之间空一格书写，不加标点符号。第一作者应是在研究的选题、设计、资料的收集、分析或论文撰写中承担主要角色者，能直接对该论文的内容和编辑的修改意见负责。对集体的研究成果也可署集体名，如某某协作组。为了便于读者与作者交流，应详细注明作者的工作单位、通讯地址和邮政编码。

各种杂志对作者署名和单位的书写位置要求有所不同，具体可参照杂志的“投稿须知”。目前有些期刊还要求在首页左下方或文末位置介绍第一作者的姓名、性别、出生年、籍贯、职称、职务、学历、研究方向等。

（三）摘要

摘要（abstract）即文章的内容提要，指用最扼要的文字概括说明该研究的目的、方法、结果和结论。

1. 目的（objective） 简要说明该研究的预期目的及其重要性。

2. 方法（method） 简述研究对象、研究方法、干预措施、观察指标等。

3. 结果（result） 简要描述最主要的、有意义的研究结果，将主要数据列出。

4. 结论（conclusion） 提出由研究结果得出的主要论点及其理论或实用价值。

【例 12-1】“信息支持对乳腺癌根治术患者疾病不确定感的影响”一文的摘要的书写

目的 探讨信息支持对乳腺癌根治术患者围手术期疾病不确定感的影响。**方法** 采用方便抽样抽取 60 例乳腺癌根治术患者，随机分为两组，实验组患者接受研究者提供的信息支持，对照组只接受病房护士提供的健康指导，采用疾病不确定感量表于入院时、手术前和出院时分别对两组患者进行评定。**结果** 实验组手术前及出院时的疾病不确定感比入院时明显下降（$P<0.05$），其下降幅度明显超过对照组（$P<0.05$）。**结论** 对围手术期乳腺癌患者提供系统性的信息支持能显著降低患者的疾病不确定感。

书写摘要时应注意：①精练：以最扼要的文字表达出文章的精髓，一般以 200～300 字为宜。②完整：摘要应独立成章，不分段落，内容涉及目的、方法、结果和结论四项基本要素，使编辑和读者通过摘要就能迅速了解全文的主要内容。③不列图或表。④不用引文。⑤尽量不用缩写或同行不熟悉的简称，字数较多的专有名词或术语多次使用时，应在首次出现时用全称，在括号里注明简称或缩写。

（四）关键词

关键词（key word）是最能反映论文中心内容的单词、词组或短语，便于读者快速了解论文的主题和进行文献检索，放在摘要的下面。一篇文章一般选 3～5 个关键词，可从文题、摘要或正文小标题中选择。关键词之间可空一格书写，也可用分号隔开，但最后一个词末不加标点。如【例 12-1】中的关键词写为：

关键词：信息支持；乳腺癌根治术；疾病不确定感

关键词应写全称，尽量不用缩略语，尽可能用规范语言作关键词，以便论文能被国内外文献检索系统收录，提高论文的引用率，可参考美国国立医学图书馆编辑的最新版《Index Medicus》中医学主题词表（Medical Subject Handings，MeSH）。

（五）正文

正文部分是科研论文的主体，一般包括前言、材料与方法、结果和讨论等几部分，国外简称为 IMRAD，国内称为四段式。

1. 前言（introduction） 又称引言、导言，是科研论文正文的第一段，简要介绍论文的立题依据（研究背景）和预期目的，包括该课题研究的历史、现状、目前存在的主要问题等背景资料，引出本文的预期目的、要解决的问题及该研究的意义和重要性等。前言部分应言简意赅、直奔主题，不宜太长，字数以 200 字左右为宜。用词要实事求是，不用夸张的语言，慎用“首次报道”、“国内首创”、“填补空白”等评论性语言。

2. 材料与方法（material and method） 也可称“资料与方法”或“对象与方法”。材料与方法是获得研究结果和论点依据的基础，也是判断论文科学性和先进性的主要依据，所以描述应准确、真实、具体。

内容主要包括：①材料或研究对象：介绍样本的入选条件或标准、资料来源、抽样方法、样本量、分组情况等。②方法：包括具体的研究方法或干预措施、对照组的设定、有无随机分组、评价指标及其选用的研究工具（应具体介绍评价指标的界定标准，所选仪器或试剂的来源、型号、规格，问卷或量表的来源、主要项目、评分标准、信度和效度指标等）、资料的收集方法、统计学处理方法等。这部分应详细描述，以表明该研究的科学性，便于对研究结果进行评价和验证，并使读者了解该研究的具体做法，为今后开展类似研究提供参考。

3. 结果（result） 是将收集到的原始数据和资料，经过核对、整理、归纳和必要的统计学处理后，用文字叙述或图表的形式，准确、客观、具体地报告出来。结果是科研论文的核心部分，是讨论中论述观点的依据和基础。

描述结果时应注意：①层次清晰，按逻辑顺序描述：应对原始数据进行必要的归纳和统计学分析后呈现给读者，而不是把原始数据堆砌在一起。结果较多时，可分成几个小标题将结果依次列出。②适当选用统计图或统计表：当文字描述冗长时，可采用图表的形式归纳和报告结果，使其更为直观和清晰。统计图表要符合规范，按其在文中出现的顺序连续编码。并注意文字叙述与图表不要重复使用，列出图表后，可用扼要的文字分析或总结图表中的内容，不必单纯重复表中的数据。图表宜少而精，能用文字描述清楚的就不必列图或表。③真实性和科学性：结果中的数据应真实可靠，统计学分析方法恰当，统计学结论描述确切，涉及的统计学术语应符合规范，并列出具体的统计量值（如 t 值，χ^2 值，F 值等）及其相应的 P 值。④客观性：在描述结果时应实事求是，不加作者个人的观点，在讨论部分再作分析和评论。不论结果是阳性还是阴性，只要是真实的，都是有价值的，都应报告出来，避免只描述对论点有利的阳性结果。

4. 讨论（discussion） 是针对研究结果进行阐述、推理和评价，作出理性分析和解释，是论文的精华部分，要求论点明确，论据充分。

撰写讨论时应注意：①与结果紧密联系：必须以该研究结果为基础，可分析结果产生的原因和意义，阐明自己的观点；②分析过程中可结合相关理论对结果进行阐释，使论据更为充分和科学；③可与国内外文献报道的相关研究结果或观点进行比较，分析其异同之处；④可结合本研究结果和自己的观点提出相应的建议；⑤可指出本研究的局限性，引出今后要解决的问题和进一步研究的方向。

因护理研究的对象是人，研究的现象较为复杂，不能通过一次研究的结果就得出结论，所以在讨论部分下结论时要慎重，用词留有余地，避免使用过于肯定和绝对化的语言。

（六）参考文献

参考文献（references）是科研论文的一个必要组成部分，指撰写论文时引用的相关期刊、书籍等资料，凡是引用前人（包括作者自己过去）已发表文献中的数据或观点等，都要在文中引用处予以标明，并在文末列出参考文献表，说明其出处。列出参考文献表明科研工作的继承性和尊重他人研究成果的科学态度，反映论文有真实可靠的科学依据，给读者提供必要的信息。同时，参考文献的数量和质量也反映作者对本课题的了解程度，在一定程度上反映论文的水平和质量。

参考文献的基本要求：①应是作者直接阅读过的文献，引用的观点或数据必须准确无误，不应断章取义。②只著录公开发表的文献，常引用书刊和书籍，内部刊物、内部资料和网上的文章等一般不列入参考文献。③尽可能引用最必要和最新的文献，数目不宜过多，科研论文一般 5～10 篇左右，以近 3～5 年以内的为主，在本领域有开创性贡献的旧文献也可以适当引用，但不宜过多。④参考文献按其在论文中出现的先后顺序排列，在正文中引文最后的右上角，标注一个带阿拉伯数字的方括号角码，如用[3]，此角码编号应与文末列出的参考文献序号一致。

参考文献应按规范的著录格式书写：

1. 期刊

序号．作者名．文章题目．期刊名，年，卷（期）：起止页码．

期刊文章的作者在 3 名以内者将其全部列出，作者姓名之间用逗号隔开。若作者超过 3 名，则只写前 3 位，后加“等”字。

【例 12-2】沈雅芬．临床护理思维方式的理性思考．中华护理杂志，2003，38（1）：34～35.

【例 12-3】刘玉春，库洪安，赵玉香，等．老年人误吸的危险因素及对误吸认知的调查．中华护理杂志，2004，39（1）：26～27.

【例 12-4】Keene J，Hope T，Fairburn C. G，et al. Natural history of aggressive behavior in dementia. Int J Geria Psychiatry，1999，14（7）：541～548.

2. 书籍

序号. 主编名. 书名. 版次. 出版地：出版社，年. 起止页码．

【例 12-5】肖顺贞. 护理研究. 第二版. 北京：人民卫生出版社，2002. 120～125.

【例 12-6】梁万年. 临床医学研究方法. 第一版. 北京：北京科学技术出版社，2002. 272～284.（注：若为第一版，可不必标明。）

【例 12-7】Denise F. P & Bernadette P. Nursing Research：Principles and Methods（5th edition）. Philadelphia：J. B. Lippincott Company，1995. 200～201.

一篇好的护理科研论文，应具有实用性、创新性、科学性和逻辑性，要求内容新颖，论点明确，资料可靠，数据准确。同时应具有可读性，要求层次清楚，文字表达准确、精练、平实、严谨，切忌华丽的修饰和夸张的语言，不用口头语。论文中避免使用第一人称，如不要用“我”或“我们”，而用“研究者”、“观察者”等。文中涉及的专有名词或术语要规范，在全文中要前后一致。一篇科研论文的字数一般在 3000～5000 字。科研工作结束后，要尽快完成论文的撰写，并向刊物投稿，争取及早发表，以便及时进行学术交流。

二、论文实例分析

【例 12-8】文题：循环水毯对全麻腹部手术患者保温效果的探讨

【前言部分】

原文：

临床上一般将中心体温 34～36℃称为轻度低体温。围手术期低体温是麻醉和外科常见的并发症，在实施外科手术的患者中，50%～70%可发生轻度低体温[1]。以往人们只注意到低体温对手术患者有利的一面，如降低机体代谢率、减少耗氧量、增加组织器官对缺血、缺氧的耐受力等，而忽视了它对机体不利的影响，如低体温可使患者对手术伤口感染的抵抗力降低，可导致机体凝血功能障碍，使患者术后苏醒延迟，削弱机体的免疫力等[1]。本文旨在观察术中连续使用循环热水毯对手术患者进行保温，以减轻患者低体温及麻醉后寒战的效果。

分析：前言部分应包括两项内容，即研究背景和预期目的。一篇科研论文的基础应是源于前人的研究或临床实践中存在的实际问题，即为什么要做这项研究工作，这就构成了本研究的背景，在描述时可通过引用适量的文献来说明，但切忌罗列许多与本文关系不大的资料。在引言的后半部分应阐明作者做这项研究的目的及意义，以指明该研究的实用价值和应用前景。本文首先描述了低体温的定义、发生率，及其目前存在的问题是“以往人们只注意到低体温对手术有利的一面……而忽视了它对机体不利的影响……”，由此引出该研究的目的在于“观察术中连续使用循环热水毯对手术患者进行保温，以减轻患者低体温及麻醉后寒战的效果”。前言部分不要写得太长，要简明扼要和有吸引力，让读者了解到本研究的创新性、实用性和必要性，吸引其进一步了解文章内容，避免将结论写在前言部分。

【材料与方法部分】

原文：

1 对象与方法

1.1 研究对象

2001 年 10 月～2002 年 4 月，采用全身静吸复合麻醉下行子宫、卵巢、胃肠、膀胱、肝胆等部位的腹部手术，术前均无发热的成年患者 50 例。其中男 21 例，女 29 例；年龄 18～81 岁，平均年龄 49.6±15.1 岁。将 50 例患者随机分为对照组和实验组，每组各 25 例。

1.2 方法

对照组：患者术中采用常规保温的方法：即患者进入手术间时，身穿单层棉布衣裤，盖双层手术单。全麻诱导插管后，除去盖单及衣裤，消毒后铺以标准层次无菌单。实验组：患者术中除常规保温外，在手术床上放置循环水毯（160cm×60cm），该水毯由天津塑料研究所提供。循环水毯连接美国 Sarns48103 循环水箱。手术期间循环水箱内水温设定在 38℃。

使用美国 EAGLE4000 监护仪及配套热敏电阻体温计测量直肠温度，以进行体温监测。患者进入手术间平卧静息 5min 后，将体温探头插入肛门 10cm，用胶布固定于大腿内侧。分别记录患者术前肛温、诱导后肛温，以后每 30min 记录 1 次肛温，直至手术结束。并在麻醉苏醒期评估患者寒战发生的级别。寒战等级根据 Guffin 等[2]提出的划分标准分 5 级：0 级＝没有寒战；1 级＝立毛肌收缩或外周血管收缩；2 级＝一组肌肉轻微活动；3 级＝超过一组肌肉的中等强度活动；4 级＝持续性的全身肌肉强烈活动。当寒战级别为 1 级及以上时，视为患者出现寒战。

用 SPSS10.0 统计软件包进行数据录入，采用均数、标准差、t 检验、χ^2 检验等方法对数据进行统计学分析。

分析：本文在“研究对象”部分详细介绍了研究对象的入选条件为“采用全身静吸复合麻醉下行子宫、卵巢、胃肠、膀胱、肝胆等部位的腹部手术，术前无发热的成年患者”，样本来源于“2001 年 10 月～2002 年 4 月”的住院患者，通过其描述可看出作者采用的是方便抽样，样本量为 50 例，并将其随机分为对照组和实验组。同时，作者列出了研究对象的年龄和性别情况，这些具体数据是在收集资料后整理出来的，也可以放在结果部分。

本文在“方法”部分的第一段详细介绍了对照组和实验组分别采取的干预措施（即两组的保温方式）。在第二段介绍了两个评价指标，即术前、诱导后、诱导后每隔 30min 直至手术结束的肛温和麻醉苏醒期患者寒战的级别，并详细描述了测量肛温的具体方法、仪器及其来源和型号，界定了寒战级别的评定标准。在第三段介绍了采用的统计学处理和分析方法。

由上可见，“材料与方法”部分的书写要求把研究设计的内容描写清楚，若文中应用了新的研究方法或对常规方法有所改进时，则应作详细介绍，以便于重复验证。在描述评价指标时一定要具体，并界定其评定标准，最好有据可依，如本文在界定寒战级别时是按照“Guffin 等[2]提出的划分标准分 5 级”，以体现研究的科学性。在“方法”部分也可分几个小标题来介绍，如本文可分别在每段前加上“1.2.1 干预措施……、1.2.2 评价指标……、1.2.3 资料处理与统计……”几个小标题，这样更为清晰。

【结果部分】

原文：

2 结果

2.1 两组患者基本情况比较

两组患者在年龄、性别、体重、身高、体表面积、术前肛温、手术时间、手术间温度、输入液体量、术中出血量和麻醉处理方式等方面均无统计学差异（$P>0.05$）。

2.2 两组患者手术期间肛温变化情况

两组患者手术期间肛温变化情况见表 1 和图 1：

表 1　两组患者手术期间肛温变化情况（℃）

组别	术前肛温	诱导后肛温	诱导后 30min 肛温	术终肛温
实验组	36.50±0.20	36.30±0.19	36.40±0.18	36.70±0.20[1)]
对照组	36.50±0.15	36.30±0.17	36.10±0.16	35.90±0.23[2)]
P 值	>0.05	>0.05	<0.05	<0.01

（备注：术终与术前肛温组内比较[1)] $P>0.05$；[2)] $P<0.01$）

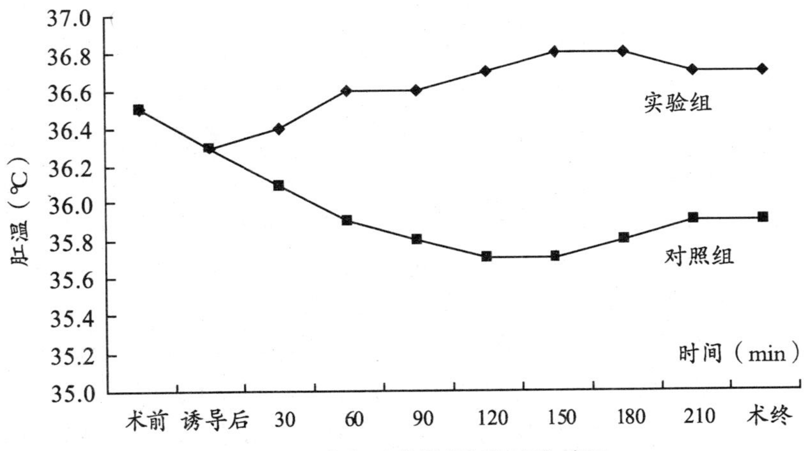

图 1　两组患者手术期间肛温变化情况

由表 1 可见，两组患者术前肛温和麻醉诱导后肛温比较无统计学差异（$P>0.05$）。图 1 显示，对照组患者肛温从麻醉诱导后开始，即呈下降趋势，至手术结束时低于术前肛温（$P<0.05$）。实验组除麻醉诱导期肛温有所下降，诱导后 30min 内肛温开始逐渐回升，并呈平稳状态至手术结束，术终与术前肛温比较无统计学差异（$P>0.05$）。手术结束时，对照组术终肛温明显低于实验组（$P<0.01$）。

2.3 两组患者在麻醉苏醒期寒战的发生情况

在麻醉苏醒期，实验组患者寒战发生率（12%）明显低于对照组患者的寒战发生率（64%）。两组差异有统计学意义（$P<0.01$）。具体情况见表 2。

表 2　两组患者麻醉苏醒期寒战发生情况

组别	寒战级别（n）				无寒战（n）	寒战发生率（%）
	Ⅰ	Ⅱ	Ⅲ	Ⅳ		
实验组	3	0	0	0	22	12
对照组	6	8	2	0	9	64

分析：结果部分要求先将原始资料进行整理、归纳和统计学处理后，用文字或图表的形式，准确、客观地报告出来，而不是把原始数据全盘端出，堆砌在一起。本文在报告结果时分成三个小标题分别描述，结果 2.1 通过统计学分析比较了两组基本情况有无差异，以表明两组有无可比性。不足之处在于此处仅通过 $P>0.05$ 这个数据来表明两组无统计学差异不够充分，应分别列出两组患者年龄、性别等基本情况的具体数据，然后写明各个变量通过统计学分析进行比较得出的统计量值及其对应的 P 值，以便于读者验证是否真正有可比性，并表明研究的科学性。

本文结果 2.2 和 2.3 分别通过统计图和统计表的方式将两组患者术中肛温的变化情况及麻醉苏醒期寒战的发生情况直观而形象地表达出来。值得注意的是，统计图表比较占用篇幅，不要滥用，能用文字表达清楚的就用文字，选用了统计图表后，一定要按规范绘制统计图表，并注意不要再用文字重复图表中的数据，可用文字对图表中表达的内容进行扼要的分析和总结。如本文在图 1 之下，用扼要的文字对图 1 表达的内容进行了总结。不足之处是文中没有写出采用的是哪种统计学分析方法，应列出具体的统计量值及对应的 P 值。

【讨论部分】

原文：

3 讨论

3.1 手术过程中患者低体温的发生：文献报道，在实施外科手术的患者中，50%～70%可发生轻度低体温[1]。本研究结果也表明，对照组在手术期间采用常规方法保温易发生低体温（图 1），术中的低体温可以导致手术患者在麻醉后寒战的发生，本文对照组患者寒战的发生率达 64%，明显高于实验组（12%）（$P<0.01$）。在麻醉苏醒期，随着麻醉药物作用的逐渐减弱，机体体温调节中枢功能开始逐渐恢复，由于寒战是人体主要的产热方式，因此，术中发生低体温的患者在麻醉苏醒期常以寒战的方式进行体温调节[3]。寒战对手术患者有许多不利的影响，可使机体耗氧量增加，二氧化碳生成增多，造成低氧血症、乳酸性酸中毒；心排出量增多，每分通气量增加，加重心肺等器官的负担，不利于机体康复[4]。

3.2 术中使用循环水毯，通过水温对患者进行保温，有助于减少低体温和麻醉苏醒期寒战的发生。由图 1 可见，实验组患者只在麻醉诱导期肛温稍降，这主要是由于全麻药物对体温调节中枢的抑制作用造成的。虽然实验组患者此时已在使用循环热水毯，但皮肤表面热量转移到身体内部需要一定的时间。从麻醉诱导后 30min 开始，实验组患者肛温逐渐回升，基本维持正常。由于手术期间实验组患者平卧于手术床上，有将近 1/2 体表面积的皮肤与循环热水毯相接触。因此，循环热水毯的水温可以通过传导的方式，将热量提供给手术患者，达到维持体温的作用。实验组患者术终肛温与术前肛温比较无统计学差异（$P>0.05$）。而对照组患者肛温从麻醉诱导期开始则呈明显下降趋势（图 1），至手术结束时低于术前肛温（$P<0.01$），麻醉苏醒期寒战的发生率也高于实验组（表 2）。由于两组患者在基本情况上具有可比性，因此，可以推论术中持续采用循环热水毯保温有助于减少低体温的发生，降低患者麻醉苏醒期寒战的发生率。

分析：讨论部分主要对研究结果作出理论性的分析，指出所得结果的意义及其内在规律。切忌简单重复结果和大量罗列文献资料，应结合本文结果和相关的理论基础对结果进行分析和阐释。可按照“本文结果显示……→分析此结果的原因和意义……→针对此结果提出自己的观点和可行性的建议……”这样的思路来写。本文讨论部分分成两个小标题，结合本文的主要结果，如3.1中“本研究结果表明……”，3.2中“由图1可见……”，然后结合专业基础分析结果发生的原因和意义。在分析原因、提出建议和下结论时用词要慎重，如可用“原因可能与……有关”，或“提示……”这样的词句，如本文最后用“推论……”总结出本文的结论，切忌无根据的猜测和盲目得出结论。此外，讨论的最后还可以提出本研究的局限性和进一步研究的方向。

【参考文献】（略）

分析：本文共列出了4篇参考文献，其中2篇是书籍，2篇是期刊上的文章。在正文中引用文献处用带阿拉伯数字的角码标注出来，并按照其在文章中出现的先后顺序进行编码。

第二节　护理经验论文的撰写

护理经验论文着重总结和介绍临床护理工作的经验和体会。撰写护理经验论文时，事先不需要进行科研设计，而是着重把临床实践中的做法、经验及体会归纳和总结出来。护理学是一门应用性的实践学科，非常重视实践经验，通过总结护理工作经验，对指导临床实践和促进学科的发展同样有着重要意义，并能提供进一步的科研线索和思路。这类文章在目前护理期刊发表的文章中占有相当比例，也是很重要的一类护理论文题材。

一、护理经验论文的书写格式

护理经验论文的文题及作者署名和单位与科研论文的要求相同，正文也包括四部分，格式和内容与护理科研论文有相似之处，但也有不同（见表12-1）。

表12-1　护理经验论文与科研论文正文内容的比较

护理经验论文（护理体会）	护理科研论文
前言	前言
临床资料与方法	材料与方法
结果或效果	结果
体会或讨论	讨论

（一）前言

正文的第一段，要求同护理科研论文。

（二）临床资料与方法

正文的第二段，科研论文主要在“材料与方法”部分详细介绍科研设计的内容，而护理经验论文则着重于详细介绍护理实践中具体的做法，以便于读者了解、学习和借鉴，可分成几个小标题分段叙述。

（三）结果或效果

正文的第三段，护理科研论文主要归纳和总结通过本次研究得到的结果，往往需要通过数据和必要的统计学分析结果来描述。而护理经验论文着重报告护理效果，也可通过典型病例的介绍，从病人反馈的情况，反映出护理经验的意义和价值，可有一些必要的数据帮助说明护理的效果。

（四）体会或讨论

正文的最后一段，科研论文主要针对研究结果进行分析和阐释。护理经验论文则着重总结以上做法的体会，也应分析和解释产生护理效果的原因，即说明为什么这样做、效果好的原因和意义以及应该注意的事项，可结合理论依据来说明，以增加上述做法的科学性，提高论文的学术水平，并能由此总结出新的认识和观点。

二、论文实例分析

【例 12-9】文题：36 例主动脉夹层分离患者的舒适护理

原文：

主动脉夹层分离是指血液渗入主动脉壁中层形成的夹层血肿并沿着主动脉壁延伸剥离的心血管急症，通常起病突然，发病率高，危险性大[1]。应用舒适护理模式，我们对 36 例主动脉夹层分离患者采取针对性的舒适护理措施，使患者的身心全面放松，舒适度明显增加。舒适护理模式（comfort care model）是指护士对患者进行舒适诊断，并提供舒适护理措施，使其在生理、心理、社会诸方面减轻不愉快，达到自在甚至超越的状态，涵盖整体护理及人性化护理的内容，赋予护理更深刻的境界，强调患者在接受治疗的任何时期，护士应以患者的舒适为工作重点[2]。

1 临床资料

2003 年 9 月～2005 年 1 月在某省立医院心内科诊断为主动脉夹层分离患者 36 例。男 21 例，女 15 例，年龄 35～72 岁。按 DeBakey 分型Ⅰ型 14 例，Ⅱ型 22 例。27 例急症入院，5 例由外院转入。36 例患者以胸部疼痛为主要临床症状，并向颈部放射，其中有 28 例表现为胸背部剧烈疼痛，6 例有腰背部疼痛，2 例没有明显胸痛。36 例均有高血压病史。以上患者均经 X 线和 CT 检查确诊为主动脉夹层分离。

2 舒适护理

根据舒适护理模式，将患者的舒适需求分为基本舒适护理和高级舒适护理。基本舒适护理指躯体的舒适感觉，包括内在的，如没有痛苦；外在的，如环境中的温度、湿度、光线、音响等带来的舒适；高级舒适护理是指心理的舒适感受，如满足感、安全感等。

2.1 心理舒适护理

2.1.1 做好健康知识宣传，以获得患者的心理支持　了解患者的健康知识需求及学习能力，制定针对性的健康教育策略，随时解答提出的问题，发放与该病相关的宣传册，使患者获得健康知识，树立健康的信念和行为。

2.1.2 加强心理疏导，调节情绪　由于该病起病急骤，剧烈的胸背腹痛使患者表现为精神极度紧张、恐惧、焦虑、烦躁不安，易致血压增高，增加夹层破裂的危险。因此我们非常重视患者的心理变化，培养患者的自我效能感，增强其战胜疾病的信心，这不仅增进护患感情，而且使患者增加了对护士的信赖，增强了依从性，同时调动患者家属的积极性，主动配合治疗和护理，使患者获得家庭支持，减轻焦虑情绪。

2.1.3 分散患者对疼痛的注意力　鼓励家属与患者多交流和沟通，让患者听舒缓、放松的音乐，回忆美好的往事，憧憬康复后的幸福生活等。

2.1.4 创造良好的休养环境　达到心理舒适的首要条件是创造舒适、轻松的休养环境，适宜的温湿度和柔和的光线能提高环境的舒适度，适当的感觉刺激对病人健康有益，因此我们限制陪人数量，定时通风，调节适宜的温湿度及光线，确保病房环境安静、清洁，以利于患者休息。

2.2 基本舒适护理

2.2.1 疼痛护理　主动脉夹层分离的最主要症状是疼痛，而疼痛是不舒适中最为严重的形式。本组患者多以剧烈疼痛入院，入院后立即给予低流量吸氧（2～3 L/ min），以改善缺氧症状。并遵医嘱给予有效的止痛剂，如：度冷丁 100 mg，i. m.，强痛定 100 mg，i. m.。密切观察疼痛的部位、性质、持续时间，疼痛时患者的神志、血压、心率等生命体征的变化。主动脉夹层分离患者的疼痛部位易与急性心肌梗死和急腹症混淆，发现疼痛部位改变或加剧时立即通知医生。

2.2.2 降压护理　主要以降低周围血管阻力和减少左心室收缩力为目的，防止主动脉夹层分离的扩展。因为夹层分离的扩大，可使重要脏器受压，造成缺血和功能障碍。如向外破裂则会引起大出血并危及生命。此时必须降低收缩压和心室喷射速度，以减少对主动脉的激惹，降低主动脉夹层分离的危险性。常用药物是硝普钠，常用剂量为硝普钠 25～50mg 加入 5 %葡萄糖溶液 250ml 静脉滴注，从小剂量开始，用微量输液泵 15～50ml/h 的滴速泵入。并根据血压和病情调整药物剂量，使血压维持在 90/60mmHg，尿量每小时不少于 30 ml。降压治疗期间严密监测血压变化，分别测量双上下肢的血压，并观察其变化及差别。由于血压波动有时间规律性，严密监测夜间与清晨血压变化。

2.2.3 基本生活护理　患者需绝对卧床休息，一切日常生活由护士及家属协助完成。根据患者需求及病情状况，协助患者采取舒适体位。一般以平卧位为主，并协助患者床上翻身，尽量减少患者自己用力，以免加重病情。鼓励患者多饮水，进食新鲜水果、蔬菜和低盐低脂的食物，适当增加粗纤维素的摄入，保持大便通畅，防止便秘，以减少因排便用力致血压骤升，导致夹层的破裂。

3 体会

舒适护理渗透于每一个具体护理行为中，通过对本组 36 例主动脉夹层分离患者实施舒适护理，使患者感受到护士的关爱和家庭的支持，减轻了焦虑、恐惧心理，身心获得全方位的舒适，能够积极应对疾病，生活质量得到提高，同时我们的护理工作也得到认可。因此，舒适护理使患者得到最佳护理的同时，也促进了护理质量的提高和护理专业的发展，值得护理界同仁深入研究。

参考文献（略）

分析：例 12-9 是一篇护理经验论文。在文章的第一段前言部分介绍了写作的背景和目的，并对舒适护理模式进行了阐释。在第二部分（临床资料与方法）中介绍了 36 例患者的一般情况，并用大篇幅内容详细介绍了采取的具体护理措施和方法。最后一段简要描述了护理体会和舒适护理的意义。本文的不足之处在于没有描述舒适护理的效果，如患者对舒适的感受以及疾病的恢复情况等。另外，在体会部分，也可以结合舒适护理模式，从理论上阐述上述舒适护理措施的科学性和意义，以及在舒适护理过程中应该注意的问题。

在撰写护理经验论文时，也可以把护理效果和体会合为一段书写，重要的是把“如何做的”、“这样做的效果”和由此得出的体会介绍出来，以供他人借鉴。注意切忌将护理经验论文写成工作汇报形式，否则会降低论文的学术性。

第三节　护理个案研究论文的撰写

一、护理个案研究论文的撰写步骤和格式

（一）基本概念

个案研究（case study）是针对个案护理（case nursing）的资料进行研究，了解资料的内涵，探讨未知领域或对新措施、新理论进行深入分析而写出论文的过程。个案研究属于质性研究的一种。个案广义来说可指特定的个人、家庭、团体或社区，把它们看作一个整体，有系统地对其背景、现状、发展、行为或相关因素、理论框架进行深入分析，探讨解决问题的方法。所以虽然个案研究主要针对单个病例或特殊病例的护理工作进行研究和总结，但对于一个团体和社区，同样也可通过个案研究方法进行分析和探讨。

个案研究论文是一种临床护理论文，也是学术论文的一种形式，一般按护理程序的思路撰写，并侧重写护士自己实际观察到的资料。个案研究论文侧重对少量样本的护理过程进行深入分析和解释，所以资料收集要求尽可能丰富和全面，资料可来源于样本的互动过程或病历记录，也可采用各种测量工具和收集资料的方法，如问卷法、访谈法、观察法等，虽然大规模推广研究结果比较困难，但可获得一些新观点、新知识，并能为进一步研究提供依据。随着现代医学模式的转变，护理学已从疾病护理发展到以人为中心的整体护理。因为护理工作的对象是人，而人存在很大的个体差异，每个人都有各自不同的生理、心理和社会背景，所以个案研究可以对一个病例个体化整体护理的经验和问题进行研究，总结护士做过的工作和亲自体验过的经验，因此个案研究论文也是按“生理—心理—社会”新的护理模式写出论文的过程。

（二）个案研究的步骤

个案研究过程归纳起来可按下列步骤进行：

1. 选定研究对象　可选择单个或少量特殊病例，要求研究者至少每天都可以观察到选定的研究对象，故通常选住院病人，以便于连续观察和获得详细资料。病例具有特色是个案研究选题的依据。

2. 找出个案的健康问题或有关的护理诊断　以文献资料和有关护理理论或概念框架为依据，从健康问题中确定研究问题和目的。

3. 针对研究问题制定相应的护理计划和护理措施　在护理计划的实施过程中，应密切观察和详细记录个案的变化。

4. 整理结果或护理效果。

5. 作出评价　结合护理理论或概念框架，评价护理效果，引出新的观点和认识。

（三）个案研究论文的书写格式

个案研究论文的文题、作者署名等部分的要求同第一节所述。正文的格式书写多样，国外的个案研究论文非常注重密切联系护理理论和概念，而目前国内发表的个案研究论文侧重写对个案的具体护理过程，与护理理论联系相对较少。一般撰写个案研究论文时主要按护理程序的思路组织资料和写作。

1. 前言　简明扼要地提出本文研究问题的依据和写论文的目的。

2. 病例简介　扼要描述个案的临床症状、体格检查和实验室检查结果等资料，病例简

介的要点应与文章后面提出的护理问题相呼应，不要过多叙述医生做的事，多选与护理有密切关联的内容介绍。

3. 通过评估，提出护理问题　针对病例简介中的介绍，对个案进行评估，提出要研究和解决的护理问题。

4. 护理措施　针对确定的护理问题，描述所采取的具体的护理措施。

5. 效果及体会　通过文字叙述报告护理效果，结果要真实，并通过个案健康状况的变化来判断护理的效果，结合相关理论对护理效果加以解释和评价，提出从中得出的体会，并获得新知识和新观点，以指导临床实践。

6. 参考文献　在个案研究中阅读文献是很重要的，个案研究论文的写作要求密切结合相关理论。文献的内容直接关系到个案研究论文的学术水平，所以在论文的最后应把主要参考文献列出。

二、论文实例分析

【例 12-10】文题：1 例糖尿病足大面积溃疡患者的护理

糖尿病足是糖尿病的严重并发症之一，处理不当有截肢的危险[1]。我科收治了 1 例非胰岛素依赖型糖尿病合并糖尿病足、并伴有双足严重感染的患者，经采用清得佳凝胶对患肢的创面湿式愈合处理，配合控制血糖、抗感染、中药活血化瘀等一系列综合治疗，取得了满意的疗效。

分析：本文前言部分介绍了提出该研究问题的依据“糖尿病足是糖尿病的严重并发症之一，处理不当有截肢的危险”及写论文的目的是介绍“我科收治了 1 例……取得了满意疗效”的体会，点明了该个案研究论文的实用价值。

1 病例介绍

患者，男，55 岁，工人，糖尿病史 5 年，不规律服药，血糖控制不稳定。自用远红外线理疗器照射双足后，引起双足背部皮肤灼伤，逐渐加重，导致溃烂 1 个月，收入院。入院诊断：非胰岛素依赖型糖尿病合并双足感染。入院后查体：双下肢皮肤苍白，主诉有麻木、静止痛。双足背部创面水肿溃烂、化脓、坏死，无脉搏搏动。创面有大量渗出，伴有恶臭，左足背部伤口面积 8cm×6.5cm，深度 2cm；右足背部伤口面积 8.5cm×7.0cm，深度 2.5cm。入院后第 1 天实验室检查：空腹血糖 289mg/dl（正常值 80～120mg/dl），餐后 2h 血糖 325mg/dl（正常值 80～200mg/dl），血酮体（－），尿糖（＋＋＋），尿蛋白（＋＋），尿素氮 31mg/dl（正常值＜20mg/dl）。入院后用短效胰岛素皮下注射控制血糖，并给予抗感染治疗，用青霉素静脉滴注 2 次/日。辅以中药汤剂予以活血化瘀、清热解毒、祛腐生肌，1 剂/日水煎服，连服 14 日。双足溃疡伤口给予清创处理后，局部以创面湿润治疗为主，经过医护积极配合，2 个月后患者伤口愈合。

分析：本文在病例简介部分介绍了病例的基本情况，主要内容与文章后面提出的护理问题和措施密切相关，包括双足伤口情况、血糖水平等。

2 护理评估

2.1 伤口评估

根据患者伤口有无血管、神经病变及感染程度评估为四期。患者足部感染和缺血并存，双足背部大面积溃疡已累及骨组织，创面有大量的渗出，且已有 1 个半月的溃烂史，如果创面得不到及时控制，可致趾端缺血、继发感染而导致坏疽，截肢将不可避免。

2.2 全身情况评估

患者血糖控制差，空腹血糖及餐后血糖均高于200mg/dl。Juile认为，血糖升高直接影响伤口愈合，若血糖不能降至200mg/dl，无论采用何种方法，伤口也难以愈合。患者入院第3天的双下肢血管彩色多普勒超声检查报告显示：双下肢以下深静脉回流不畅，双下肢足背动脉闭塞。这种状况容易造成组织灌注不足而延误伤口愈合，而患者又患有糖尿病肾病，要求低蛋白饮食，蛋白质的摄入量控制在每日每公斤0.8g以内，但蛋白质是伤口愈合过程中最重要的营养素。上述因素成为本例患者伤口护理中的难题之一。

2.3 心理评估

患者负性心理强烈，影响伤口愈合。一方面，患者正值壮年，面对截肢的危险出现紧张、惧怕、焦虑等负性心理，影响睡眠和食欲。另一方面，患者爱人已病退在家，家中尚有父母、幼子需要抚养，而且患者是司机，截肢后将面临失业，如此巨大的家庭、经济压力，使患者心理负担很重。

3 护理措施

与医生共同讨论病历，在医生采用综合治疗基本控制血糖的同时，我们对伤口进行了如下护理。

3.1 创面处理

常规局部消毒后，用无菌剪刀剪去坏死组织，其原则是：与正常组织结合疏松的先清除，干性坏死组织后清除。清除坏死组织以不损伤正常组织或不出血为宜。对坏死组织过多的创面采用“蚕食法”，即少量多次清创。用无菌生理盐水冲净创面，并用无菌纱布蘸干。

3.2 优选伤口护理方法

伤口护理采用的是本科近5年的压疮护理研究取得的成功经验。具体做法是：先用生理盐水涡流式冲洗伤口，保护创面免受机械性损伤，然后挤入清得佳凝胶，用压舌板抹平凝胶，凝胶厚度1cm，其上覆盖可吸性敷料（水合纤维素空腔敷料），用以吸收过多的渗液以加速伤口愈合，最后用安舒妥透明敷料封闭伤口，保护创面，隔绝细菌侵入，避免伤口污染。根据伤口渗液量，前5天每日换药1～2次，6～14天时创面渗出减少，创面开始缩小，改为隔日换药，14天后新生的肉芽组织已生长，皮肤的浸渍也很少，1周换药2次，且不用可吸性敷料，28天后每周换药1次，40天后伤口直接用封闭性敷料覆盖。指导患者换药后卧床，伸直肢体，患肢抬高，促进肢端的血液回流。同时，在整个治疗过程中坚持让患者穿拖鞋，少走路，尽量不压迫双足背部伤口。

3.3 控制血糖，饮食护理是关键

正确的饮食指导是控制血糖的基础，我们参照“糖尿病食品交换份”[2]、“糖尿病营养治疗原则与膳食指南”[3]，在不增加肾脏负担的前提下，合理安排饮食，与营养师共同商量饮食计划。每日主食可供选择的品种有：高粱米、玉米渣、荞麦面、燕麦片、各种挂面、通心粉、大米、小米。每日总热量1600千卡。为促进伤口愈合，每日保证2个鸡蛋，鱼汤(100g)。具体安排如下，早餐：牛奶/豆浆250ml、鸡蛋1个（60g）、主食1两；午餐：瘦肉类75g、鱼汤100g、蔬菜300g、主食2两；晚餐：鸡蛋1个（60g）、蔬菜300g、主食2两。劝阻病人尽量不吃水果，或少吃苹果、李子、橘子等，可在两餐之间或睡前将水果作为加餐。并增加膳食纤维（如芹菜等青菜），用粗杂粮替代精细粮，以延缓餐后血糖的升高。

3.4 心理支持

调动患者的正性心理。向患者说明负性心理对伤口愈合的影响，以及正性心理对调动机体免疫力的作用。采用心理疏导和正面鼓励的方法调动患者的正性心理，如每次换药将创面好转的信息反馈给患者和家属，形成一种良好的心理氛围。同时注意调动患者的主观能动性，建立共同参与的新型护患关系。

分析：上述内容从整体护理的角度出发，介绍了对个案进行全面评估（局部伤口评估、全身情况评估及心理评估）的情况，提出护理中的难题，并针对上述护理问题，具体介绍了相应的护理措施，包括伤口的护理、血糖的控制和心理支持，前后呼应。

4 效果及体会

经过医患的积极配合，患者能以乐观的情绪配合治疗，血糖水平控制在正常范围内（餐后血糖<200mg/dl），伤口愈合情况好，第 7 天创面开始缩小，15 天时新生的肉芽组织已生长，1 个月时创面明显缩小、红润，新生肉芽组织大部分长全，2 个月后伤口愈合（左足创面 57 天完全愈合，右足创面 62 天完全愈合），均无瘢痕，双足背部伤口均符合正常的Ⅱ期愈合标准。

本例采用的伤口护理方法在伤口愈合中起了关键作用。伤口在湿润环境下愈合是近年来研究最多的一种治疗组织溃烂的新概念，清得佳凝胶极具代表性，它是一种亲水性凝胶敷料，其中包含 77.7%的水、20%的丙二醇以及 2.3%改进的羧甲基纤维素聚合体。清得佳凝胶把强力的伤口清洁作用与促进伤口愈合作用结合起来。传统治疗伤口的方法是尽可能地保持伤口干燥，防止发生细菌感染。沿用至今的纱布敷料使伤口干燥、脱水、结痂，但痂皮中混有一些表皮细胞，这些细胞将被迫移向干燥痂皮下深处，从而延长了伤口愈合过程[4]。创面湿润治疗组织溃烂为现代医学的重要课题，应用近年研究的密封敷料覆盖创面，不形成痂皮，使表皮细胞能很快地随着聚集于伤口与敷料间的渗出物移动到皮肤表层，并能保持创面湿润和自溶作用，简化了创面清创术，这样在伤口愈合过程中不发生继发性损害，而且湿润的创面能保护肉芽颗粒，有助于创面的上皮化[5]。

清得佳凝胶是一种新型治疗组织溃烂的局部用药，它具有使用简单方便、能够软化吸收溃烂组织和过多分泌物、促进湿式创面愈合等优点，本例患者使用了这种新型伤口愈合方法后，避免了截肢，减轻了痛苦，是一种可取的方法。

参考文献（略）

分析：上述内容描述了效果的评价，指出了本个案护理过程中的创新点在于伤口护理的方法，并与传统的方法进行比较，提出伤口护理的新观点。

第四节　护理综述论文的撰写

一、护理综述论文的写作步骤和格式

（一）基本概念

护理综述论文（review）是作者针对某一专题，在阅读大量相关的原始文献后，对其中的数据、资料和主要观点进行归纳、总结、对比、分析和评价，而写成的一种专题性的学术论文。综述论文与科研论文的区别主要是综述论文的资料来自作者查阅的文献，而科研论文的资料是由研究者通过科研设计，从研究对象处收集到的。

综述属于二次文献，专题性强，具有一定的深度和时间性，能反映某一专题的历史背景、研究现状和发展趋势。综述论文的特点主要体现在“综、述”二字上，所谓“综”即综合、归

纳文献中有实用价值、有见解的新材料，将大量分散、重复甚至相左的有关某一专题的材料加以汇集整理，并具体指出它们的异同点，也就是进行文献横向的对比综合。经过作者的综合分析和归纳整理，使材料更精炼，观点更明确、更有层次和更有逻辑，这也是综述论文的核心。所谓“述”即是结合作者的观点和实践经验对文献中的观点、结论进行分析和述评，阐明自己的看法，同时对该课题的未来发展方向及研究重点加以预测。

综述不仅可为科研课题做准备，有利于科研工作的开展，而且一篇好的综述论文可使读者在较短时间内了解该专题的概况、最新研究动态、当前需要解决的问题等，可以从中获得研究选题的思路及若干篇有关该专题的原始论文的线索。因此，综述论文具有较高的情报学价值。

（二）写作步骤

1. 选题　能否写出高质量的综述论文，选题恰当与否至关重要，原则上应结合实际需要，选自己临床经验较丰富的课题，应避免重复他人已发表的文献综述。一篇综述论文应有其信息占有量和实用价值。一般综述论文选题的来源有：①可从实际工作或科研工作中发现某方面问题需要归纳；②某护理问题的研究近年来发展较快，需要综合评价；③从掌握的大量文献中选择本学科的新理论、新技术或新动向的题目；④与自己科研内容和方向有关的题目。

综述选题时应注意：①选题要有创新、有实用价值。②选题的范围不宜太大，题目要明确具体，越具体越容易收集文献，写作目的性也越明确，容易深入。如选题“压疮的研究进展”，写作内容要包括压疮的预防、压疮各期的护理、压疮的治疗等所有与压疮有关的内容，题材较大，每个方面都不容易深入。若根据作者的经验和掌握资料的情况，重点写“预防压疮的护理进展”，或“压疮伤口的护理进展”，就很具体，容易写清楚和透彻。③要结合自己的工作选题，只有在自己熟悉的工作范围内才能写出切合实际的文章。④要注意客观条件，确定资料的来源是否充足，是否有保证。

2. 收集资料　文献资料是撰写综述的基础，确定好选题之后，应充分利用检索系统进行文献检索，广泛收集与该专题有关的国内外文献。选择文献资料时应先查阅近期的（近3～5年），后查阅远期的，将选材重点放在新资料和有权威性的文献上。一篇综述的质量如何，很大程度上取决于作者对与本专题相关的最新文献的掌握程度，围绕中心内容的文献越多、越全越好。

3. 整理资料　综述论文的完成虽然依靠大量的资料，但综述不是众多文献资料的罗列和堆积，而是一种知识再创造的学术过程。资料收集全后，首先要进行阅读整理、去粗取精。在广泛阅读文献的基础上，将文献归类，从中选出有理论和实践意义的资料作为参考，列出书写提纲，如确定前言写什么、中心部分分几个标题。然后选择几篇具有代表性的文章进行深入复习，特别是有权威性的文献应细读，可适当选用一些不同观点的材料。注意必须找到原文阅读。在阅读文献过程中应做好读书卡片或笔记，为撰写综述论文准备资料。

4. 撰写综述论文　结合作者对资料的综合分析和归纳整理，提炼出更加明确、有层次的观点，并按照一定格式书写成文。

（三）写作格式

护理综述论文的文题、作者署名、摘要、关键词等部分的要求与护理科研论文相似，同第一节所述，正文写作格式如下：

1. 前言（引言）部分　主要介绍综述的立题依据和综述的目的，包括有关概念的定义、综述的范围、该专题的现状和动态、目前对主要问题争论的焦点等。前言应简明、扼要，重点突出，起到概括和点明主题的作用，使读者对综述内容有一个初步了解。字数一般在

200～300 字。

2. 中心部分　中心部分是综述论文的主体部分，也是综述全文的重点。内容包括提出问题、分析问题和解决问题的过程，通过比较各专家学者的论据，结合作者自己的研究成果、经验和观点，从不同角度来阐述该专题的历史背景、现状、争论焦点或存在问题、发展方向和解决办法等。主体部分无固定的写作格式，一般由作者在列出的写作提纲中确定几个要论述的问题，分段叙述。内容要紧扣主题，恰当且充分地引用各种文献资料作为论述的依据，切忌主观臆断。引文资料的选择要具有理论和实践意义，要有创新的内容，并且比较成熟可靠。注意引用他人资料要严肃，不可歪曲原作精神，要尊重别人的工作。论述问题要明确，对不同观点一般将肯定的意见写在前面，否定的见解写在后面，作者结合自己的工作或经验发表自己的观点。注意避免只片面写符合自己观点的资料。

3. 小结　小结部分是对综述的主要内容扼要概括地做出总结。作者应对与该专题有关的各种观点进行综合评价，提出自己的观点，明确赞成什么，提倡什么或不同意什么，指出存在的问题及今后发展的方向。注意对有争议的学术观点，小结时用词要恰如其分、留有余地。

4. 参考文献　参考文献是综述论文的重要组成部分。因为综述论文写作内容主要依据参考文献而来，参考文献的多少可体现作者阅读与该专题有关文献的广度和深度，故综述列出的文献量要比一般科研论文多，一般杂志要求综述列出 10～20 篇参考文献。参考文献标明所引用资料的来源，体现综述的可信度，有利于读者据此去查阅原始文献。引用的文献必须是作者直接阅读的最新、最有价值的原著，尽量选用权威、知名学者发表的文献，以近 3～5 年的最新文献为主。

总之，在撰写护理综述论文时，应注意下列问题：①选题范围不宜过大。②参考文献不要太旧，力求最新和权威性。③不是简单的文献罗列，要有归纳和综合。④篇幅不要太长，一般不超过 4000 字。综述论文初稿完成后，要反复修改，最好请有关专家和同行审阅，进行补充和修改，使论点更完善。

二、论文实例分析

【例 12-11】文题：新生儿疼痛的评估

【前言部分】

原文：

疼痛为不舒适中最为常见的一种形式，已建议将其作为第 5 生命体征[1]。国际疼痛协会在 2001 年对疼痛的定义作了修改，在原定义“一种不愉快的感觉和伴有实际或潜在组织损伤的情绪体验，属主观性感觉”的基础上，又增加了“无交流能力决不能否定一个个体有疼痛体验和需要适当缓解疼痛可能性”。人们普遍认为新生儿的神经系统尚未发育成熟，不能感受疼痛，并且认为新生儿无法回忆起出生后的早期经历，因此早期的疼痛不会对其以后的行为和生长发育产生影响。实际上，研究表明，从孕中期胎儿就具有处理疼痛所必需的解剖结构和功能，足月儿和年长儿有同样的疼痛敏感度，早产儿可能比足月儿更敏感[2]。新生儿疼痛传导通路发育不完善，且缺乏良好的抑制作用，会产生夸大的疼痛反应，新生儿感知的疼痛比年长儿和成人更弥漫、强烈和持久[3]。正是由于医护人员缺乏新生儿疼痛知识，或者害怕与镇痛药有关的副作用，再加上临床上对新生儿疼痛的评估缺乏适当的方法，长久以来，新生儿疼痛得不到及时处理[4]。因此医护人员要认识到疼痛对新生儿的影响，并重视对疼痛的评估和处理。为此，本文对新生儿疼痛的评估进行了综述。

分析：前言部分介绍了本文的立题背景，包括疼痛定义的演变和目前对新生儿疼痛评估与处理存在的普遍问题等，从而引出本文综述的目的，点明主题。

【中心部分】

原文：

1 疼痛对新生儿的影响

新生儿疼痛主要来自侵入性操作，包括足底采血、动静脉穿刺及插管、气管插管、皮下和肌肉注射、腰椎穿刺等，此外还有手术、局部感染、皮肤烧伤、换药等。疼痛引起的一系列反应会对新生儿产生近期和远期的不良影响。

1.1 近期不良影响

早产儿和患病新生儿在治疗过程中，要承受长时间、反复的疼痛刺激。反复的刺激会使疼痛外周感受器敏感化，导致痛觉过敏反应[5,6]。研究发现，新生儿在多次静脉穿刺后出现痛觉过敏，即使无痛刺激如体格检查都会被认为是疼痛刺激[4,7]。疼痛引起的急性生理反应，如心率、血压、颅内压的升高和氧饱和度的降低等，足以导致再灌注损伤并诱发急性反复脑室出血，引起神经系统发育不良，严重影响脑的发育，对早产儿影响尤其严重[8-10]。除神经方面外，疼痛还会促进激素、儿茶酚胺、生长激素和胰岛素的释放，造成高代谢状态，使血糖过高或过低、免疫力下降、代谢性酸中毒和电解质失衡，进一步增加术后并发症和死亡率[11]。另外，疼痛还可影响新生儿睡眠/觉醒状态、食欲、母婴交流等。

1.2 远期不良影响

新生儿经历反复的疼痛刺激可引起痛觉改变、慢性疼痛综合征和躯体不适，并有可能导致儿童期注意力不集中、学习困难、认知行为障碍和适应能力差等问题[12]。Taddio 等[9]发现新生儿在无麻醉状态下行包皮环切术，4～6 个月后免疫接种时比没有行包皮环切术的婴儿表现出更强烈的疼痛反应，疼痛评分高，哭的时间长。Grunau 等[13]研究发现低出生体重儿（<1000g）和足月正常体重儿长到 8～10 岁后评估疼痛时，低体重儿组评估的诊疗疼痛比其他疼痛的分值高，正常体重儿组没有区别。对低体重儿来说，在新生儿重症监护病房（NICU）的天数与日常生活中的疼痛有明显相关。因此，新生儿能够潜意识记忆早期的疼痛经历，反复的疼痛刺激会改变新生儿中枢神经系统的结构，降低疼痛阈值，并影响他们将来对疼痛的行为反应[10]。

2 新生儿疼痛评估重点

评估新生儿的疼痛不仅可确定疼痛的部位、强度和持续时间，还可作为疼痛干预及治疗效果的判断标准[14]。对新生儿进行疼痛评估比较困难，特别是病重或插管的新生儿。对成年人和年长儿而言，疼痛的自我评估是金标准，而新生儿疼痛的评估只能通过行为和生理指标的改变来实现。

2.1 行为评估

新生儿在疼痛时会表现出一些行为反应，包括哭、面部表情、呻吟、肢体活动及行为状态（如睡眠和食欲）的改变。目前广泛认同的是哭声和面部表情，疼痛引起的哭声往往高尖、持续时间长、频繁。但早产儿很少哭，即使受到疼痛刺激，哭闹时间也短；危重儿因衰竭无力很少哭，或气管插管导致声门阻塞而无法哭。因此，哭声并不是早产儿或危重儿疼痛评估有效、可靠的指标，需要结合面部的表情来评估。新生儿“疼痛面容”（蹙眉、挤眼、鼻唇沟加深、张口）是最可靠的疼痛指标，且持续时间最长[15]。

2.2 生理评估

新生儿疼痛时主要表现为交感神经兴奋，包括心率、呼吸增快，血压升高，肤色苍白，出汗等。由于新生儿自主神经系统并不完善，一些生理指标如心率、血压变化差异较大，病理情况时反应也各异，可能导致测量结果不确定，所以不能仅用生理指标来评估新生儿疼痛，必须与行为评估方法联合应用[16]。

3 常用的新生儿疼痛评估工具

近年新生儿疼痛的研究在国外备受关注，对其评估工具的研究也比较多，有10余种。但在国内尚未引起足够重视，对新生儿疼痛的研究报道较少，仅有袁大华等[17]用自制的新生儿疼痛量表对新生儿进行了疼痛综合评估及临床处理。下面介绍国外常用的几种评估工具：

3.1 早产儿疼痛评分（Premature Infant Pain Profile，PIPP）

由加拿大Toronto和McGill大学制定，用于评估早产儿的疼痛[18]。它包括孕龄、行为状态、心率、氧饱和度、皱眉、挤眼和鼻唇沟7项（表1）。其中行为状态是指在潜在疼痛发生之前患儿的行为，需观察15秒；心率、氧饱和度、皱眉、挤眼和鼻唇沟几项是指疼痛发生时的变化，观察30秒，在此之前需记录心率、氧饱和度的基础值。皱眉、挤眼和鼻唇沟选项中的时间百分数是指疼痛发生时它们出现时间占观察时间的百分数。PIPP的总分为7项之和，最低为0分，最高为21分，分值大于12表示疼痛存在。

表1 早产儿疼痛评分（PIPP）（略）

3.2 新生儿疼痛评分（Neonatal Infant Pain Scale，NIPS）

由加拿大东安大略儿童医院制定，用于评估早产儿和足月儿操作性疼痛如静脉穿刺等[19]。它包括面部表情、哭闹、呼吸类型、上肢、腿部和觉醒状态6项（表2）。其中哭闹一项如果患儿插管哭不出声音，但有明显的嘴部活动也记录为大哭。NIPS的总分为6项之和，最低为0分，最高为7分，分值愈高表示疼痛愈严重。它的局限性是在使用肌松剂的患儿或病情严重者可能会得到较低的分值。

表2 新生儿疼痛评分（NIPS）（略）

3.3 CRIES量表

由美国哥伦比亚的Missouri大学制定，用于评估32孕周以上的新生儿术后疼痛[20]。CRIES是由哭闹（Crying）、氧饱和度>95%所需的氧浓度（Required O_2 for SO_2>95%）、生命体征升高（Increased vital signs）、面部表情（Expression）和失眠（Sleeplessness）5项英文的首位字母合成（表3）。其中生命体征在最后测量，以免惊醒患儿；失眠是基于记录1h前的观察结果。CRIES的总分为5项之和，最低为0分，最高为10分，分值愈高表示疼痛愈严重。

表3 CRIES量表评分（略）

3.4 新生儿面部编码系统（Neonatal Facial Coding System，NFCS）

由加拿大Vancouver的British Columbia儿童医院和大学制定，用于评估早产儿和新生儿的疼痛[21]。NFCS有10项：①皱眉；②挤眼；③鼻唇沟加深；④张口；⑤嘴垂直伸展；⑥嘴水平伸展；⑦舌呈杯状；⑧下颌颤动；⑨ 嘴呈“O”形；⑩伸舌（只用于评估早产儿）。如果患儿无以上各项表现为0分，有其中1项为1分。NFCS的总分为10项之和，最低为0分，最高早产儿为10分，足月儿为9分，分值愈高表示疼痛愈严重。NFCS最初用于评估操作性疼痛，因为需要录像仅用于科研。现已有研究将其应用于床旁[21]。Peters等[22]研究表明，评估术后疼痛时NFCS信度、效度高并且可行，将NFCS减少至5项（皱眉、挤眼、鼻唇沟加深、嘴水平伸展和舌呈杯状）提高了对疼痛评估的特异性，但并不改变其效度和敏感性。

4 新生儿疼痛评估工具的比较

不同新生儿疼痛评估工具的观测指标有所不同（表 4），同时列出了它们的信度、效度和可行性。

表 4　新生儿疼痛评估工具的特点比较（略）

由上表可以看出观测指标的特点：①所有的评估工具都有面部表情的改变，而且还可以作为单一的测评指标；②睡眠/觉醒状态是新生儿疼痛评估的重要指标；③结合生理指标，可以更好地反映新生儿疼痛；④哭闹不是早产儿疼痛评估有效、可靠的指标。国外研究者在不同评估工具之间进行对照研究，McNair[23] 等人发现，评估术后 72h 新生儿疼痛时 PIPP 和 CRIES 的效度高，可为医护人员提供客观依据。Guinsburg[24] 等人研究发现，NFCS 和 NIPS 用于早产儿疼痛评估时都很敏感，且 NFCS 优于 NIPS。

分析：本文中心部分分成四个大标题进行论述，即“疼痛对新生儿的影响”、“新生儿疼痛评估重点”、“常用的新生儿疼痛评估工具”和“新生儿疼痛评估工具的比较”，每个大标题下又分成若干个小标题，层次清楚，逻辑性强。在论述每一部分时，引用了大量国内外近几年的相关文献，将各家的观点和作者自己的观点有机地结合在一起，作为论述的依据。

【小结部分】

原文：

综上所述，消除或减轻新生儿疼痛是不可忽视的问题。因新生儿疼痛的行为和生理指标的评估都有局限性，且疼痛的本质复杂和引起的反应泛化，所以多个指标的综合评估才可靠。在临床工作中，医护人员应意识到能引起成人疼痛的操作也会引起新生儿和早产儿的疼痛。对新生儿的疼痛应给予重视，评估时应选用合适的评估工具，以提高评估的准确性。总之，疼痛的评估是一个持续的过程，要及时反馈疼痛信息，采取有效的镇痛措施。

参考文献（略）

分析：小结部分对本文的中心内容进行了扼要地概括和总结，并明确提出作者自己的观点，包括“应重视疼痛的评估”和“评估时应选用合适的评估工具”等，与前言部分相呼应，再次点明本文的主题。

小　结

1. 护理科研论文主要包括文题、作者署名与单位、摘要、关键词、正文（前言、材料与方法、结果、结论）、参考文献几部分。各部分的书写都有一定的注意事项和要求。

2. 护理经验论文着重将作者在临床工作中的具体做法和体会介绍出来，正文的书写格式包括前言、临床资料与方法、护理效果、体会或讨论。

3. 护理个案研究论文是针对个案护理的资料进行研究，了解资料的内涵，探讨未知领域或对新措施、新理论进行深入分析而写出的论文。

4. 护理综述论文是作者针对某一专题，在阅读大量相关的原始文献后，对其中的数据、资料和主要观点进行归纳、总结、对比、分析和评价，而写成的一种专题性的学术论文，与科研论文的区别主要在于综述论文的资料来自作者查阅的文献，而科研论文的资料是由研究者通过科研设计，从研究对象处收集到的。

（王志稳）

第十三章　护理论文的评价

护理论文是记录和传播护理知识及进行学术交流的重要途径，它汇集了护理人员在探索和研究护理现象过程中所积累的宝贵经验，也是护理实践、护理管理和护理教育的重要参考资料。但由于目前护理人员撰写的论文水平参差不齐，所提供的学术信息未必都有价值，因此，应采取科学的评判分析态度对护理论文进行评价，以去粗取精、去伪存真，保证和提高护理论文的质量。

一、评价护理论文的原则

1. 创新是论文的灵魂　一篇学术论文有无利用的价值，重要的标志之一是内容有无创新。创新包括各种形式，创新不一定很大，只要在某一点上有创新，就存在被应用的价值和必要性。在研究比较成熟的课题上不断增加新内容或新方法也算创新。如关于糖尿病健康教育的相关研究已较为多见，且已在临床应用较为成熟，但某作者以此为切入点，探讨糖尿病运动会对糖尿病血糖控制的影响，该研究的创新点在于糖尿病运动会这种新的健康教育方式，因此也存在被应用的价值。对于有创新，同时有缺陷的论文，论文评价者可以提出具体的修改意见，帮助作者改进论文。

2. 真实性是论文的基础　科学研究是对客观世界真实规律的探索和发现，护理研究也同样，其研究结果应能真实地反映护理实践中的现象和规律。论文的科学性也表现在研究结果应具有真实性。从材料和方法部分可以考查研究设计的科学性，如研究对象有无明确的定义，分组是否合理，对照组是否具有可比性，样本量能否满足统计学分析的需要，研究的整个实施过程是否可行等；从研究结果和讨论部分可以考查分析资料的合理性和结论的严密性，如分析资料是否应用了正确的统计学分析方法，分析过程有无内在的逻辑性，统计分析结果与作者的分析评价及结论是否一致，文献报道与研究工作有无内在的联系等。

3. 有理论和实用价值　护理研究最终的目的是为了指导护理实践，论文的内容应对临床护理、护理管理或护理教育有指导意义，研究结果能用于护理实践。因此，实用性也是论文评价的一个重要方面。如某作者对血压与动脉血气穿刺成功率的相关性进行了研究，结果发现血压高的患者动脉血气穿刺成功率高，此研究虽然有创新性，但研究结果对临床没有指导意义，因此没有被应用的价值。

4. 符合伦理学原则　护理研究多以人为研究对象，经常涉及伦理问题，评价者应注意论文是否符合伦理学原则。从专业角度审查论文是否符合伦理原则，关键看研究工作是否充分考虑和保护了研究对象的利益；从形式上审查论文是否符合伦理原则，主要看研究工作有无研究对象的知情同意签字，是否通过研究者所在单位伦理委员会的审查和批准；从伦理学角度审查，主要看研究工作可能给研究对象带来的益处和可能出现的风险，并对益处和风险进行综合评估。

5. 遵循循证医学的原则　从循证医学的角度来评价护理论文，主要看研究结果是否提供了足够而充分的证据，主要表现在：①结果应具备可以被核对、可以被再次使用的特征。数据可以被核对是验证结果真实性的基本要求；数据可以被再次使用为今后进行文献资料的二次评价奠定了基础。②对象与方法部分应提供足够的信息，使评价者了解研究对象的来源和组成，指标的具体内容和评价标准，获得数据的方式和数据处理的方法等，以便对结果的质量和可信程度作出正确的评估。③讨论中的结论应建立在占有充分论据的基础之上，引用的文献资料应是客观准确的。

6. 一篇文章讲清 1～2 个问题　一篇好的论文应目的明确，围绕 1～2 个问题进行深入细致的研究和分析，力求把这 1～2 个问题讲清楚。目前有些研究论文中通常存在堆砌数据、主题不明确、逻辑混乱等现象，这样每个问题都很泛泛，不容易深入，其根源在于没有按"一篇论文讲清 1～2 个问题"这个原则撰写论文。抓住一个问题进行深入地分析，要求研究者有较高的科学素养和解决实际问题的能力，是研究者基础知识和临床研究综合能力的具体体现。

7. 符合现行的论文书写格式　目前护理论文的撰写格式已经有了约定俗成的惯例，评价者应注意论文的格式是否符合各种论文体裁的要求，以体现学术论文的规范性，也便于更好地进行学术交流和信息传播。对于不符合论文撰写格式的文章，评价者可以给作者提出具体的修改意见和建议。

二、评价各类护理论文的具体过程

在评价护理论文时，首先应阅读论文，对论文的内容有大致的了解，为了提高阅读论文的效率，评价者可以有目的、有针对性地设计论文阅读程序，分阶段、有重点地从不同角度对论文进行分析，并作出客观评价。

（一）对护理科研论文的评价

1. 评价选题（文题和前言部分）　评价论文选题时，应着重题材的实用性和创新性。

（1）实用性：提出的研究问题有无普遍性？研究内容对临床有无指导意义？研究结果能否应用于护理实践？

（2）创新性：论文内容是否有创新或有某个创新点？是否完全重复别人的工作？评价论文是否有创新性往往需要评价者通过查阅国、内外同类课题的文献，与已有的研究进行比较，才能给予评定。

（3）文题是否确切、鲜明、有吸引力？是否准确表达了论文的主要内容？

（4）前言部分是否讲清了研究该问题的理由、目的及其意义？

2. 评价研究设计（对象与方法部分）　着重评价研究设计方案及实施方法是否科学、合理、严谨、可行？研究设计直接关系到研究结果的质量，所以应重点评价。

（1）研究对象：①是否明确了研究对象的来源、入选条件或标准、抽样方法及样本量，以判断样本是否具有代表性？样本量是否足够？②入选研究对象时是否遵循了知情同意原则？

（2）对有对照组的研究：①对照组的设立是否合理？②如何分组的？有些研究采用随机方法进行分组，对有怀疑的随机方法，可要求作者提供科研记录中随机部分的复印件，以便核对是否真正实施了随机。③各组间是否有可比性？可从各组的一般资料以及用以组间比较的统计学分析方法上核对可比性。

（3）对有干预措施的研究：①对各组干预措施的描述是否具体、可行？是否明确了各组的措施有哪些相同？哪些不同？②是否符合伦理原则？如新的干预措施必须有实践或理论基础，不给研究对象带来严重伤害；对照组该享有的措施不应因研究而被剥夺。

（4）评价指标及测评工具：①主要指标是否合理、充分、可行？②评价标准是否客观、有依据？③测评工具的信度和效度如何？④是否具体介绍了所用问卷、量表、相关仪器或试剂的具体情况？⑤资料收集方法和过程是否合理？

3. 评价研究结果　结果是论文中最核心的部分，包含了作者采用科学方法观察和收集到的数据，是用来推理和得出新观点及结论的依据。结果是了解一篇论文科学价值最直接的窗口，也是论文评价的重点部分。评价的重点在于结果是否真实、可靠、有科学性。通过对研究设计的评价，可对结果的真实性和科学性做出初步评价；此外，还应对结果部分的描述进行下列评价：

（1）结果的描述是否有逻辑性？

（2）结果中各数据的表达是否与方法中介绍的评价标准相一致？

（3）统计学分析方法是否正确？统计结论是否合理？是否列出了相应的统计量值和 P 值，以便于对结果进行核对和二次使用。

（4）统计图/表应用是否恰当？绘制格式是否规范？与文字描述是否重复？

4. 评价讨论部分　讨论是论文的精华部分，阐明了作者根据结果得出的主要论点及本研究的价值，可从下列方面对讨论部分进行评价：

（1）是否密切结合本研究的结果进行分析和解释？讨论部分常出现的问题是将讨论写成一个小综述，而没把讨论重点放在与作者自己研究结果有关的方面；或在讨论中出现结果中没有报告的数据。

（2）是否言出有据、言出有理？学术论文属议论文，故文章必须加强说理性，结论应建立在占有充分论据的基础上，要评价作者的论点是否合乎逻辑、有说服力。讨论部分论述的依据来源于三个方面，即该研究得到的结果、相关的理论基础、其他文献的结果和观点等，切忌无根据地猜测和盲目性下结论。

（3）用词是否恰如其分？慎用过于肯定和绝对化的语言下结论。

5. 评价论文的文学性　科研论文是应用文体，也是一种科学著作，因此全文结构应符合逻辑，前后连贯一致，相互呼应。在文字表达上要求语言通顺、准确、精练、严谨、平实，切忌华丽的修饰和夸张的语言，措词不能模棱两可。注意尽可能使用规范化的名词和术语，不用口头语，以便于进行学术交流。

此外，还应评价论文的摘要是否涵盖了目的、方法、结果和结论四个方面的信息，评价参考文献的质量和数量是否恰当，著录格式是否规范等。

（二）对其他护理论文的评价

评价护理经验论文、护理个案研究论文及护理综述论文时，除了要对选题的实用性和创新性、是否符合书写格式及其文学性进行评价外，还应结合各类论文的特点进行评价。

1. 评价护理经验论文

（1）做法部分是否具体、可行、有可操作性；在临床有无推广和借鉴的价值。

（2）护理的效果是否切合实际；是否结合相关理论分析了效果好的原因。

2. 评价护理个案研究论文

（1）病例简介是否着重与护理有关的内容。

（2）提出的护理问题有无依据，是否与病例简介相呼应。

（3）护理措施是否切实可行，是否针对前面提出的护理问题。

3. 评价护理综述论文

（1）选题是否实用、新颖。

（2）结构是否合理、符合逻辑。

（3）论述的观点是否明确。

（4）参考文献是否最新和有权威性等。

对于选题好，而在内容组织上只是将众多文献加以罗列，缺少归纳和综合的综述论文，评价者应提出具体的修改意见，帮助作者改进。

小　结

1. 可从下列方面对护理论文做出总体评价：①有无理论和实用价值；②有无创新性和创新点；③研究设计有无缺陷；④内容是否真实可靠；⑤有无伦理学方面的问题；⑥是否讲清了 1～2 个问题；⑦书写格式是否规范；⑧文字是否通顺，用词是否符合实际。

2. 每一篇护理论文中都可能存在这样或那样的缺陷和问题，针对这些问题，评价者除了提出问题外，应注意提出改进的具体意见和建议，这是关心作者、爱护作者的具体表现，也是保证论文质量的具体措施。

（王志稳）

第十四章　科研项目申报

随着护理学科的发展，护理科研能力的培养与发展已成为衡量护理教育及护理实践质量与水平的重要标志。掌握一定的科学研究方法，结合专业特点开展研究与创新是高层次护理人员应具备的基本素质，从而能够运用护理科研成果指导临床工作，通过研究成果来发展、丰富学科理论，探讨临床护理新技术，最终达到提高护理服务质量和学术水平的目的。因此，科研项目的申报是培养科研能力的重要一步。

第一节　护理科研项目申请书的撰写和评价

科研项目申请书是表达申请者科研思想的主要形式。申请者将自己的工作设想、思路及工作能力通过申请书充分地表达出来，得到同行专家和科研部门认可，才有可能得到资助。因此，申请书的撰写质量是申报科研课题的关键。一份优秀的申请书可体现出申请人的学术水平，反映出申请人的学术思想、科研思路、经验及分析问题、解决问题的能力。

一、护理科研项目申请书的概念

护理科研项目申请书（nursing research grant proposal）是将护理实践中发现的问题、准备研究或正在研究的护理科研项目以书面形式上报给科研主管或资助部门，以获得主管或资助部门在设备、财力、管理等方面的资助。撰写好项目申请书是搞好项目研究的第一步，也是护理研究者必备的一项基本功。项目申请书有多种类型，但其主要内容和要求基本一致。

二、护理科研项目申请书的作用

随着医学科学的发展，医学模式的转变，新知识、新技术的推广应用，护理学科面临着许多挑战，护理专业要发展，护理科研势在必行。近几年来，我国护理期刊上关于护理科研项目成果的报道逐年增加，表明我国护理科研有了长足的进展，但仍然落后于医疗专业。制约护理科研发展的瓶颈之一是广大护理人员科研意识薄弱，对申报科研课题认识不足，不会填写科研计划任务书。因此，了解科研课题申请书的作用，对提升护理科研能力，撰写高质量申请书是非常重要的。

1. 通过申请书科研申报者可向科研管理部门陈述研究的背景、意义、国内外研究进展、研究内容、技术路线、社会经济效益等，以此获得资助。

2. 科研管理部门可依据申请书对申请者进行指导、督促、检查和成果鉴定，使科研成果服务医疗，服务社会。

3. 申请者可在研究的各个阶段，依据申请书的进度布置工作，完成课题。

三、护理科研项目申请书的特点

1. 价值性　价值性是科研项目应具备的基本要素。项目申请书必须充分论证其研究价值，包括理论价值、学术价值、应用价值和经济价值。其研究成果可直接应用于护理实践，对护理科学理论的发展有指导和推进作用，有助于护理科研水平及服务质量的提高。

2. 计划性　计划性是研究者对科研项目人、财、物的具体安排和措施。

（1）人员安排：包括项目主持人、项目组成员的构成及其具体工作分工和协作情况。项目主持人应是本学科的学术带头人或临床高级护理工作者，对课题的研究负全面责任；项目组成员应有合理的梯队层次，便于课题的完成。

（2）研究项目的实施进程：申请书中应具体写清楚研究将分几个阶段完成，每个阶段预计完成的时间和内容，提交成果的形式等。

（3）研究项目的经费预算：对总经费、阶段性支出情况及筹措方式等做出条理性预算，便于管理检查。

3. 可行性　可行性是指研究项目的方法是可行的，其理论基础和事实根据必须科学、客观、可信；拟采用的技术路线恰当；经费分配合理；具备实验条件和科研能力。

第二节　护理科研项目申请书的内容

根据各招标科研项目的部门不同，项目的类型多样，项目内容的要求也各异。本节以国家自然科学基金项目申请书的格式及书写为例详细阐述，其基本内容包括封面、简表、立论依据、研究方案、研究基础、经费预算、申请者现在承担的其他科研课题、申请者承担国家自然科学基金资助项目的情况、申请者承诺、推荐意见、申请者所在单位及合作单位的审查与保证。

一、封面

国家自然科学基金项目申请书封面包括项目名称、申请者（项目承担单位的首位研究者）、所在单位、邮政编码、通讯地址、电话、传真、申请日期及项目类型、申报学科代码和科学部编号（此项由对口科学部编写）。

二、简表

简表是对整个申请书主要内容和特征的概括表达，简表的填写一定要认真仔细。

1. 简表内容

（1）研究项目：项目名称、类别、申报学科、申请金额、起止年月、所用实验室。

（2）申请者：主研人的姓名、专业技术职务、所在单位。

（3）项目组：除主研人以外的主要研究成员情况、参加单位数。

（4）研究内容和意义：写出研究摘要和主题词。

2. 填写说明

（1）计算机填表说明：简表内容输入计算机时，必须采用国家公布的标准简化字逐项填写。填表中所有的代码均应参照最新发布的《国家自然科学基金申请项目分类目录及代码》标准填写。凡选择性项目，将相应的字符填入该栏目的右下角。

（2）项目名称：确切反映研究内容和范围，字数最多不能超过25个汉字。

（3）基础研究：是认识自然和探讨自然规律的创造性活动。理论方面应有创新见解，既要反映作者在某些理论方面的独创见解，又要提出这些见解的依据。通过研究对涉及的研究对象提出新的、系统的规律认识，以达到创立、提出或验证、完善某种假设或理论、定律等的目的。基础研究常说明一般的普遍真理，能对科学技术领域产生较广泛的影响。

（4）应用基础研究：是指为满足社会、生产、医疗和护理发展中的实际需要，利用相关的科学技术知识进行的创造性活动，以达到应用的目的，具有广泛的应用前景。应有创新技术，即新发明、新技术、新产品、新设备或揭示原有技术移植到新的医学领域中的效果、研究方法方面的改进或突破。

（5）申报学科：是申请项目所属的最基础学科。如涉及多个学科，可填写两个学科，但主要学科应填在前面。

（6）申请金额：以万元为单位，用阿拉伯数字表示，注意栏目内的小数点。

（7）起止年月：项目开始至终结鉴定的时间。起始时间一般从申请的次年 1 月起，到项目完成年度的 12 月止。

（8）所用实验室：是研究项目所要用的实验室。主要填写经国家有关部门批准的国家重点实验室或开放实验室。

（9）所在单位名称：应按单位的公章填写全称，不得使用简称。

（10）参加单位数：指研究项目主要成员所在单位数，以阿拉伯数字表示。

（11）研究内容和意义：以摘要的形式陈述项目的内容，摘要一般不超过 160 个字，并写出中文和英文的主题词，数量不超过 3 个。

三、立论依据

立论依据包括研究目的、研究意义、对国内外研究现状的分析及主要参考文献等几部分。立论依据的内容可反映申请者对所研究领域的掌握程度，是否全面掌握资料，对所研究的问题是否有明确的目的、清晰的思路和较先进的方法，是否从实际出发，能否指导科研、指导临床、造福人类。立论依据应条理清楚，以让同行专家很容易地看出申请者想做什么，为什么要这么做和怎样做，从而认识到该资助项目的必要性、创新性、科学性、可行性和前瞻性。

1. 项目的研究意义　着重说明该立项是建立在科学的基础上，项目的研究成果在理论上可拓展本学科的知识领域或填补空白，在应用上可验证和解决某个科技发展中的问题或改进方法，促进国民经济的发展，具有一定的应用前景和实用价值。

2. 国内外研究现状分析　应介绍国内外同类研究的现状、水平、最新技术成就及发展趋势，比较不同的观点，着重阐述未解决的问题，找出空白点，确立研究目标。

3. 主要参考文献及出处　列出与立题相关的主要参考文献，以便同行专家了解和判断立论依据，考核真实性和可行性。

四、研究方案

1. 确定研究目标、研究内容和拟解决的关键问题

（1）研究目标：是项目申请书的精髓，是课题要达到的具体目标和要解决的主要问题。因此，要围绕选题阐明目标的学术价值和达到的经济效益。

（2）研究内容：包括研究的范围、内容和可供考核的指标。要具体说明研究的范围，可能达到的水平，可供考核的技术或经济指标。

（3）拟解决的关键问题：即整个研究过程中的主要技术环节或关系实验成败的核心技术

问题。应阐明技术关键的特征和指标，可能出现的问题及处理措施。

2. 拟定采取的研究方法、技术路线、实验方案及可行性

（1）研究方法：是申请书的主体，是指导整个项目研究的重要手段，也是科研设计和评审的重要内容。要充分表达研究内容的总体思路、设想、技术方法和措施。

（2）技术路线：指进行实验的程序和操作步骤。应具体阐明每一步骤的技术关键和路线，特别阐明申请者的学术思想和独到之处。

（3）实验方案及可行性：对技术路线的关键步骤、技术方法等进行可行性分析和自我评价。

3. 阐明本项目的创新之处　即阐明本课题在选题、设计、方法、技术、路线、成果及应用等方面的创新之处，重点介绍创新点的必要性和可行性。

4. 预期的年度研究计划和研究进展　根据课题研究中具有代表性的研究内容预期完成的时间作阶段性安排，包括短期和年度计划。

5. 预期研究成果　对课题的成果作出前瞻性预测，阐明其学术价值和潜在的经济效益。

五、研究基础

1. 研究工作基础　研究组成员以往与本项目有关的研究积累和已取得的成果，达到的学术水平，特别是与课题相关的前期工作，包括预试验结果、阶段性工作总结和论文等。

2. 已具备的研究条件　完成本课题已具备的基本实验条件，包括仪器、设备、关键性试剂、药品。尚缺少的研究条件和拟解决的途径（包括利用国家重点实验室和部门开放实验室的计划与落实情况）。

3. 技术条件　指课题组主要成员的学历层次、科研能力、创新精神。特别说明以前所承担过课题的级别和取得的成绩。

六、经费预算

指课题研究中所需要的基本经费开支，包括：

1. 科研业务费　主要指查新、调研、预试验、实验测试分析费；学术会议费；论文印刷、出版费；仪器耗损费；水电费等。

2. 实验材料费　实验用材料、试剂、药品等购置费；实验用动物、标本等。

3. 仪器设备及实验室改装费　实验用小型仪器设备及实验维修和改装费。

七、其他部分

1. 申请者正在承担的其他研究项目　指申请者承担的其他研究项目级别和成果。

2. 申请者承担国家自然科学基金资助项目的情况　指申请者前一项课题完成情况、完成质量和工作进展等。

3. 申请者承诺　对课题的承诺有保证课题填写内容的真实性，获得资助后严格按项目要求和时间完成。

4. 推荐意见　申请者必须具备高级技术职称，否则必须由两名具备高级专业技术职称同行专家推荐。推荐人应认真负责地介绍申请人及其项目组成员的业务基础、研究能力、态度和研究条件，特别介绍其学术思想和创新精神。

5. 申请者所在单位及合作单位的审查与保证

(1) 申请者所在单位学术委员会对项目的意义、研究特色、创新性技术和申请者的研究水平的审查意见。

(2) 协助单位的审查意见与保证。多单位合作者，还应具备合作单位同意参加并保证按时完成所承担任务的审查意见与保证。

第三节　护理科研项目申请书的评价

一、护理科研项目申请书的评审程序

护理科研项目申请书首先由招标部门进行形式审查，筛选和淘汰不符合招标指南要求的标书，然后由专家评审组对通过形式审查的标书进行评议审定，择优选出较好的标书送招标部门审批。

二、护理科研项目申请书的评价内容

对护理科研项目申请书的评价，应按照“科学、客观、综合、可比和可操作性强”的原则，以“科学性、先进性、可行性”三个基本条件为基础，从以下几个方面进行评价。

(一) 科学性

1. 立题依据　评价课题申请者提出的研究课题，是否充分掌握国内外同类研究情况、发展水平和发展趋势，立论依据是否充分、可靠和可操作性如何等。

2. 科学意义与效益　评价课题解决的问题是否在理论和实际应用中具有较大的科学意义，是否对学术理论、国民经济和社会发展有较大的效益，其应用前景是否广泛。即所选的研究课题内容是前人未曾涉及的领域或空白点，并在新技术、新方法中有所突破和创新，能提升学术价值和水平。

3. 课题设计　对项目设计方案的科学性，研究目标和内容的明确性，技术路线的清晰度，实施方案的可行性等进行评价。

(二) 先进性

1. 学术水平　评价课题在国内外的学术地位和水平，是否填补了所申请项目领域的空白点，避免重复课题。

2. 学术思想　主要评价学术思想的新颖性，技术方法的创新性。

3. 指标与方法　评价项目的观察指标是否得当，收集的数据是否可靠，研究中采用的调查、实验和护理方法，技术路线是否有保证等进行评价。

4. 预期研究结果　评价研究项目预期可获得何种成果奖。

5. 工作基础与条件　申请该课题前是否已进行过与申请课题相关的研究，是否已有与申请课题有关的基础研究成果、论文，是否完成本项研究的预试验。

(三) 可行性

1. 项目组成员科研能力　评价项目申请者的学术水平和科研能力，能否胜任该项研究工作。项目组成员的知识层次、技术层次和年龄层次结构是否合理。

2. 经费预算　评价课题的各项费用预算是否合理，所列各项开支范围是否适当，对欲购买仪器设备、动物、试剂的价格是否了解。

（四）创新性

评价课题学术思想的创新性，选题、设计的新颖性，方法、技术路线的合理性，成果应用的实效性等。

（五）推动性

主要评价项目推广、应用前景及其间接的经济效益和社会效益，护理研究课题的意义着重在于减轻病人痛苦，促进人类健康。

小　结

1. 科研申请书是表达申请者科研思想的主要形式。科研管理部门可通过申请书了解课题的全貌，以此确定是否给予资助，并对申请者进行指导、督促、检查和成果的鉴定，使科研成果服务医疗、护理，服务社会。

2. 科研申请书的基本内容包括封面、简表、立论依据、研究方案、研究基础、经费预算、申请者现在承担的其他科研课题、申请者承担国家自然科学基金资助项目的情况、申请者承诺、推荐意见、申请者所在单位及合作单位的审查意见及保证。一份高质量的项目申请书应能体现项目的科学性、先进性、可行性、创新性、推动性等特点，并能产生直接或间接的经济和社会效益，应用前景广泛。

（田喜凤）

第十五章　护理科研管理

护理科研管理是指运用管理学的理论和方法对护理科研项目和成果进行管理，主要是为护理科研人员提供相关的科研项目知识，使他们能够充分利用科研资源，不断学习并加以创新，同时对护理研究项目的计划、组织、实施等加以控制，以实现预期的目标。

第一节　科研项目的管理

一、概念

1. 课题　科研课题（problem）是为了解决一个相对单一并且独立的科学技术问题而确定的科研题目。其特点是目标比较明确，研究规模较小，研究周期短，如："计算机辅助教学（CAI）在护理程序教学中的应用研究"。

2. 项目　科研项目（project）是为了解决一个由若干科研课题组成的彼此之间有内在联系的、比较复杂而且综合性较强的科学技术问题而确立的科研题目。其特点是有比较明确集中的、由若干科研目标所组成的综合性目标，研究规模大，通常需要多学科的密切配合进行综合性的研究，研究周期较长，如："本科护理人才培养模式的改革研究"。科研项目与科研课题之间的主要区别在于目标的范围（综合性目标与单一性目标）、研究规模（较大与较小）和研究周期（较长与较短）等方面。而二者在投资、技术难度、复杂程度以及人员结构等方面区别较小。护理科研的管理是对科研项目的申请、立项、实施、结题验收、成果评价的整个过程中加以管理。

二、科研基金资助状况

（一）国家自然科学基金

国家自然科学基金（National Nature Science Foundation）主要由国家财政拨款，同时接受国内外单位和个人的捐款，其资助范围面向全国各部门、各地区、各单位的科技工作者。国家自然科学基金主要在 3 个层次、7 个基本类型资助基础研究和应用基础研究。

1. 面上项目　包括自由申请项目、青年科学基金项目和地区科学基金项目等。

（1）自由申请项目：其资助范围是国家重点目标、把握学科前沿、促进我国科学和技术进步与经济发展、繁荣自然科学的基础性研究和应用基础研究。特别优先资助创新性强、各学科交叉领域的重点项目和上一个基金项目完成质量优秀的申请者。资助对象面向全国，以中央所属科研机构和重点高校为主。

（2）青年科学基金项目：是在 1987 年为促进青年科技工作者的成长和优秀青年人才的脱颖而出设立的基金。资助对象为年龄在 35 周岁以下的科研工作者，要求具有博士学位或中级以上（含中级）职称。申请者有博士学位不需要推荐，无博士学位者必须有 2 名同行专家推荐。该项目对创新思想要求较高，研究基础可以薄弱一点。每个受资助者只能获得一次资助。

（3）地区科学基金项目：该项目是为了加强边远地区、少数民族地区等科学研究基础薄弱地区的研究工作而设立的，受理内蒙古、宁夏、青海、新疆、西藏、广西、海南、云南、贵州、江西等省、自治区和延边朝鲜族自治州所属单位科研人员的申请。资助重点是能结合本地区自然资源和自然条件的基础性研究。

2. 重大项目基金　科学基金重大项目主要是针对我国科学技术、国民经济和社会发展中的一些重大科学技术问题而设立的资助类型，主要资助在近期有重大突破，渴望达到国际先进或国内领先水平的前沿性基础研究；对开拓发展高新技术产业具有重要影响的基础研究；可促进学科发展的交叉性研究和多学科综合性研究，如高校、科研所、产业部门的联合性研究，部分项目是国际性研究计划的组成部分。

3. 重点项目　科学基金重点项目是1991年起增设的资助类型，主要是针对我国学科发展中的关键问题，资助学科发展前沿中对国民经济和社会发展有重要促进作用的学科领域及能够充分挖掘我国自然资源的特色性研究。遴选项目坚持“目标突出、重点明确、规模适度、队伍精干、成效显著”的原则，要求近期取得重要成果或进展。

4. 专项项目　是为了实现“科教兴国”战略，加速培养世界科技前沿的跨世纪人才，实现发展高新技术，跟踪世界科学前沿，促进科研成果转化而设立的。包括：

（1）高新技术专项基金：是1986年底正式实施的国家高新技术研究发展计划的组成部分。如863计划，选择对我国发展有重大影响的高新技术领域，如生物、航天、信息、激光、自动化、能源和新材料等，进行高新技术新概念、新构思探索性的重点课题研究，以赶超世界科技前沿，缩小同国外先进水平的差距。

（2）国家杰出青年科学基金：该基金是1994年设立的资助45周岁以下，具有博士学位或副教授以上（含副教授）职称，在国内或尚在国外，但即将回国定居进行自然科学基础研究和应用基础研究工作的优秀青年学者。

（3）留学人员短期回国工作、讲学专项基金：该基金的主要资助对象是现在国外并已经获得博士学位的优秀中青年科技专家（包括出国留学后已获得国外长期居留权或留学国再入境资格者），回国参加国家自然科学基金项目的研究工作；作为主讲人参加过与国家自然科学基金项目有关的讲习班或研讨班；参加在国内举办的有特邀报告的各类学术会议等。申请人需通过国内接待单位向国家基金委提交资助申请。

（二）省、部级项目

1. 卫生部科学研究基金项目

（1）卫生部科学研究基金：1985年设立，为进一步调动科研人员的积极性，努力解决防病、治病，保护人类健康中的关键性技术问题，提高医学科学研究的水平，促进医疗卫生事业的发展所资助的基础、应用与实验发展项目，以应用研究为主，分项目基金和课题基金。项目基金资助额大，分为若干个分课题。课题基金资助金额相对较小。

（2）卫生部青年科学研究基金：为促进优秀青年科技工作者更快地成长，创造脱颖而出的环境条件，推动医药卫生科学事业的发展，1987年卫生部设立该项基金。用于资助全国医药卫生部门有创造精神和开拓能力的优秀青年科学工作者（不包括在读研究生）在国内开展基础和应用研究工作。采取志愿申报，单位和专家推荐，同行评审，择优支持的原则。在相同条件下，优先支持老、少、边、穷地区的青年科技工作者，优先支持交叉、边缘学科研究课题。要求：①选题围绕解决防病和提高人口健康素质的关键性科学技术问题。②课题立论依据充分，学术思想先进、新颖。③有先进、科学、可行的研究方案。④有一定的研究工作基础和科研工作训练，并具备深入开展研究工作的基本条件。⑤所研究的内容有深度，目标明确，在2～3年内可取得预期的研究结果。

2. 教育部科学研究基金项目

（1）博士学科点研究基金：用于经国务院学位委员会批准的高等学校博士学科点的基础研究和应用基础研究工作。其基础研究项目应在理论上有所突破，并有利于学科建设；应用基础研究项目应在解决现实问题方面有独到见解，研究成果具有较高的实践价值。对研究我国经济、政治、文化建设中重要理论和现实问题的项目，优先考虑立项。

（2）优秀年轻教师研究基金：为选拔和培养优秀年轻教师，成为国内高等学校从事教学、科研工作的骨干和学科带头人，教育部特设立优秀青年教师基金，为年轻教师营造脱颖而出的科研氛围和条件，资助40周岁以下、有先进的科学理念、创新意识和能力，2～3年内可取得成果的青年教师。

（3）留学回国人员科研启动基金：为贯彻国家留学方针，充分发挥广大留学回国人员在社会主义现代化建设中的作用，支持他们回国后的教学、科研工作，教育部特设立留学回国人员科研启动基金。资助对象为获得国内、外博士学位，在外留学一年以上，年龄在45岁以下，具有一定的学术水平和科研能力，回国后在教学、科研单位从事教学、科研工作的留学回国人员。符合下列条件者，均可在回国后两年内提出申请：①专业方向是国内急需的。②工作单位的相关学科在国内同行中具有相当的影响。③能够提供课题的软、硬件支撑条件。④课题有重要的作用、意义、先进性、可行性和创新性。⑤经费预算合理。

3. 省自然科学基金项目　重点资助自然科学领域的应用基础研究，以增加科技储备，培养高层次科技人才。基金专用于支持具有良好发展前景的应用基础研究项目，培养和造就优秀科技人才。资助对象条件为：①有硕士、博士学位或具有高级专业技术职称的中青年科技工作者。②在所从事的研究领域已取得一定成绩。③献身科技事业，具有坚韧不拔、开拓创新、勇攀科学高峰的精神和严谨求实的科学作风。

（三）新药研究基金

为了鼓励创新药物研究，加速医药工业发展，为防病治病提供新的品种，设立国家医药管理局新药研究基金。主要资助创新药物研究，包括从化学合成或天然产物所得的新化合物，并有可能开发成为新药者。新药研究基金由国家医药管理局组织管理。项目的确立，实行“领导与专家相结合”的原则，聘请专家参加评审，择优支持。基金面向全国。凡国内从事新药研究的科研单位、高等院校和企业，符合资助范围和条件而又缺乏经费的研究项目，可按规定提出申请。本基金按技术合同法管理，依据资助项目的具体情况，可实行有偿资助，以补充和扩大基金。新药研究基金支持的项目应同时具备以下条件：①申请项目应是国内外未曾公开发表的新化学物质。②新化合物必须具有某种生理活性，其药效学试验必须充分证明较目前同类药物有明显优点或特点。③新化合物必须显示较高的安全性，其初步毒性（急性毒性试验）较同类药物低或相当，致突变（Ames试验）结果为阴性者。④已知化合物发现新的药理活性者择优支持。⑤工作已有一定积累或基础，申请单位及项目组成员具有较强研究能力，具备基本工作条件，可望3～5年内取得预期成果。

（四）国家中医药管理局中医药科学技术研究基金

国家中医药管理局根据国家科学技术发展战略，结合我国中医药事业发展规划和中医药科学技术发展目标，针对中医药发展的重大理论和关键技术问题研究予以资助，要求如下：

1. 研究目标明确　基础研究类课题应当以探索和形成新观点、新学说、新理论为主要研究内容；应用研究类课题应当以探索和形成新的诊疗技术和方法、新设备、新工艺为主要研究内容。

2. 立题依据充分，研究方法和技术路线合理可行　其中基础研究类课题应当设立研究工作假说。

3. 具有较好的研究工作基础，预期研究成果知识产权的归属明确，研究经费预算合理。

4. 课题负责人具备中级以上技术职称，具有较高的学术水平、良好的科研道德和较强的组织能力；其中青年课题负责人的年龄应在三十五周岁以下。

（五）霍英东教育基金会青年教师基金

由全国政协副主席、香港著名实业家霍英东先生出资一亿港元，与教育部合作于1986年成立的。基金会旨在鼓励高等院校青年教师结合国民经济与社会发展的需要进行科学研究，使青年教师脱颖而出，呼吁出国留学青年回国内高校任教，对从事科学研究和在教学与科研中做出优异成绩的青年教师进行资助和奖励。基金会共设立：①高等院校青年教师基金，每项提供5000～20000美元，资助优秀青年教师从事研究工作。②青年教师奖，每项提供奖金1000～5000美元，奖励在教学和科研工作中作出突出贡献的青年教师。③优选资助课题，该项目是依据国民经济与社会发展需要，自2003年起增设的，每项课题资助2万美元左右，用以资助在能源、信息、交通、生命、环境等六个学科领域有重要应用前景或能产生重大经济和社会效益的研究课题。

三、科研课题的组织领导

当今医学科研迅猛发展，新理论、新技术、新知识不断涌现，但护理科研的发展却相对滞后，为提高护理科研整体水平，促进护理科研的发展，必须建立完善的科研管理组织机构，认真组织、领导科研的管理，一般由护理科研学术委员会和课题组二级构成。

1. 护理科研学术委员会　护理科研学术委员会负责护理科研管理的论证、评估、监督和指导工作。主要任务是：①拟定和评议护理科研工作发展规划和年度计划。②论证评审科研课题的科学性、先进性、实用性和可行性。③鉴定科研成果。④指导学术活动。

2. 项目组　项目组实行课题主持人负责制，承担科研课题的研究和管理工作。其职责是：①实施科研项目的计划管理，制定规章制度；根据课题任务专项分工，明确各成员责任，并提出工作质量要求。②组织课题研究。③进行经费预算和分配。④定期上报课题研究进度与计划实施情况。⑤资料整理归档，总结上报研究结果材料。⑥对课题组进行工作小结，并提出奖惩。

四、科研课题的管理程序

科研课题管理工作应从课题构思、选项开始，一直到验收的每一个环节。同时要因人、因时、因课题性质等采取多种形式的管理方法，规范管理是高校科研课题管理的基础，规范管理能克服管理工作中的随意性和盲目性，保证管理工作有条不紊地进行。

（一）立题申报管理

立题申报管理就是在选题以前做好调查摸底，以获得粗略的预测和估计。应选择护理学科发展中需要解决的理论和技术问题，结合我国护理学科发展的特点进行探讨。必须紧密联系实际，提高工作质量。领导者要考虑所选课题在理论上或实践上有无意义，以及是否具备研究条件，即要权衡研究这个课题有无必要性、迫切性与可能性，这对于一项研究工作能否取得成功有很大关系。科技人员一般不去重复研究已被肯定的结果，但是要证实某一方面的理论，或推翻某一不切合实际的结论，也可重复已经下过结论的研究工作。

（二）研究实施管理

在研究的实施中，参加研究的人员应当固定，并注意操作细节，尽可能利用客观指标。实验室检查应尽量减少误差。科研工作必须谨慎从事，务求正确地反映客观实际，切忌主观臆断。遇到问题应相互讨论，查阅资料，以虚心好学的精神不断改进实验方法。详细记录一切观察到的现象和实验结果。随时随地、科学地、独立地分析自己的收获与总结阶段性成果，不能盲目地附和他人的判断。应保存所有的原始资料，以备最后分析与总结。学术主管部门要定期了解科研工作的进展情况，审阅课题执行情况报告表，深入课题承担单位，对课题进行实地检查和监督，及时解决发现的问题，必要时对各参与研究单位予以指挥和协调。经费的使用应保证重点，兼顾一般。

（三）总结评审管理

科研成果是广大科技工作者辛勤劳动的结晶，是国家的宝贵财富。管好科技成果，对于防止疾病、保障人民健康、提高护理水平、促进护理科学的发展具有十分重要的意义。科研成果的管理包括总结、鉴定、推广、成果奖励等。

1. 科研资料的总结　在研究工作结束或告一段落时，由课题负责人亲自组织科研人员对所获的资料进行科学加工，使其系统化、条理化，便于统计分析。从资料的分析中引出必要的结论，阐明这项研究的意义和价值。每次研究的结果无论成功或是失败，必须写出学术性总结报告或学术论文。

2. 科研成果的鉴定　科研成果经过至少1～2年的实践考核和检验，证明其结论或结果是可以重复的，均可申请成果鉴定。鉴定的方法是：①邀请5～7位同行专家或与本专业有联系的专家教授组成鉴定小组，并推选一位主持人。②由课题负责人介绍成果内容，以口头或幻灯、投影、电影、录像、实物等，逐项报告设计思想、科研方法材料、课题进行过程中遇到的问题以及当前国内外这方面的研究动态，并提出申请评奖的理由。然后用背靠背的方法充分讨论、评议，提出能够客观地评议出成果的科技水平和在提高护理质量方面作用的鉴定意见，并写出小组评语。

3. 科研成果的应用与推广　科研成果只有被广泛应用，才能实现科研的最终目的。通过成果的应用和推广，可以取得社会效益与经济效益，并可提高护理质量与学术水平。学术委员会要为科技新成果的应用和推广提出切实可行的应用计划，特别注意对安全性、可行性的预测，在推广成果时，新理论、新技术必须在取得较强的可靠性，甚至规范性之后，才能用于临床。

4. 科研成果的交流　学术交流是科学劳动社会化的产物，是科技工作者信息交流的一种方式。它能使知识广泛地在社会上传播。学术委员会或学术团体举办的讲座会、座谈会、报告会，或将成果以论文的形式发表在刊物上，都可以达到互相渗透、互相启发的目的。

第二节　科研计划管理

医学科学技术的发展速度必须符合国民经济有计划、按比例发展的规律，使自身的发展和国民经济的发展密切结合，注重社会、经济效益。

一、科研计划管理的概念

1. 科研计划　指按照预定的科研目标，根据科学技术发展的规律，通过预测分析，对未来一段时间内科学技术研究工作作出的全面安排。

2. 科研计划管理　科研计划以课题为中心、以课题组为基本活动单位进行课题组织、管理和研究活动。课题由归口管理部门进行管理，由依托单位提供支持条件。为确保这项制度的顺利实施，从课题的确立、课题的组织管理、经费管理，一直到课题的验收以及监督与检查，都要制定一系列的规定，初步形成一个完整的制度体系。为确保课题立项的科学性，有关部门建立专家评议和政府决策相结合的课题立项审批机制，充分发挥专家和社会中介机构的作用，引入评估或评审机制，符合招标投标条件的，按有关规定实行招标投标。

二、科研计划分类

1. 按内容分类　包括课题计划、人员配备计划、科研经费计划、物资设备供应计划等。

2. 按时间分类　①长期计划，一般为10年左右（也可称为规划）；②中期计划，5年左右；③近期计划，2～3年，包括年度计划；④短期计划，包括季度计划、月计划、周计划等。

3. 按性质分类　①指令性计划：是社会主义国家执行计划经济的重要形式。由中央和各有关主管部门逐级下达到基层，具有强制性和约束力，基层单位必须执行和完成。②指导性计划：也是计划经济的一种重要形式，由中央和各有关主管部门颁发，它不具强制性，但有一定约束力。

4. 按管理权限分类　可分为国家计划，省、市、地区计划，部门计划，课题组计划。

三、科研计划的编制原则

1. 注重社会、经济效益　护理科研计划必须与本单位的总体发展规划相适应，优先安排护理领域中近期急需、效果显著、投资少、周期短的科研项目。

2. 统筹全局，突出重点　突出重点是根据要求的难度和医药卫生事业的需要程度来确定资源分配的优先支持程度，以形成和发展特色，解决社会需要和科技发展交汇中最重要的问题，并保证重点计划的顺利执行和完成。

3. 立足国内，面向世界　处于当今科学技术高速发展的时期，在制定护理科研计划时，既要立足国内实际，也要准备赶超世界先进水平；既要研究当前迫切需要解决的防病治病中的关键性科学技术问题，也要安排为从根本上解决疾病发生发展、保证人民健康、提高身体素质的长远性研究项目和课题。

4. 横向联合，跨学科发展　现代科学的发展，产生了很多新兴的边缘学科和多学科综合性的研究课题。自选的、小规模的科学研究方式已经不能适应科学发展的需要。因此，要加强横向联合，组织跨学科、跨专业、跨部门、跨地区的科学技术协作研究。

四、科研计划的基本内容

不同层次的计划内容是有差别的，基本内容如下：

1. 前言　根据国内外科技发展的趋势提出科研计划的战略思想、任务、目标和措施。

2. 国内外科学技术的发展状况　包括国内外本课题领域的研究现状及其背景，开发程度和发展阶段，已取得的重大成果及其水平，已初步形成的生产力和技术能力，目前的科研能力状况及科学技术存在的主要问题，找出优势和差距，根据国内外本学科领域的发展状况，以及需进一步开发的主要科学技术关键性问题，提出今后发展方向。

3. 发展目标、路线、步骤。

4. 主要科技任务　根据课题计划提出的发展目标和任务，包括科研目标的数量与质量指标、重点攻关的科学技术和配套技术、自主开发的科学技术与设备、引进与消化吸收的科学技术与设备、推广应用的成果。

5. 主要的措施和条件　包括课题组成员、科研经费、设备等基础条件。

五、科研计划的实施与管理

（一）科研计划的实施

1. 宣传计划　科研计划被批准后，应召开课题组全体人员会议，熟悉计划的主要内容，明确奋斗目标和各自的分工职责范围、采用的方法及技术路线、预期的成果及经济效益等，调动完成科研计划的积极性和主观能动性。

2. 保证条件　要完成计划的目标和任务，必须在人、财、物等科研条件上予以保障。力求发挥人、财、物的最大作用，取得最佳效益。①人力配备：课题组成员应具有精深的专业知识、认真的科学态度、杰出的创新能力和顽强的钻研精神，并保证一定的数量和质量。②物质配备：要有合理的物质分配计划和健全的管理制度。③经费分配：课题经费的分配要合理，保证课题的顺利实施。

3. 组织和实施计划　科研计划制定后，必须开展大量的组织协调工作，将计划落实到各单位或课题组，使计划目标与科研活动有效地结合起来，保证科研计划的顺利实施。

4. 检查和控制计划　对课题的执行情况定期检查，一般每半年进行一次。课题承担单位填写“计划项目进度情况表”，分别报送上级主管部门和计划任务下达部门。对不执行科研合同和科研计划的承担单位及课题负责人，要进行批评教育；必要时撤销计划项目，追回已拨经费并追究责任。

（二）科研计划的管理

1. 管理内容

（1）组织制定计划：任何领域的管理活动，要取得成效，编制计划是重要的一环。包括确定研究目标、预测发展趋势、优选与平衡、编制经费预算、组织科研队伍、制定相应的政策与措施等计划。

（2）检查计划实施情况：建立反馈系统并检查计划执行情况，及时发现问题、解决问题。

（3）建立科学的考评制度：关键是建立一套综合考核指标体系，这套体系的设计原则是：①总体最优：各考核指标相互最优，避免强调一个忽视另一个，以达到全面综合反映科研计划执行情况的目的。②可比性：考核指标同时具有各自的纵向对比和相互的横向对比性。③合理性：各指标具有可区别性、非矛盾性、可相加性。④可行性：既要科学化、定量化，又要从实际情况出发。

（4）合理分配经费：配合财务部门对经费的使用进行监督和检查。对立项项目跟踪管理，使科研经费发挥正常效果，减少不必要的浪费。

（5）有计划的总结：按计划任务书进度分阶段进行总结。

2. 管理方法　科研计划的管理，可通过分级管理、目标管理、系统工程等现代管理方法的应用，充分调动科研集体和个人的积极性和创造性。尤其是用经济的办法进行科研计划管理，可提高科研管理水平，以较少的消耗，取得较大的效益。

（1）分级管理：根据哪一级下达计划任务，资助经费由哪一级管理的原则，列入国家科委计划的课题归国家科委管理；各省（自治区、直辖市、计划单列市）管理局或卫生厅（局）承担单位对国家科委、国家计划课题分别负责监督，保证计划执行。省、自治区、直辖市、计划单位科研计划的课题归省、自治区、直辖市、有关承担单位主管部门负责监督，保证计划执行。

（2）实行课题承包责任制：课题组是承担计划任务的一种组织形式，课题承担单位要根据不同任务和学科的特点，处理好研究室和课题组的关系；相应扩大课题组的自主权，课题组成员可以由课题组长聘任或自由组合，经单位主管部门批准后，实行课题承包责任制。课题组要按照计划任务书要求，建立工作制度，认真做好临床、实验观察记录，收集有关检测数据和原始资料，并做好统计分析、总结、归档等工作。每半年做阶段小结，年终填写《计划执行情况报告表》，逐级上报课题主管部门。课题结束时，及时写出研究报告，分析投资效益，明确成果的实用价值和推广应用途径，提请课题主管部门或由委托课题承担单位的主管部门组织验收、鉴定（或评审）。在计划执行中，如果课题研究方向需要做重大变更，可逐级向课题主管部门提出报告，批准后方可变更。

（3）建立定期检查和奖惩制度：课题承担单位对课题的执行情况，每半年或一年检查一次，年终写出检查报告报送省（自治区、直辖市、计划单列市）管理局或卫生厅（局），并转报国家管理局。各级主管部门对课题计划执行较好、经过验收确属成绩显著的课题组、研究室或单位应予以表扬或奖励；对计划执行不力、进展缓慢的，应予以批评，并帮助分析原因，订出改进措施；对不执行计划，长期无进展，属于非客观原因所致者，终止计划，并区别不同情况，追究责任，追回课题资助经费。

第三节　科研经费管理

科研经费的合理使用和科学管理直接影响着科研项目的完成质量和科研水平的提高，关系到众多科研人员的积极性和高校学术风气的发展，影响着学科建设和人才培养的质量。目前，在国家总体科研投资小的情况下，提高现有经费的使用效果是当务之急。因此，应制定适应不同性质研究工作要求的经费管理办法，加强财务监督审计，定期对科研工作进行评估，改变当前科研经费存在的诸多问题，制定科学、规范的管理办法，建立一套结构合理、科学管理、程序严密、激励有效的科研经费管理办法。

一、经费的来源

1. 国家和地方财政预算拨款　是科研部门经费的主要来源，是国家和地方政府根据国民经济状况和科学研究事业发展的需要，从国家或地方政府财政预算中支出的费用。但随着科研经费管理的改革，拨款的比例有所变化。

2. 单位自筹资金　自筹资金的途径主要有：①国家重大科技项目合同经费：通过向国家计划内的重大科技项目投标，承包后取得的经费。②各级各类的科学基金：通过向各种科学基金会申请，获准后得到的科学基金。③科技成果转让和技术服务的收入。④科技咨询和科技专利的收入。⑤单位为有关方面承担的科研课题的研究费。⑥国际基金、国际间科技、卫生组织和国外机构、团体或个人资助的科研项目或课题经费。

二、经费管理的原则

1. 分类原则　在项目经费管理中，对指令性计划项目和非指令性计划项目经费区别对待，两类项目从来源上有一定的差异。

（1）指令性计划项目经费：包括高校推荐而获得的校外科研项目经费，学校承担的国际、国家或地区项目经费，专项科研经费，多种收入转为科研经费，重点学科及重点研究方向建设经费等。

（2）非指令性计划项目经费：指由个人自由申请获得的校外纵向、横向（含国际合作项目费）科研项目经费。对横向科研经费、应用开发项目经费和基础研究项目经费的管理应区别对待，基础研究一般没有直接的经济效益，研究经费主要靠国家政府投入，各类科学基金都有明确的管理规定；横向科研项目及应用开发项目经费主要来源于企事业单位，主要以完成合同签定的计划任务和目标为主，应给予更多的灵活性。

2. 合理合法化原则　在科研项目管理中，经费的开支首先要符合国家级和省部设立的各类项目相应的经费管理规定，然后结合本单位实际，制定出切实可行的管理办法，这对科研经费管理是必要的。因此，在科研经费管理办法中应明确经费管理的目的、项目经费的分类和管理费的提取比例、经费的开支范围、节余经费的处理等制度。在日常管理中既维护了各有关规章制度的严肃性，又可保证课题组经费使用的合理性。

3. 分户原则　科研经费到位后，科研主管部门应及时按项目名称、负责人建账立户，一个项目一个户，保证科研项目更加有效地实施和推进，也有利于项目负责人定期地了解项目经费的开支状况，合理、节约、高效地用于科研所需。

4. 一致性原则　使科研项目的执行阶段与科研经费的使用进度一致，保证科研项目立项经费预算和结项决算基本一致，即经费使用到一定阶段，项目应保证完成相应的计划任务。既增强了年度检查、中期检查等的可靠性，又充分发挥科研经费管理工作的监督、调节作用。

三、建立课题核算制度

不管课题项目的大小、经费来源和经费的多少，课题研究经费在整个研究工作过程中具有重要的地位。因而，需制定科学、规范的管理办法，建立一套结构合理、管理科学、程序严密、激励有效的科研经费管理措施。

（一）课题经费的预算

课题经费预算一般包括经费来源预算和经费开支预算。

1. 经费来源　有单渠道和多渠道，如上级及有关单位课题（项目）经费的拨款、单位自筹资金、个人出资、赞助以及其他有关单位资助等。

2. 课题经费开支预算　主要是计划管理费和课题研究费。①计划管理费多指课题主管部门组织、开展课题论证、预算评估、招投标、跟踪检查及科研工作考评等工作过程的一些费用。②课题研究费包括人员费用（或劳务费）、调研费、设备购置费、材料费、试验外协费、资料印刷复印费、合作费、租赁费及其他有关费用等。对这些经费来源和经费开支应充分研究，认真编制详细项目，严格控制课题研究过程中的费用支出，以保证课题（项目）的顺利完成。

（二）课题经费的决算

主要检查在执行科研计划过程中，科研经费的使用是否遵循批准的预算开支，课题组应根据课题收支账目逐项计算，然后填写经费决算报表。从事科研管理工作的人员，应把决算过程视为财经纪律的检查过程。要注意总结经费管理工作经验，以便提高科研经费的使用效率。

（三）建立课题收支本，实行专款专用

课题经费管理必须从制度入手，建立健全有关财务制度，有专职财务人员负责课题（项目）经费的财务管理，做到单独核算，专款专用。设立课题经费开支明细账目本，用于财务人员记录该课题经费实际开支情况，便于课题组掌握开支状况，也作为课题验收检查依据。课题应建立成本核算制度，遵守相关会计制度，对课题全部经费来源和全部支出进行成本核算。若遇跨年度的项目，应保持其核算对象、核算口径的连续性和一致性，严格课题经费开支审批手续。课题负责人在核准的范围内自主使用经费，同时对课题经费开支行使监督权，确保经费预算严格执行及经费的合理使用与安全。

第四节　科研成果管理

科研成果是科技工作者创造性劳动的结晶，是国家的宝贵财富。科研成果是指在科学技术研究活动中，科研人员对某一科学技术问题进行调查分析、探索观察、实验研究和辨证思维活动，所取得的具有一定学术意义或使用价值的创造性结果。科研成果的数量和质量既是衡量科研部门任务完成情况的主要指标，也是检验科研人员贡献大小的标志。科研成果管理是科研管理工作中的一个重要组成部分，它与科研计划管理、经费管理等共同构成一个有机整体。它的管理范围包括科研成果评价（鉴定、评审）、科研成果推广应用和科研成果奖励。

一、科研成果应具备的条件

1. 科学性　具有科学依据、其结果能在相同的条件下重现。
2. 先进性　在一定时间与空间范围内超过已公开成果的最高水平。
3. 创新性　在一定时间与空间范围内是首创或前所未有的。
4. 实用性　具有科学意义或实用价值。

二、科研成果的水平等级

为了有利于调动科研人员的积极性，鼓励科研人员多出成果，推动科学技术进步，根据科学技术水平的层次结构，可将科研成果水平等级划分为国际领先级、国际先进级、国际水平级、国内领先级、国内先进级、国内水平级、省内领先级、省内先进级、省内水平级。

（一）国际水平等级

1. 国际领先水平　指在一定时间与国际范围内，科研成果水平居同行业中已公开的先进科研成果的领先地位。

2. 国际先进水平　指在一定时间与国际范围内，科研成果水平接近同行业中已公开的先进水平的科研成果。

3. 国际水平级　指在一定时间与国际范围内，科研成果水平达到国际一般科学技术水平。照此类推，可以确定科研成果水平的其他等级。

（二）国内水平等级

1. 国内领先水平　指在一定时间与国内范围内，科研成果水平居同行业中已公开的先进科研成果的领先地位。

2. 国内先进水平　指在一定时间与国内范围内，科研成果水平接近同行业中已公开的先进水平的科研成果。

3. 国内水平级　指在一定时间与国内范围内，科研成果水平达到国内一般科学技术水平。

三、科研成果的评价

（一）科研成果的评价方式

1. 科研成果的鉴定　指有关科技行政管理机关聘请同行专家，按照法律规定，以规定的形式和程序，对列入国家和省、自治区、直辖市以及国务院有关部门科技计划内的应用技术成果，以及少数科技计划外的重大应用技术成果进行审查、评价和鉴定，做出相应的结论。成果鉴定形式有会议鉴定、函审鉴定和检测鉴定三种。前两种合称专家评议；检测鉴定则是由规定的专业检测机构通过检验测试性能等方式对成果做出评价。

2. 科研成果的评审　是参照成果鉴定的要求，采用专家评议的方式对不属于鉴定范围的应用技术成果和理论研究成果进行评价。应用技术成果由行署（市）卫生局和省直医疗卫生单位组织评审，理论研究成果则由学术机构组织评审。

3. 科研成果的验收和评议　是指科研管理部门会同有关同行专家结合卫生工作任务对科研项目进行考察评价。它适用于新技术引进和科研成果推广应用两种情况。由省卫生厅和行署（市）卫生局组织实施，评价方式类同于专家评议。

4. 其他评价方式　药品、医疗器械、食品和化妆品等成果必须按有关法律法规规定，经法定的专门机构审查确认；标准类研究成果由省部级以上标准管理机构审查颁布；软科学成果由省科技厅按软科学研究成果管理办法的规定组织评价；科技著作由奖励申报部门组织专家评议。

（二）专家评议

专家评议是医疗卫生成果评价的一种最常用的方式，包括会议和函审两种方式。①会议评审：主要适用于需要现场考察或演示、测试及答辩的科研成果。②函审：适用于仅需通过书面审查有关技术资料即可进行评价的科研成果。

专家是评议工作的主体，是保证成果评价质量的关键。在聘请专家时要坚持同行评议的原则，专家的专业面要覆盖研究工作涉及的主要内容，并具有一定的权威性和代表性，同时应注意履行回避制度，即本单位不参与评议及鉴定会议。

（三）科研成果评价的资料要求

提交成果评价的资料一般包括：①科技成果鉴定申请书。②研究工作总结和技术总结报告：是核心材料，是专家评价的主要依据。应能反映研究工作的全貌和主要结论，一般包括研究工作的背景和目的、研究工作的措施与结果、主要结论、特点以及存在的问题等方面的内容。③国内外同类技术的背景材料和对比分析报告。④其他与成果有关的材料：包括专利证书、技术合同书、审批文件与证明，所发表的学术论文及同行引证、引用、评论和应用等有关资料，达成一致意见的完成单位和完成人员排序名单以及科技档案归档证明。对于有重大改进和创新的成果应附有查新报告，涉及动物实验的成果应附有实验动物合格证和动物实验实施合格证。

（四）成果评价的作用

1. 促进成果产生　对科研成果的公平、公正、实事求是的评价，有利于多出成果。

2. 提高成果申报奖励等级的准确性　在成果技术鉴定中对成果水平和作用意义给予评价，是成果申报奖励等级的依据，可提高成果申报奖励等级的准确性。

3. 加速成果的推广应用　同行专家对成果的鉴定，可以保证科研成果的质量，同时能够对成果的推广应用范围、价值提出比较准确而合理的建议，为成果走向生产应用领域提供了依据。

四、科研成果的奖励申报

（一）奖励种类

护理科研成果奖与医学科研成果奖一致，单独奖项是1993年设立的全国护理科技进步奖。科研成果奖一般分为：

1. 国家自然科学奖　该奖项的研究成果属国家先进水平，每两年评审1次，限额申报，奖励等级为1～4等。申报自然科学奖的项目，不得申报其他国家级奖励。

2. 国家发明奖　国家发明奖分为1～4个等级，每年评审1次，3月份为形式审查，7月份为答辩评审。

3. 国家科技进步奖　国家科技进步奖分为特等、1～3等四个级别。

4. 军队科技进步奖　军队科技进步奖分1～4个等级，每年评审1次，1～2等奖由总后卫生部组织评奖，3～4等奖由各大单位自行组织评奖并报总后卫生部核准。

5. 国家卫生部、省市科技进步奖　国家卫生部科技进步奖每年评审1次，设1～3等奖，省市科技进步奖各地区情况各有不同。

6. 全国护理科技进步奖　1993年由中华护理学会倡导设立，分1～3等奖，每两年评审1次（单数年），由各省护理分会推荐，中华护理学会组织终审与颁奖。

（二）科研成果奖的申报

1. 申报奖励的资料要求　申报奖励的资料一般包括奖励的申报书和附件材料。奖励的申报书是申报奖励的主要材料，是奖励评审的主要依据。附件材料的内容有：鉴定证书及其他形式的评价证明，如：评审证书、验收评议证书、新药审定证书等，研究或技术总结报告及实验报告、用户验证报告等有关技术资料，能反映成果水平的公开发表的论文及证明，成果的推广应用证明，包括同行的引证、引用、评论、应用等方面的证明。

2. 不得或暂缓申报奖励的范围

（1）未阐明医学意义的动物、植物、微生物新品种、变种株。

（2）已获得上一级或同级科技奖励的项目。

（3）出国人员在国外完成的项目，第一作者是外国人或存在产权纠纷，且回国后未能继续开展工作者。

（4）译著、综述、学会会议论文集、学位论文集、汇编、年鉴、期刊、影像出版物、用外国语言撰写的图书以及属自学考试、成人教育、函授、夜大等方面的教材。

（5）继续研究攻关的项目，原则上应待其全部完成后，整体申报。研究项目中的子课题原则上应与总项目一起申报。

（6）未能推广应用的成果，特别是产品开发类的成果。

五、科研成果的推广应用

（一）概念

科研成果推广应用是指有目的地将技术上先进、应用上成熟、生产服务上可行、经济上合理、具有实用价值的科研成果，通过示范、培训、指导、咨询、宣传交流、技术服务、技术转让、许可证贸易等措施，促进其扩散和转移，扩大其应用范围的活动。成果的推广应用包括了推广和应用两个方面。推广是指通过研究或引进、消化、吸收，将自己或他人的成果进一步向不同的法人单位转移和扩散，创造更大的社会经济效益的过程；而应用是指引进国内外已有的、先进成熟的、符合本单位实际且可行的、有较好应用价值的成果，通过消化、吸收和创新，转化为本单位的技术的过程。

（二）推广成果的自身条件

1. 必须是先进的　即经实践证明其使用效果优良，在同类技术中处于先进水平。

2. 必须是成熟的　即成果和各项主要技术指标能达到特定的要求，技术上配套完整，性能稳定可靠，且具备良好的可重复性。

3. 必须是适宜的　即成果的应用范围广，符合当地卫生工作的需要，与本地区、本单位的人力、设备和技术条件相适应，具有简便易行、见效快、效果好、耗资省的特点，现有的设备和条件能得到充分的利用。

4. 必须是有效益的　既能带动本地区、本单位的技术水平的提高，又有较好的社会和经济效益。

（三）推广应用的方法和途径

常用的科研成果推广的方法和途径有成果报告会、现场观摩会、成果展示会、成果推广经验交流研讨会、录像、文献资料的学习、办班培训指导等多种形式。科学理论成果主要采用学术报告、刊物发表、出版科学专著等方法进行交流推广。为保证推广和转让新技术、新工艺、新方法类成果在生产中能顺利应用，研究单位可针对性地举办各种技术讲习班、培训班以促进推广应用；实物性成果，如具有特殊用途的试剂、材料、元件、仪器、设备等，以及生产单位还不能大批生产的某些精度要求高、技术先进的大型仪器设备等科研成果，可以通过具有一定的研制能力的科研单位，将其进行小批量试制、生产，使科研成果尽快推广应用。在近几年的努力探索中，成果推广的方法途径又有了拓宽和创新，如：①课题研究式推广成果：就是将成果推广的运作按课题研究的方式进行，成立课题组，进行方案设计，组织实施，在研究中推广，在推广中研究。②科研成果课程化推广：就是将科研成果编成讲义和教材纳入教育工程的内容，将科研成果形成特色课程，进行课程化推广。通过开设课程的方式，达到较系统全面介绍成果的思路、主要内容、研究方法和操作方式的目的。

第五节　科研档案管理

科研档案是科技档案的一个组成部分，是指在科学研究活动中形成的，具有归档保存价值的文字资料、计算资料、实验数据、图纸、图表、影像资料、样品以及合同、证书、协议、批件等有关资料。科研档案管理是科研管理的重要组成部分，是科研活动的重要环节。

一、科研资料归档的范围

凡承担研究任务的课题组，都要由主持人或明确一名兼职档案工作人员，根据科研工作程序和档案管理制度的要求，及时整理日常工作中形成的科研文件材料，按时立卷归档。

1. 科研准备期间文件材料　开题报告、科研基金申请及批文、计划任务书、课题委托书、课题协议书、合同、课题研究计划（含各年度、各阶段的计划和经费预决算）、调研、综述、考察报告、实验、调查、考察、观察方案等。

2. 课题研究过程文件材料　计划执行情况表、计划调整或撤销报告、测试、观测、调查、考察等各种原始记录及综合分析材料、数据处理材料，包括计算机处理材料（如程序设计说明、程序框图、计算结果）、设计文件和图纸、阶段工作小结、样品、标本等实物的目录、照片、底片、录音带、录像带、幻灯片等。

3. 课题总结、鉴定、验收文件材料　课题工作总结、鉴定证书、课题简介表、成果送审表、成果报告表、论文或著作、鉴定证书、课题组人员名单、主要研究者登记表、鉴定会材料、鉴定委员会名单、会议记录、使用意见 、经济和社会效益的证明材料、研究研制报告、论文和专著等。

4. 成果申报和奖励文件资料　奖励申请表、上级批复、获奖照片及证件、奖金分配。

5. 成果推广应用资料　成果推广过程中涉及的有关资料、标本及样品的照片、用后反馈评价意见、技术转让合同。

二、科研资料归档的基本原则

科研档案是科研活动的历史记录，是科学技术的一种储备形式，因而必须实行集中统一管理。管理部门要根据科学化、标准化、规范化和现代化的要求，对接收的科研档案认真进行检查，与有关单位清点核对，做到准确无误，然后整理归档，安全保管。科研管理部门要把科研档案管理与计划管理、成果管理、条件管理结合起来，做到下达任务与提出科研文件材料的归档要求同步，检查计划完成进度与检查科研文件材料形成情况同步，鉴定、验收科研成果与鉴定、验收科研档案材料同步，上报评审奖励科研成果材料与出据文件材料归档情况证明同步。

要遵照科研档案自然形成的规律，保持文件之间的内在联系，客观地反映科研活动的真实情况，按要求进行整理归档。一般文件按年度整理归档，研究中形成的文件材料按阶段分类整理。由科研任务协作关系所形成的档案，一律由承办单位负责整理和保管，协作单位如有需要，可复制副本与有关科研材料一起保管。

三、科研资料归档的整理方法

为了保证科研档案的可靠性和完整性，各有关单位要按照科研工作的要求，在每个环节都做好原始记录，收齐各种文件。原始记录必须真实、准确、完整，研究报告、表册图文等要统一规格，书写规范，字迹清楚。书写时要用蓝色或黑色墨水，不要使用铅笔、彩笔。各种文件要使用原件，油印、铅印件最好附有原草稿，一般不要使用复印件。每卷文件材料应按顺序编写页码，并在卷首填写目录，将文件的序号、时间、内容或标题、作者、页数填写清楚，作好校对，在卷末填写备考表，将立卷检查情况填写清楚，并由立卷人和检查人分别签字。

四、科研资料归档的技术要求

以制度来保证档案工作，发挥好制度的作用；以达标升级来提高档案工作水平；以督促检查来抓好基层单位档案；以电子化来衡量档案工作现代化水平；以优质服务体现档案价值、回报社会。

科研文件一般用线装订，案卷厚度以200页左右为宜，同一课题和同一内容装在一起，并在案卷封面写明主题，标出第几册，共几册。原始文件空白处如有领导或机关批示的，应保留批示字迹，不得遮压或裁边。较大的图纸、表格等要尽量选空白处折叠，既要保持整齐又不得将重要数字、人名等折叠断开，以防磨损后难以辨认。照片、底片、胶带要整理装盒，统一编号，标明内容，保持完整。

案卷封面，要拟写标题，注明年代，标出卷号，确定秘级和保管期限。标题要体现主要内容，文字简明醒目，为便于计算机检索，还要按要求标明“主题词”。年代要用起止时间。卷号要统一编码。秘级应视文件资料内容和保密规定确定准确。保管期限一般分为永久（50年左右）、长期（15年以上）、短期（15年以下）。

五、科研档案的管理

（一）科研档案的保管

1. 档案是国家的宝贵财富。任何机关和研究所、试验场，都要用具有防火、防盗、防潮、防光、防尘、防鼠、防虫等“七防”功能的库房保存档案，确保档案的安全。逐步实行缩微化、计算机化和档案室自动化。

2. 档案室要配备专门的管理人员，合理分工管理。①及时鉴定保管期限。②对新接收的档案整理归类。③对失去保存价值的档案剔除或销毁。凡需销毁的案卷，应将清册报经主管部门的领导同志审核批准，同时报送上级档案管理机关备案后，指定专人监督销毁。

3. 科技档案部门对重要的档案资料，要复制副本，分地保存，以保证在非常情况下某些科技档案的安全。

（二）科研档案的借阅

档案工作是具有保密性质的工作。一切接触档案的工作人员，都要学习和遵守《保密法》和《保密守则》。搞好档案的划密、降密、解密工作。在管理、查阅和保管档案等各个环节，采取措施，保守档案的秘密。任何部门和个人，未经主管档案工作院长（所长）批准，不得公布档案。借阅科研档案要根据保密等级，履行不同的手续。借阅人员要爱护档案，注意安全和保密，严禁涂改、翻印、拆散和转借。需要摘抄、复制时，要经管理部门批准。科研单位需要借阅档案时，应填写调阅单（卡），说明理由和归还期限，经批准后方可调卷。一般情况下不准将档案外借。

小　结

1. 护理科研管理是指运用管理学的理论和方法对护理科研项目和成果知识进行管理，主要是为护理科研人员提供相关的科研项目知识，使他们能够充分利用科研资源，不断学习并加以创新，同时对护理研究项目的计划、组织、实施等加以控制，以实现预期的目标。

2. 护理科研管理包括科研项目管理、科研计划管理、科研经费管理、科研成果管理和科研档案管理。每个环节的规范管理都是促进科研项目顺利进行、多出成果和应用成果的有力保障。

（田喜凤）

主要词汇中英文对照

A

B

半结构式访谈法　semi-structured interview
报告偏倚　reporting bias
保密承诺　promise of confidentiality
被调查者　informant
闭合式问题　close-ended question
比较性研究　comparative research
避免伤害　freedom from harm
变量　variable
表面效度　face validity

C

材料与方法　material and method
参考文献　reference
参与性观察者　observer-as-participant
参与者　participant
测量偏倚　detection bias
重测信度　test-retest reliability
抽样　sampling
传统　tradition

D

单纯实验后对照设计　posttest-only design, after-only design
单纯随机抽样　simple random sampling
单盲法　single blind method
对照　comparison
多阶段抽样　multistage sampling

E

F

发生性设计　emergent design
反复试验　trial and error
方便抽样　convenience sampling
访谈法　interview
非概率抽样　non-probability sampling
非结构式访谈法　unstructured interview
非结构式观察法　unstructured observation
分层抽样　stratified sampling
分层分析　stratification analysis
分类变量　categorical variable
风险/受益比　the risk/benefit ratio
复本信度　alternate forms reliability

G

概率抽样　probability sampling
概念框架　conceptual framework
干预　intervention
个案研究　case study
个人经验　personal experience
根基理论研究法　grounded theory approach
公正的原则　the principle of justice
观察法　observation
观察性参与者　participant-as-observer
归纳法　inductive method
归类错误偏倚　misclassification bias
滚雪球抽样　snowball sampling

H

合众研究　triangulation
护理的知识体系　body of knowledge of nursing
护理科研项目申请书　nursing research grant proposal
回译　back-translation
回忆偏倚　recalling bias
混杂性偏倚　confounding bias

I

J

假设　hypothesis
检出症候偏倚　detection signal bias
健康工人效应偏倚　healthy worker effect bias
交叉设计　crossover design
角色模仿　role-modeling

结构式访谈　structured interview
结构式观察法　structured observation
结构效度　construct validity
结果　result
结论　conclusion
解释　explanation

K

开放式问题　open-ended question
可及总体　accessible population
课题　problem
科学研究　scientific research
控制　control

L

拉丁方设计　Latin square design
理论框架　theoretical framework
理论取样　theoretical sampling
历史性研究　historical study
历史研究法　historical research
利益的原则　the principle of benefit
量表　scale
量性研究　quantitative research

M

盲法　blind method
免于被剥削　freedom from exploitation
描述　description
描述性研究　descriptive research
目标总体　target population
目的　objective

N

内容效度　content validity
匿名　anonymity

O

P

排除偏倚　exclusive bias
配额抽样　quota sampling
匹配　matching
评定者间信度　inter-rater reliability
评价性研究　evaluation study

Q

期刊　periodical
欺骗　deception
前言　introduction
全距　range
权威　authority

R

人种学研究法　ethnographic research
入院率偏倚　admission rate bias

S

三盲法　triple blind method
上限　upper limit
时间效应偏倚　time effect bias
时间连续性设计　time series design
实验前后对照设计　pretest-posttest design, before-after design
受试者　subject
数值变量　numerical variable
双盲法　double blind method
随机分组　randomized allocation
随机化　randomization
随机化区组设计　randomized block design
随机误差　random error
索罗门四组设计　Solomon four-group design

T

探索　exploration
讨论　discussion
同等待遇　fair treatment
同时效度　concurrent validity

U

V

W

外变量　extraneous variable
完全参与者　complete participant
完全观察者　complete observer
网络抽样　network sampling
维护人的尊严的原则　the principle of respect for human dignity
问卷　questionnaire
文题　title
文献　literature
文献检索　literature retrieval

误差　error
无相等对照组设计　nonequivalent control group design
无应答偏倚　non-respondent bias
X
系统抽样　systematic sampling
系统误差　systematic error or bias
析因设计　factorial design
下限　lower limit
现患病例-新发病例偏倚　prevalence-incidence bias
现象学研究法　phenomenological research
相关性研究　corelational research
项目　project
效标关联效度　criterion-related validity
效度　validity
信度　reliability
信息　information
信息性偏倚　information bias
选择性偏倚　selection bias
Y
研究者　researcher
演绎法　deductive method
样本　sample
样本含量　sampling size
依从性　compliance
以实证为基础的实践　evidence-based practice
因变量　dependent variable
隐私的权力　the right to privacy
应用者　consumer
诱导偏倚　inducement bias
预测　prediction
预测效度　predictive validity
Z
摘要　abstract
折半信度　split-half reliability
诊断怀疑偏倚　diagnostic suspicion bias
正交设计　orthogonal design
整群抽样　cluster sampling
知情同意　informed consent
质性研究　qualitative research
志愿者偏倚　volunteer bias
主观抽样　purposive sampling，judgmental sampling
自变量　independent variable
自然观察法　natural observation，standard observation
自身实验前后对照设计　one group pretest-posttest design
自主　self-determination
综述论文　review
总体　population
组距　class interval
组限　class limit

主要参考文献

1. 陈荔子，李道萍，朱金城主编. 实用医学文献检索. 北京：北京医科大学、中国协和医科大学联合出版社，1997
2. 陈向明主编. 质的研究方法与社会科学研究. 北京：教育科学出版社，2001
3. 杜敏士主编. 护理研究. 第6版. 台北：华杏出版社，1997
4. 郭秀花主编. 实用医学调查分析技术. 北京：人民军医出版社，2005
5. 贺石林，李元建主编. 医学科研方法学. 北京：人民军医出版社，2004
6. 姜明主编. 护理统计学. 新疆：新疆科技卫生出版社，2004
7. 李春玉，金星. 照护与质性研究. 护理研究，2002，16 (1)：51-53
8. 李峥. 护理研究中的质性研究. 中华护理杂志，2002，37 (4)：318-319
9. 李竹，郑俊池主编. 新编实用医学统计方法与技能. 北京：中国医药科技出版社，1998
10. 梁万年主编. 医学科研方法学. 北京：人民卫生出版社，2002
11. 梁万年主编. 临床医学研究方法. 北京：北京科学技术出版社，2002
12. 刘可，颜君，张美芬. 质性研究和量性研究的区别. 中华护理杂志，2003，38 (1)：68-69
13. 马斌荣主编. SPSS for Windows Ver. 11. 5在医学统计中的应用. 第3版. 北京：北京科学技术出版社，2004
14. 倪宗瓒主编. 医学统计学. 第2版. 北京：人民卫生出版社，1998
15. 倪宗瓒主编. 卫生统计学. 第4版. 北京：人民卫生出版社，2001
16. 田少雷主编. 药物临床试验与GCP. 北京：北京大学医学出版社，2003
17. 王宇明，朱长连主编. 临床医学科研方法. 北京：人民军医出版社，1998
18. 肖顺贞主编. 护理研究. 第2版. 北京：人民卫生出版社，2002
19. 肖顺贞，申杰主编. 护理科研. 北京：中国中医药出版社，2005
20. 肖顺贞主编. 护理研究. 北京：人民卫生出版社，1998
21. 徐宗良，刘学礼，翟晓敏主编. 生命伦理学——理论与实践探索. 上海：上海人民出版社，2002
22. 杨树勤主编. 卫生统计学. 第3版. 北京：人民卫生出版社，1996
23. 殷国荣，王斌全，杨建一主编. 医学科研方法与论文写作. 北京：科学出版社，2002
24. 张文彤主编. SPSS统计教程. 初级篇. 北京：北京希望电子出版社，2002
25. 张文彤主编. SPSS统计教程. 高级篇. 北京：北京希望电子出版社，2002
26. Burns N，Grove SK. The practice of nursing research：conduct，critique and utilization. 4th ed. Philadelphia：W. B. Saunders Company，2001
27. Cook JK，Green M，Topp RV. Exploring the impact of physician verbal abuse on perioperative nurses. AORN J，2001，74 (3)：317-320
28. McCullagh M，Lusk SL，Ronis DL. Factors influencing use of hearing protection among farmers：a test of the pender health promotion model. Nurs Res，2002，51 (1)：33-39
29. Maurier WL，Northcott HC. Job uncertainty and health status for nurses during restructuring of health care in Alberta. West J Nurs Res，2000，22 (5)：623-641
30. Polit DF，Hungler BP. Nursing Research：Principles and Methods. 4th ed. Philadelphia：J. B. Lippincott Company，1991
31. Polit DF，Hungler BP. Nursing Research：Principles and Methods. 5th ed. Philadelphia：J. B. Lip-

pincott Company，1995
32. Polit DF，Hungler BP. Nursing Research：Principles and Methods. 6th ed. 台北：桂冠图书股份有限公司，1999
33. Polit DF，Beck CT. Nursing Research：Principles and Methods. 7th ed. Philadelphia：Lippincott William and Wilkins，2004
34. Pender NJ，Walker SN，Sechruit KR，et al. Predicting health-promoting lifestyle in the workplace. Nursing Research，1990，39（6）：326-332